AF363369

NOUVELLE BIBLIOTHÈQUE

DE

L'ÉTUDIANT EN MÉDECINE

PUBLIÉE SOUS LA DIRECTION DE

L. TESTUT

Professeur à la Faculté de médecine de Lyon.

TECHNIQUE HISTOLOGIQUE

ET

EMBRYOLOGIQUE

PRÉCIS

DE

TECHNIQUE HISTOLOGIQUE

ET

EMBRYOLOGIQUE

Guide de l'étudiant aux travaux pratiques d'histologie

PAR

L. VIALLETON

Professeur d'histologie à la Faculté de Médecine
de Montpellier.

Avec 118 figures dans le texte,

DONT 34 TIRÉES EN COULEURS

PARIS

OCTAVE DOIN, ÉDITEUR

8, PLACE DE L'ODÉON, 8

1899

Tous droits réservés.

PRÉFACE

Les travaux pratiques d'histologie ont et doivent avoir
une grande importance. Il ne s'agit pas de faire de tous
les étudiants de véritables techniciens, mais bien de mettre
sous leurs yeux un grand nombre de préparations destinées à compléter l'enseignement donné au cours. L'examen de ces préparations est la base de l'instruction
anatomique, et c'est la partie qu'il importe surtout de
développer dans les exercices pratiques, de préférence
à la technique proprement dite.

Cependant la plupart des préparations histologiques ne
peuvent être bien comprises, et leur étude ne peut donner
tous ses fruits, que si les élèves appelés à les examiner
connaissent la manière dont elles ont été faites et savent
pourquoi telle particularité de structure est mise en évidence dans chacune d'elles plutôt que telle autre. En
conséquence, si l'on veut pouvoir consacrer à l'examen
de préparations toutes faites la majeure partie du temps
réservé aux travaux pratiques, il faut que les élèves
arrivent au laboratoire connaissant déjà les principes de
la technique. Cette connaissance peut s'acquérir aisément
par la lecture d'un livre, sans qu'il y ait besoin de

fréquenter le laboratoire, car les règles d'une fixation, d'une inclusion, d'une coloration, etc., reposent sur des lois de physique et de chimie faciles à comprendre en dehors de toute application.

Guidé par ces considérations, j'ai écrit ce précis en poursuivant un double but :

1° Fournir aux étudiants en médecine un guide pour les travaux pratiques d'histologie ;

2° Donner un exposé suffisamment détaillé des méthodes histologiques, et un nombre assez grand d'exemples de leur application, pour permettre à tous ceux qui le voudraient, de faire, sans autre guide, de bonnes préparations d'anatomie microscopique.

Ce Précis est divisé en trois parties.

La première est consacrée à la description du microscope, des instruments usuels et à l'indication des principaux réactifs. Les détails d'optique ont été volontairement écourtés pour donner plus de place au mode d'emploi du microscope. De même il n'a pas été fait une histoire chimique des réactifs indiqués, mais seulement un court exposé de leurs propriétés et de leurs usages dans la technique histologique.

La deuxième partie renferme les méthodes générales : examen direct, fixation, coupes, colorations, montage, injections et enfin un court chapitre de photographie microscopique. Les méthodes exposées l'ont été avec beaucoup de détails et j'ai précisé les indications de chacune d'elles en même temps que ses avantages et ses inconvénients. Ainsi j'ai fait ressortir les dégâts causés aux tissus, dans certaines conditions, par l'inclusion à la paraffine. J'ai aussi beaucoup insisté sur l'interprétation

des résultats donnés par certaines méthodes, considérées
à tort par les débutants comme absolument spécifiques,
et qui étendent cependant leur action sur d'autres éléments que ceux pour lesquels elles ont été spécialement
instituées. La méthode de Golgi, par exemple, n'agit pas
seulement sur les fibres et les cellules nerveuses ; aussi
faut-il se garder de considérer tous les éléments qu'elle
peut colorer comme des éléments nerveux.

La troisième partie comprend l'exposé d'un certain
nombre de méthodes ou de procédés destinés à mettre
en évidence telle ou telle particularité de la structure des
tissus. Il a été emprunté beaucoup pour cette partie au
Traité de Technique de RANVIER, qui est et restera longtemps un modèle du genre.

Grâce à la générosité de l'éditeur, M. O. DOIN, j'ai pu
faire représenter un certain nombre de figures en couleur, reproduisant assez fidèlement les teintes données
aux préparations par les réactifs colorants. Je ne saurais
trop remercier l'éditeur des sacrifices qu'il a faits pour
obtenir ce résultat — certaines figures ont exigé plus
de dix tirages, — car cette innovation augmente beaucoup
la valeur didactique du texte. En effet, il ne s'agit pas là
de couleurs conventionnelles, choisies arbitrairement,
mais bien de teintes réelles, reproduisant à très peu de
chose près l'aspect que présentent les préparations après
l'action des réactifs colorants. Or, c'est là une indication
très importante pour l'application de ces réactifs, car
très souvent, faute de s'être bien rendu compte des
effets qu'ils doivent donner, les débutants ne les emploient
pas d'une façon convenable, et n'en obtiennent pas les
résultats cherchés. Grâce à ces dessins en couleur, grâce

aux indications spéciales et aux détails donnés dans le texte, j'espère que ce Précis pourra remplir le double but en vue duquel il a été écrit.

M. Bourguet, vétérinaire de l'armée en retraite, m'a donné d'utiles indications pour la rédaction du chapitre *Microscope*. Il a bien voulu aussi fabriquer pour moi son oculaire indicateur si commode, deux ans avant de le faire connaître au public. Je l'en remercie vivement.

M. Ludovic Chatenier, préparateur d'histologie à la Faculté de Médecine, a fait la plupart des dessins originaux de ce livre. Sa mort accidentelle, survenue récemment, me laisse le regret de ne pouvoir rendre hommage ici qu'à sa mémoire.

Enfin, je dois aussi des remerciements à M. Abadie, externe des hôpitaux, qui a fait plusieurs dessins.

L. Vialleton.

Montpellier, le 1er juillet 1899.

PRÉCIS

DE

TECHNIQUE HISTOLOGIQUE

ET EMBRYOLOGIQUE

PREMIÈRE PARTIE

INSTRUMENTS ET RÉACTIFS

La première partie de ce livre est consacrée à la description du microscope, des instruments et à l'indication des principaux réactifs usités en histologie. Nous n'avons pas cherché à donner une description absolument détaillée des instruments, d'autant que ces derniers varient beaucoup dans leur construction suivant les divers fabricants, mais nous nous sommes seulement proposé de donner des idées précises et exactes sur leur mode d'emploi et sur les raisons qui poussent à choisir telle ou telle manière de s'en servir.

CHAPITRE PREMIER

MICROSCOPE

Le microscope est composé d'une partie mécanique plus ou moins compliquée qu'on appelle la *monture* ou, avec les allemands, le *statif*, et d'une partie optique comprenant des *objectifs* des *oculaires* et des *appareils d'éclairage* (miroir et condensateur).

§ 1. — MONTURE

La monture du microscope comprend une base ou pied supportant une colonne qui porte à son tour le tube du microscope, la platine et le miroir.

1° Pied. — Le pied est de forme variable, très souvent en fer à cheval. Il importe qu'il soit lourd pour donner de la stabilité à l'instrument. Par extension, on désigne quelquefois sous le nom de pied la monture tout entière.

2° Colonne. — La colonne est unique ou brisée, c'est-à-dire formée de deux parties unies entre elles par une forte articulation en genouillère, située au-dessous de la platine. Cette articulation permet d'incliner en arrière la partie supérieure du microscope, de telle façon que l'ouverture du tube portant l'oculaire soit amenée plus aisément à la portée de l'œil de l'observateur. La platine, suivant l'inclinaison donnée à la partie supérieure de la colonne, devient alors oblique et la préparation placée sur elle glisse en arrière si elle n'est maintenue par l'observateur, ou par les valets dont nous parlerons plus loin. C'est là un inconvénient grave qui doit limiter dans la pratique l'emploi de l'inclinaison du microscope. En effet, comme il convient de parcourir sans cesse l'étendue d'une préparation, il est bon, lorsqu'on promène cette dernière sur la platine, qu'elle demeure immobile à l'endroit où on l'abandonne afin qu'on puisse l'examiner à son aise sans être obligé de la maintenir. C'est ce qui arrive avec les platines horizontales et non avec celles qui sont inclinées. On pourra donc se servir de l'inclinaison du microscope pour examiner plus à son aise un point de la préparation fixée par les valets ou par une platine à chariot mobile, mais il faudra l'éviter en dehors de ces cas.

Le sommet de la colonne porte une vis micrométrique hori-

zontale avec laquelle on imprime au tube des mouvements
d'élévation et d'abaissement très réguliers et de petite ampli-
tude pour la mise au point. Cette vis doit être de construc-

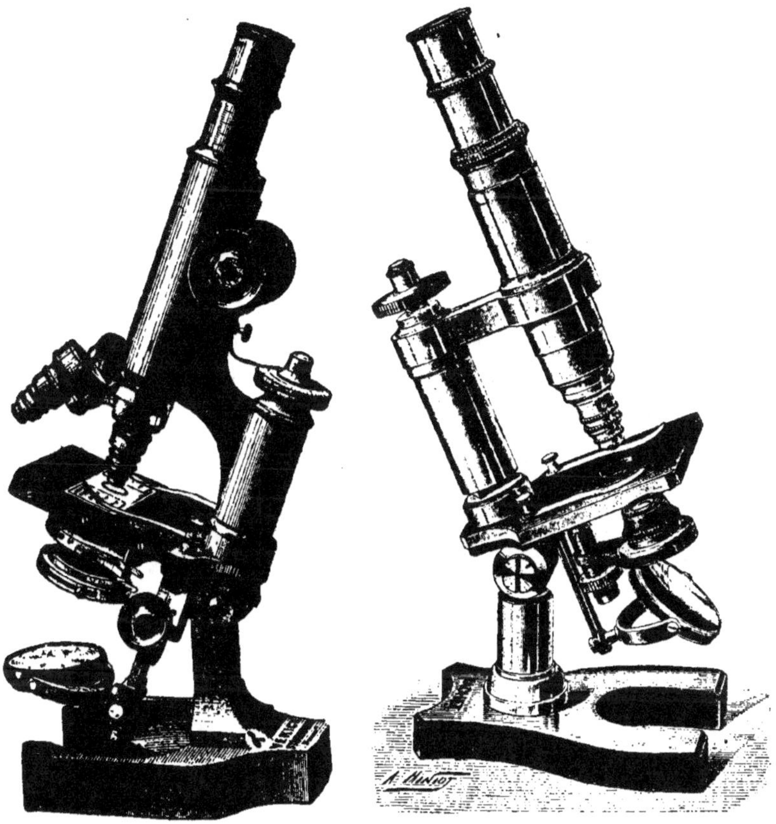

Fig. 1.

**Microscope muni d'une crémail-
lère, d'un revolver et d'un éclairage d'Abbe.**

Fig. 2.

Microscope sans crémaillère
et sans revolver.

tion très soignée, et le ressort qu'elle actionne dans l'épaisseur
de la colonne doit répondre exactement au moindre mouvement imprimé à la vis.

Dans les modèles très complets, la vis micrométrique porte

des divisions régulières, dont chacune correspond à un déplacement fixe très minime, par exemple de 1/100° à 1/400° de millimètre. Une aiguille ou un repère permet de voir combien on a parcouru de ces divisions dans un sens donné pour mettre au point deux détails superposés d'une préparation, et par suite de savoir la distance verticale qui les sépare l'un de l'autre.

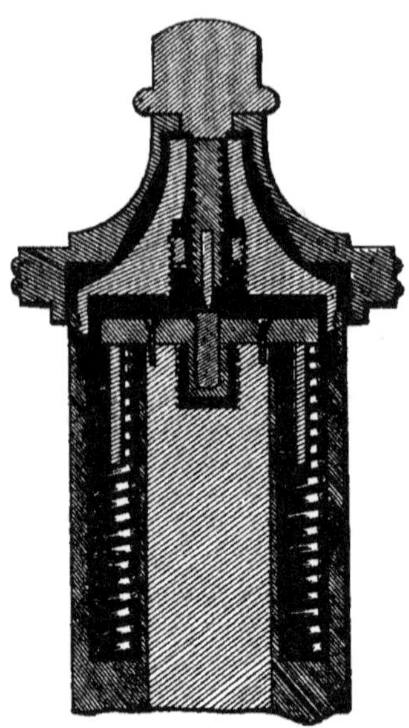

Fig. 3.
Vis micrométrique (REICHERT).

3° Tube. — Le tube du microscope est rattaché à la colonne par une pièce métallique horizontale ou oblique qui forme comme une sorte de bras qu'on appelle potence. Dans les modèles simples ce bras porte une douille dans laquelle glisse le tube à frottement dur. Les grands mouvements de déplacement du tube se font alors en enfonçant ce dernier dans la douille ou en l'en retirant. Ces mouvements doivent être produits en imprimant en même temps au tube une rotation sur lui-même.

Dans les grands modèles les mouvements rapides de déplacement du tube se font à l'aide d'une crémaillère actionnée par un pignon relié à une large vis latérale.

Le tube est formé de deux cylindres emboîtés et glissant l'un dans l'autre à frottement doux. Le cylindre intérieur présente une graduation qui permet de donner à l'ensemble des deux tubes une longueur déterminée, ce qui a, comme on le verra plus loin, une certaine importance. La paroi interne des tubes doit être noircie d'une manière parfaite afin d'éviter tous les reflets qui pourraient se produire.

On visse les objectifs à la partie inférieure du tube. Le plus

souvent ce dernier est muni d'un appareil spécial qui permet
d'avoir plusieurs objectifs tout prêts à être amenés successivement sur l'axe optique de l'instrument. C'est le revolver.
Le revolver est à deux ou trois objectifs. Son emploi facilite
beaucoup l'étude parce qu'on n'a pas besoin de dévisser l'objectif pour le remplacer par un autre lorsqu'on veut changer
de grossissement, et qu'il suffit d'amener sur le tube, à l'aide

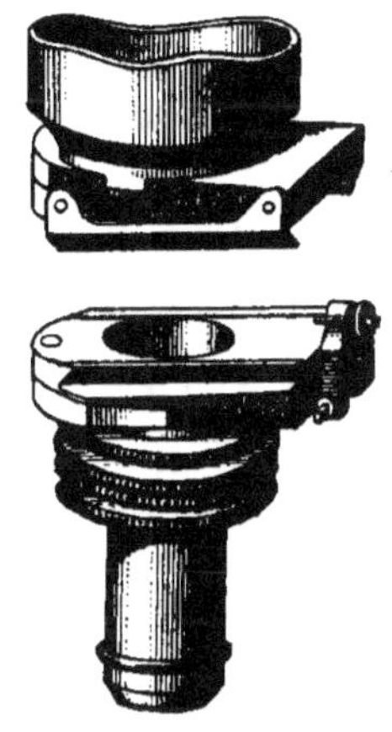

Fig. 4.
Coulisse porte-objectif
(Zeiss).

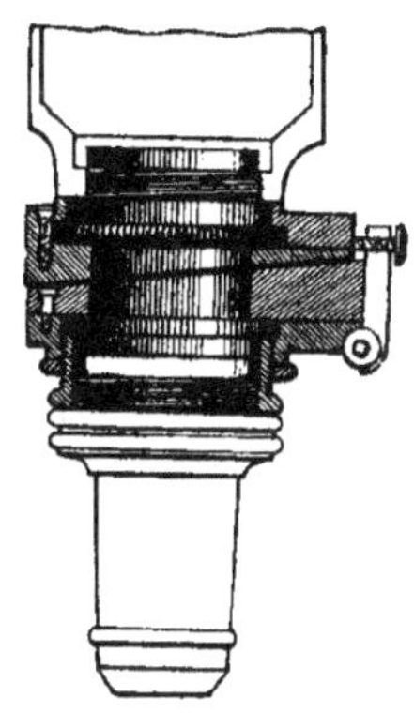

Fig. 5.
La même, objectif en place
(Zeiss).

d'une légère rotation du revolver, l'objectif désiré. Il importe
que le revolver soit bien centré, de manière à amener toujours
le centre du nouvel objectif sur le point qu'occupait le centre
de l'objectif précédemment employé.

Comme un bon centrage des revolvers est parfois assez difficile, on a imaginé un appareil *changeur à coulisse* qui permet
de glisser l'objectif que l'on veut employer à la place de celui
que l'on vient d'enlever. La manœuvre est rapide et le centrage, fait par l'observateur lui-même une fois pour toutes, est
toujours parfait. Les figures 4 et 5 donnent une idée suffisante de cette disposition.

4° Platine. — La platine est une sorte de table horizontale portée par la colonne, et percée en son centre d'un trou par lequel arrivent sur la préparation les rayons lumineux recueillis par le miroir. Elle est entièrement en métal (cuivre noirci) ou bien sa surface supérieure est formée d'une plaque de verre noir ou d'ébonite. La platine est habituellement ronde ou carrée. Sur son bord postérieur elle porte deux trous dans lesquels on place de petits instruments appelés *valets*, destinés à fixer la préparation, ce qui est indispensable pour la dessiner.

Il y a des platines fixes et des platines mobiles. Parmi les platines mobiles sont les platines tournantes, qui permettent de faire tourner la préparation et d'éclairer successivement ses divers points dans tous les sens par la lumière oblique. Les autres sont mobiles dans deux directions de l'espace. A l'aide de deux vis placées sur chaque bord de la platine on peut alors imprimer à celle-ci des mouvements lents qui permettent de faire passer successivement sur l'axe optique tous les points compris dans une étendue correspondant aux limites de l'excursion de la platine. Ce système est très pratique pour imprimer à la préparation de faibles déplacements qu'on réalise difficilement lorsqu'on manœuvre la préparation à la main.

On a construit aussi des chariots enlevables à volonté que l'on place sur la platine fixe et qui sont susceptibles de deux mouvements à angle droit. Ces instruments, comme les précédents peuvent rendre des services : on a par exemple une préparation contenant une dissociation très délicate d'éléments cellulaires isolés, dans laquelle on observe en un point un détail fort intéressant. Lorsqu'il s'agit de retrouver ce point, on a quelquefois beaucoup de peine, ou même on ne peut y arriver parce qu'on manque de point de repère dans la préparation. Si celle-ci est placée sur un chariot mobile, et si, lorsque le détail intéressant est visible, on note la position qu'occupe la préparation, ce qui est facile parce que le chariot porte une graduation à ce destinée, il suffira ensuite de replacer le chariot dans la même position pour retrouver exactement le point intéressant. Le chariot mobile ne peut servir à suivre les coupes en séries : 1° parce que l'étendue de sa course est bien inférieure à celle de la surface que recouvrent ces coupes ; 2° parce que les mouvements de déplacement pour passer d'une rangée de coupes à l'autre sont moins faciles avec le chariot qu'avec la main. Cela semble d'abord invraisemblable, mais il n'en n'est rien. Lorsqu'on pousse avec la main une préparation pour faire passer

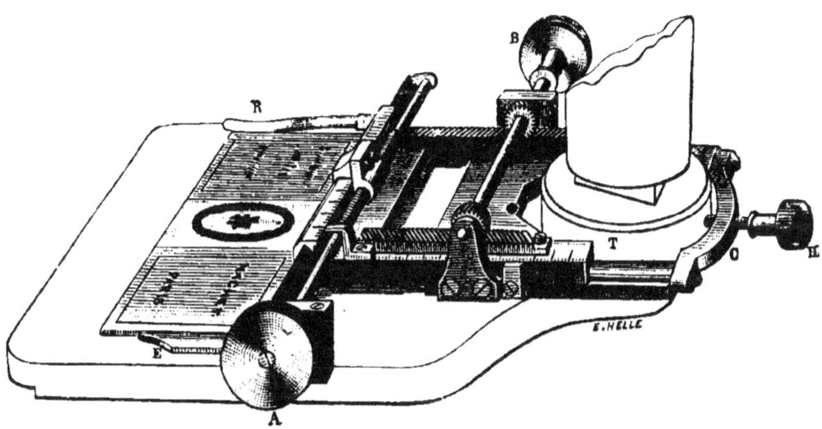

Fig. 6.
Platine munie d'un chariot mobile.

devant l'objectif les différentes coupes qu'elle porte, la conscience du mouvement produit est très nette et permet de se rendre compte instantanément si l'on a déplacé la lame de la hauteur d'une rangée ou de plusieurs rangées de coupes et par suite de passer aisément d'une rangée à l'autre pour la lecture régulière des sections. Avec les vis on ne se rend pas du tout compte de l'étendue du mouvement produit et l'on est obligé d'enlever l'œil de l'oculaire pour suivre les mouvements que l'on imprime mécaniquement à la préparation. On interrompt ainsi la continuité de l'observation et celle-ci en souffre beaucoup.

5° Diaphragmes. — La platine porte à sa face inférieure des diaphragmes qui permettent de régler l'intensité de la

lumière éclairante. On a construit plusieurs sortes de diaphragmes ; nous n'en citerons que deux : le diaphragme rotatif
et le diaphragme iris.

Le diaphragme rotatif est un disque métallique d'un certain diamètre fixé par son centre, au moyen d'un pivot, au-
dessous de la platine, et percé vers son pourtour d'une série
d'ouvertures de diverses grandeurs. Lorsqu'on fait tourner
le disque sur son pivot, les ouvertures viennent se présenter

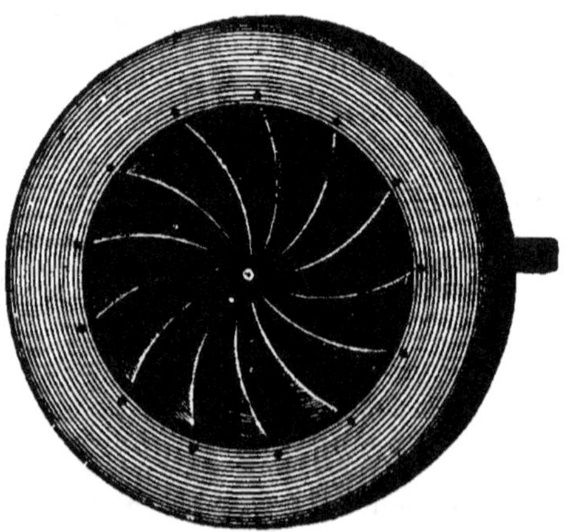

Fig. 7.
Diaphragme iris.

successivement au centre de l'ouverture de la platine qu'elles
rétrécissent plus ou moins.

Le diaphragme iris se compose d'une série de minces lames
de métal fixées par leur bord extérieur à une monture métallique rigide en forme de couronne et dirigées obliquement
vers le centre de celle-ci de manière à circonscrire autour de
ce point une ouverture susceptible de s'agrandir ou de se res-
serrer, selon qu'on augmente ou qu'on diminue l'obliquité
des lames. Une petite tige munie d'un bouton permet de faire
jouer convenablement ces lames.

Le diaphragme iris est d'habitude fixé à un appareil que
l'on trouve sur tous les modèles de microscopes destinés aux

observations délicates, et qui est connu sous le nom de *condensateur*, ou *éclairage* d'ABBE. Cet appareil est un système de lentilles convergentes placé au-dessous de la platine, entre cette dernière et le miroir. Il est porté sur une tige qui permet de le rapprocher ou de l'éloigner de la platine, et même de l'enlever entièrement, ce qui est indispensable lorsqu'on observe avec de très faibles grossissements pour lesquels l'éclairage d'Abbe est nuisible.

6° Miroir. — Le miroir placé à la partie inférieure du microscope présente une face plane et une face concave ; il envoie donc vers la platine des rayons parallèles ou des rayons convergents, suivant que l'on emploiera l'une ou l'autre de ses faces. Le miroir doit être très mobile, et pouvoir se déplacer dans tous les sens ; il importe même que l'on puisse déplacer son centre latéralement pour donner l'éclairage oblique.

Il faut tenir le miroir très propre.

Lorsqu'on observe sans l'éclairage d'Abbe, on se sert pour illuminer l'objet du miroir concave qui fait converger sur lui un plus grand nombre de rayons. Avec cet éclairage, au contraire, il faut employer le miroir plan.

§ 2. — OBJECTIFS

Les objectifs, ainsi nommés parce qu'ils sont voisins de l'objet que l'on examine, sont des systèmes de lentilles combinés de façon à donner des images agrandies de l'objet. Ces images se forment dans le tube du microscope où elles sont recueillies par l'oculaire qui les amplifie et permet à l'œil de les saisir.

1° Diverses espèces d'objectifs. — Il y a deux sortes d'objectifs, les objectifs à sec et les objectifs à immersion. Les premiers sont destinés aux observations dans lesquelles la lentille frontale, celle qui est la plus rapprochée de l'objet, plonge dans l'air, ou mieux est séparée de la préparation examinée par une couche d'air d'épaisseur variable. Les seconds s'emploient en interposant entre la lentille frontale et l'objet un liquide plus réfringent que l'air, soit de l'eau, soit une huile essentielle spécialement préparée.

Les objectifs à sec sont les plus répandus et les plus commodes. Néanmoins ils ne peuvent utiliser qu'une partie relativement faible de la lumière émanant des objets microscopiques, et cela pour les raisons suivantes :

1° En passant de la préparation dans l'air qui est moins réfringent (nous supposons que l'ensemble de celle-ci — lame, objet inclus dans son milieu conservateur, et lamelle — forment un tout homogène), une partie des rayons lumineux sont écartés en dehors de l'axe optique trop fortement pour être recueillis et utilisés par la lentille frontale.

2° Un certain nombre de rayons, arrivant très obliquement de l'air sur la face polie de la lentille frontale, sont réfléchis et n'entrent pas dans la formation de l'image.

3° La lamelle recouvrant l'objet influe aussi sur la marche des rayons lumineux, et suivant que son épaisseur est plus ou moins grande, elle change assez la direction des différents rayons lumineux partis d'un même point pour que l'image de ce dernier ne soit pas nette, mais un peu diffuse (AMICI).

Si donc on observe une préparation avec des objectifs à sec, la dispersion des rayons lumineux par divergence ou par réflexion et l'aberration produite par la lamelle, insignifiantes tant que l'on se servira de grossissements faibles ou moyens, deviendront très gênantes avec des grossissements forts; l'image déjà moins éclairée par le seul fait du grossissement sera encore rendue plus obscure par suite de la dispersion d'un certain nombre de rayons lumineux, et l'aberration produite par la lamelle sera plus marquée.

Ce dernier inconvénient a bien été en partie évité par la construction d'objectifs à correction, dans lesquels, en écartant légèrement les lentilles à l'aide d'une molette placée au milieu de l'objectif, on arrive à corriger l'effet produit par la réfraction à travers la lamelle, mais l'emploi de ces objectifs est très délicat, et du reste les autres défauts persistent. Si au contraire on interpose entre la préparation et la lentille frontale un liquide doué d'un pouvoir réfringent élevé, tel que l'eau, et mieux encore certaines huiles essentielles, on arrive à faire disparaître tous ces inconvénients, y compris ceux dus à la lamelle, car on sait que la déviation des rayons lumineux produite par cette dernière sera d'autant moins grande que ces rayons passeront du verre dans un milieu de réfringence très voisine de celle du verre. C'est là la raison d'être des objectifs à immersion. Les constructeurs livrent actuellement avec leurs objectifs à immersion des liquides d'immersion tout préparés, et combinés de façon à donner les meilleurs résultats possibles avec le système optique pour lequel ils sont composés. On appelle objectifs à *immersion homogène* ces instruments, et on les distingue ainsi des objectifs à *immersion dans l'eau*. Ces derniers ne sont du reste plus guère employés, les systèmes à immersion homogène étant devenus d'un prix moins élevé qu'au début de leur création, et par suite plus facilement abordables. Depuis quelques années, on a fabriqué, d'abord en Allemagne, puis un peu partout, des objectifs particulièrement soignés au point de vue de la correction chromatique. On leur a donné le nom d'objectifs apochromatiques, semi-apochromatiques, etc... Ces objectifs sont excellents, mais ils ne sont pas indispensables dans la pratique courante, les objectifs achromatiques suffisent amplement pour cette dernière.

2⁰ Qualités des objectifs. — On reconnaît aux objectifs trois qualités principales, qui sont : 1⁰ la définition ou pouvoir définissant ; 2⁰ la pénétration ou pouvoir pénétrant, et 3⁰ la résolution ou pouvoir résolvant.

a. *Pouvoir définissant.* — Le pouvoir définissant d'un objectif est la propriété de donner des images bien définies, c'est-à-dire à contours nets et incolores. Ce double résultat est atteint lorsqu'on a bien corrigé l'aberration de sphéricité qui déforme les images et l'aberration de réfrangibilité qui fait apparaître autour d'elles un cercle irisé plus ou moins marqué. Tous les objectifs fournis par les bons constructeurs possèdent actuellement cette qualité.

b. *Pouvoir pénétrant.* — La pénétration d'un objectif est la propriété qu'il possède de montrer non seulement les points d'une préparation qui sont mathématiquement au foyer, mais encore ceux qui sont un peu en dessous ou un peu en dessus de ce dernier. Le pouvoir pénétrant permet donc d'observer d'un seul coup d'œil ce qu'il y a dans l'épaisseur d'une préparation et non pas seulement une coupe optique de cette dernière.

c. *Pouvoir résolvant.* — Le pouvoir résolvant est la propriété qu'ont certains objectifs de bien séparer les diverses parties d'un objet, de manière à en faire voir les plus fins détails. Ainsi la carapace de certaines Diatomées présente des dessins qui, vus à l'aide d'objectifs ordinaires, même excellents du reste sous tous les autres rapports, paraissent formés de lignes obliques très fines entre-croisées de façon à délimiter des losanges, tandis que, si on les examine à l'aide d'objectifs doués d'un fort pouvoir résolvant, on voit que ces lignes sont formées de points arrondis ou hexagonaux parfaitement séparés les uns des autres. La pénétration et la résolution sont deux qualités qui s'excluent, au moins dans leurs termes extrêmes, parce qu'elles tiennent à deux dispositions inverses d'un des facteurs qui entrent dans la composition des objectifs : l'angle d'ouverture.

3° Angle d'ouverture des objectifs. — On appelle *angle d'ouverture* l'angle que forment entre eux les rayons lumineux les plus divergents que puisse utiliser un objectif pour la formation des images. L'angle d'ouverture varie d'après la disposition des lentilles et d'après le milieu dans lequel plonge la lentille frontale (air pour les objectifs à sec, liquide pour les objectifs à immersion). Aussi dans ces dernières années on a remplacé l'indication de l'angle d'ouverture par celle d'une quantité calculée à la fois d'après la valeur de cet angle et d'après celle du pouvoir réfringent du milieu placé en avant de la lentille frontale. C'est l'*ouverture numérique*, qui est le produit de l'indice de réfraction du milieu (air, eau, huile) dans lequel plonge la lentille frontale, par le sinus de la moitié de l'angle d'ouverture.

Les objectifs à grande ouverture numérique donnent, toutes choses égales d'ailleurs, des images très éclairées, puisque à conditions égales, ils recueillent plus de rayons lumineux que les autres; de plus, ils résolvent bien, parce qu'ils utilisent des rayons très divergents, qui, partis des faces latérales des objets, ou tout au moins d'une portion de ces faces, sont perçus par l'œil et permettent de saisir les fines aspérités, en quelque sorte le relief des choses, car l'objet n'est pas vu seulement par sa face supérieure tournée vers l'observateur, mais encore un peu de côté. En revanche, ces objectifs sont peu pénétrants et la raison en est la suivante. Chaque point d'une préparation envoie à l'objectif un cône de rayons lumineux, que ce dernier réunit en foyer au-dessus de lui en un point situé dans l'intérieur de l'oculaire, d'où ces rayons sortent en divergeant pour pénétrer dans l'œil. Celui-ci les rassemble une dernière fois en un cône convergent dont le sommet dirigé sur la rétine, y donne l'image du point correspondant. Or il est nécessaire, pour que l'image d'un point soit perçue nettement, que le cône de rayons venu de ce point n'impressionne qu'un seul des éléments sensoriels de la rétine (cône ou bâtonnet). Cette condition ne peut être réalisée que si le cône lumineux atteint la rétine par son sommet, ou tout au moins par une section voisine de celui-ci, et dont l'étendue ne dépasse pas celle d'un élément rétinien.

Les objets situés mathématiquement au foyer du microscope réalisent naturellement cette condition avec les objectifs de tout angle, puisque les cônes émanant de chacun de leurs points aboutissent toujours à la rétine par leurs sommets. Quant aux objets qui sont situés un peu au-dessus ou un peu au-dessous du foyer mathématique, ils donnent naissance à des cônes dont les sommets aboutissent nécessairement un peu en arrière ou un peu en avant de la rétine, et qui rencontrent toujours celle-ci par une petite surface de section plus ou moins large suivant qu'elle est plus ou moins éloignée du sommet du cône lumineux ou que celui-ci est lui-même plus ou moins évasé. De là deux cas bien distincts : 1° celui où la surface qui rencontre la rétine est assez étroite pour être contenue dans un seul élément rétinien, et alors il y a vision nette de chaque point de l'objet comme s'il était exactement au foyer; 2° celui où la surface est assez large pour couvrir plusieurs éléments rétiniens, et alors plus de vision nette. Ce dernier cas est celui des objectifs à grand angle d'ouverture dont le caractère est de recueillir et de transmettre à l'œil des cônes larges, évasés ; le premier cas s'applique aux objectifs à petit angle qui ne recueillent et ne transmettent que des cônes étroits, pointus, facilement contenus, jusqu'à une certaine distance de leur sommet, dans un seul élément rétinien, et qui permettent ainsi de voir nettement une préparation dans une certaine partie de son épaisseur à la fois, ce qui constitue le pouvoir pénétrant. Mais comme ces derniers objectifs ne reçoivent que peu ou pas de rayons latéraux, ils sont beaucoup moins résolvants. Les objectifs à grand angle d'ouverture ont une distance frontale (de la lentille à la lamelle) assez courte. Ceux à petit angle l'ont au contraire plus grande et sont par suite plus faciles à employer.

Telles sont les principales qualités des objectifs. Il est important de les connaître pour pouvoir comprendre certaines questions, mais dans la pratique on a peu à s'en occuper, parce que les constructeurs livrent surtout des objectifs qui possèdent une moyenne de ces qualités, et qui sont d'ailleurs largement suffisants pour les recherches courantes. Toutefois il est bon de savoir que, toutes choses égales d'ailleurs, un objectif doué d'une grande ouverture numérique sera préférable pour analyser de très fins détails.

4° Soins à donner aux objectifs. — On ne doit jamais laisser les objectifs exposés aux poussières ou aux vapeurs acides que l'air peut contenir dans certains cas. Dès que l'on a fini de s'en servir on doit les dévisser du tube du microscope et les mettre dans une boîte en gainerie fermant bien, ou dans les tubes en cuivre avec lesquels les constructeurs les livrent actuellement. Il faut avoir grand soin, en enlevant l'objectif, de ne pas dévisser les différents segments qui le composent, le système optique pourrait en souffrir.

On peut laisser les objectifs vissés au microscope à la condition de placer celui-ci, dès que l'on ne s'en sert plus, sur une lame de feutre mou et de le recouvrir d'une cloche. Celle-ci s'enfonçant un peu dans le feutre par son propre poids, isole complètement l'atmosphère dans laquelle est placé le microscope.

Lorsque la lentille frontale d'un objectif a été accidentellement salie, on la nettoie en l'essuyant avec un linge très fin ou mieux avec une peau de chamois; les linges rudes pourraient rayer la lentille. Du reste, il faut toujours frotter la lentille en faisant tourner l'objectif sur son axe longitudinal. De cette façon, les stries, s'il s'en fait, seront circulaires et nuiront moins à l'observation que ne le feraient des stries droites.

Si la lentille frontale a été salie par certaines substances insolubles dans l'eau, telles que les résines dans lesquelles on monte les préparations, on imbibera très légèrement de xylol ou d'alcool absolu un linge de mousseline et on essuiera rapidement, la résine sera dissoute, et en frottant ensuite avec la peau de chamois on remettra l'objectif en parfait état. Il faut bien se garder de mouiller fortement de xylol ou d'alcool le linge avec lequel on essuie, parce que ces liquides pourraient s'introduire entre la lentille et sa monture et aller dissoudre ou attaquer le baume qui unit entre elles les diverses lentilles, l'objectif serait perdu. On agira de même avec les objectifs à immersion pour enlever l'huile restée sur la lentille frontale.

Ne jamais démonter l'objectif pour nettoyer les lentilles intérieures.

§ 3. — Oculaires

L'oculaire est un appareil placé à la partie supérieure du tube du microscope, près de l'œil, d'où son nom, et qui recueille l'image fournie par l'objectif, en l'amplifiant.

A la rigueur, il suffirait d'une simple lentille placée sur le sommet du tube pour recueillir l'image formée dans l'intérieur de ce dernier, mais, comme le montre la figure ci-jointe, cette lentille unique recueillant l'image formée en II ne permettrait d'en voir qu'une partie, la partie centrale, la périphérie donnant des rayons trop obliques pour être utilisés. Aussi interpose-t-on sur le trajet des rayons qui doivent former l'image venue de l'objectif une lentille, *lentille collective* ou *verre de champ*, qui forme une image plus réduite, laquelle peut être saisie tout entière par la lentille oculaire qui l'amplifie et en donne une image virtuelle agrandie I'I', qui est perçue par les centres visuels.

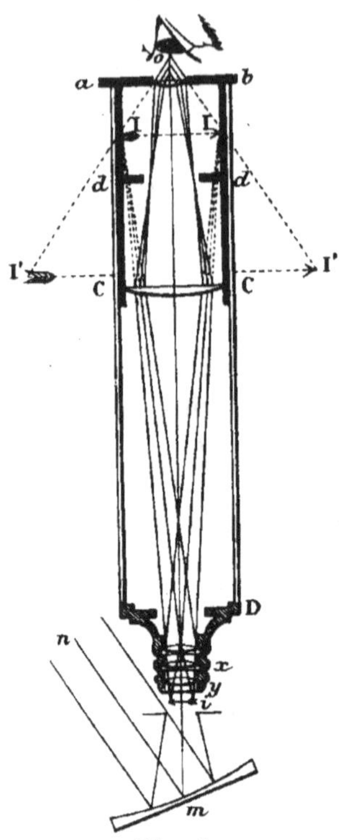

Fig. 8.
Marche des rayons dans le microscope (schématique).

a, oculaire. — *b*, lentille oculaire. — CC, lentille de champ. — D, tube du microscope. — *dd*, diaphragme de l'oculaire. — *xy*, objectif. — *i*, objet examiné. — II, image telle qu'elle serait donnée s'il n'existait pas de lentille de champ. — I'I', image virtuelle donnée par l'oculaire complet l'image réelle dont elle provient n'a pas été figurée.

On construit plusieurs sortes d'oculaires, ce sont les *oculaires ordinaires* ou oculaires d'Huyghens, les *oculaires compensateurs*, les *oculaires chercheurs*.

Dans la pratique courante les oculaires d'Huyghens suffisent. Ils forment une série dont les différents termes sont désignés chacun par un numéro d'ordre, d'autant plus fort que le grossissement donné par l'oculaire est plus fort, soient les numéros 1, 2, 3, 4, 5. En général, il faut éviter de choisir des oculaires trop forts, car le grossissement obtenu par l'oculaire ne vaut jamais celui qui est fourni par l'objectif. De plus, l'observation est bien plus facile avec un oculaire moyen dont la lentille oculaire, d'un diamètre plus grand, permet de mieux voir le champ de la préparation, lequel est d'ailleurs plus étendu.

Les oculaires compensateurs sont destinés à être employés avec les objectifs apochromatiques dont ils sont le complé-

ment indispensable, parce qu'ils corrigent certains défauts
d'achromatisme qui se produisent avec ces objectifs dans les
zones périphériques du champ.

Enfin on a construit des oculaires à grand champ, dits
oculaires chercheurs qui permettent de voir une certaine étendue de la préparation, alors même que l'on emploie des objectifs
assez forts.

M. BOURGUET, de Montpellier, a imaginé et construit un oculaire indicateur qui rend les plus
grands services. Il consiste en une
aiguille mobile dans l'intérieur de l'oculaire, et dont les mouvements sont
produits par l'intermédiaire d'un petit
bouton placé sur le côté de l'oculaire
à la portée de la main de l'observateur.
Grâce à la disposition très ingénieuse
de l'aiguille, on peut faire parcourir à
cette dernière toute l'étendue de la
préparation, et par conséquent l'amener sur tel point que l'on voudra plus
spécialement indiquer. On peut aussi
faire disparaître l'aiguille du champ,

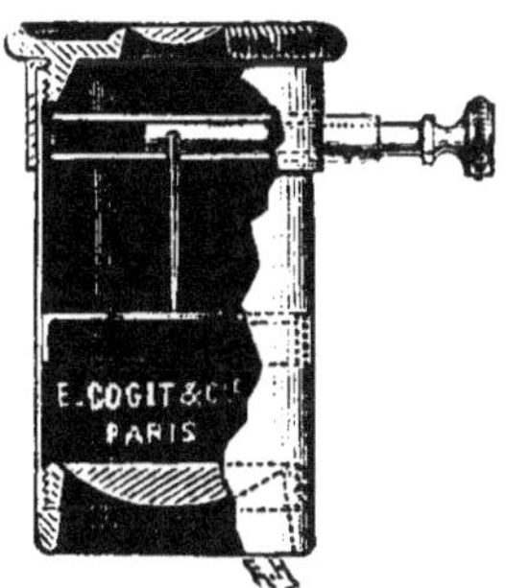

Fig. 9.
Oculaire indicateur de
BOURGUET.

lorsqu'on ne veut pas s'en servir. Cet instrument est parfait
et indispensable pour la démonstration; il évite des pertes
de temps considérables, et permet de montrer d'une manière
précise le point d'une préparation qui doit attirer l'attention.
Tout histologiste qui voudra montrer à quelqu'un un détail
intéressant devra l'avoir, il évitera ainsi de longues explications et quelquefois l'obligation de faire un dessin pour bien
faire comprendre sa pensée. Comme moyen de démonstration
pour les élèves, cet instrument a une valeur inappréciable.

§ 4. — ÉCLAIRAGE

L'éclairage est un point important, duquel dépend en grande
partie une bonne visibilité des objets. La nécessité de l'éclairage tient à ce que le grossissement, en augmentant la surface

apparente des objets, n'augmente pas en même temps le nombre des rayons qui les éclairent, mais au contraire écarte et dissémine ces derniers. Il faut donc éclairer d'autant plus les objets que le grossissement est plus fort.

En histologie on n'emploie guère que l'examen par transparence, qui s'obtient en éclairant les préparations par un miroir placé en dessous de la platine, et qui projette sur elles des rayons lumineux recueillis à une source naturelle comme le ciel ou les nuages clairs, ou artificielle (lampe).

Dans ce mode d'éclairage, une partie des rayons se diffuse sur l'objet en le traversant pour donner naissance à son image, et l'autre le traverse sans diffusion en entourant chacune de ses parties pour reconstituer l'image plus ou moins nette de la source lumineuse, sur laquelle la première vient se projeter. De cette superposition d'images et de cette pénétration intime de la lumière entre les éléments de l'objet, il résulte, quand l'intensité de l'éclairage a été convenablement réglée, une visibilité remarquable de l'objet, dont chaque détail, encadré par une lumière rasante, accuse nettement son contour en manière de silhouette sur le fond brillamment éclairé du champ.

L'éclairage fourni par le miroir est formé de rayons parallèles s'il est donné par la face plane du miroir, ou bien de rayons convergents s'il est fourni par la face concave de ce dernier. En général, comme le centre du miroir est placé sur l'axe optique du microscope, on peut dire que l'éclairage est central ou axial; cependant, comme dans beaucoup de cas, le miroir peut se déplacer latéralement; il en résulte que l'on peut aussi donner un éclairage oblique dont nous indiquerons plus loin les avantages dans certains cas.

1° Éclairages condensateurs. — Quand on fait usage de forts grossissements, l'absorption de la lumière par les lentilles objectives et oculaires est considérable, sa dissémination par le simple fait de l'amplification ne l'est pas moins; aussi le miroir est impuissant à éclairer l'objet dont l'image reste obscure et les détails impossibles à distinguer. On obvie à cet inconvénient par l'emploi d'un éclairage condensateur formé

par un système de lentilles placé en dessous de la platine,
entre celle-ci et le miroir. Le condensateur accumule sur une
petite surface l'ensemble des rayons recueillis par la lentille
inférieure ou *collectrice* du système, de telle sorte que si cette
dernière a une surface 50 ou 100 fois plus grande que celle
sur laquelle le condensateur projette la lumière, cette dernière
surface sera 50 ou 100 fois plus éclairée que s'il n'y avait pas
eu de condensateur. De plus, le condensateur donne certains
rayons très obliques qui ont une grande importance pour
montrer certains détails, ainsi qu'on le verra dans le paragraphe suivant. Cet instrument est appelé l'éclairage d'Abbe.

2° Éclairage oblique. — L'éclairage oblique, au moins à
son terme extrême, est rarement employé en histologie; cependant il est bon d'en dire quelques mots qui rendront certains
services pour la compréhension de la formation des images
microscopiques. Du reste, on emploie souvent et presque
inconsciemment un éclairage légèrement oblique, lorsque pour
mieux étudier une préparation on incline le miroir dans
divers sens en l'écartant ou non de l'axe optique du microscope.

L'éclairage oblique aide parfois beaucoup à la résolution de
certains détails très délicats. Il agit probablement de deux
manières : premièrement en donnant lieu à des ombres portées
qui soulignent les contours des objets; secondement en éclairant certaines parties qui ne le seraient pas suffisamment par
l'éclairage central. Supposons, pour bien comprendre ces deux
points, un cylindre droit, court, formé d'une substance transparente et placé perpendiculairement sur le porte-objet. Les
rayons qui le traversent dans le sens de son axe vertical,
passeront sans donner naissance à aucun phénomène de
réflexion totale, puisqu'ils traversent un milieu à faces parallèles; mais si on l'éclaire obliquement de manière à couper
son axe sous un angle quelconque, on voit aussitôt apparaître
la bordure noire annonçant la réflexion totale. L'objet se trouvant ainsi rendu opaque sur ses bords, ceux-ci projetteront
leur ombre du côté opposé à celui d'où vient la lumière et
permettront de le mieux distinguer.

D'autre part, nous avons vu que les objectifs à grand **angle d'ouverture** permettent de voir jusqu'à un certain point les faces latérales des objets, mais encore faut-il pour cela que ces faces soient éclairées et elles ne le sont bien qu'avec l'éclairage oblique. Dans le condensateur ABBE, il existe un dispositif qui permet de donner cet éclairage oblique à volonté.

3° Rôle des diaphragmes. — D'après ce qui a été dit ci-dessus, on a déjà pu comprendre qu'il ne suffit pas seulement d'éclairer un objet, mais qu'il faut encore l'éclairer d'une manière convenable ; il faut qu'il y ait un certain rapport entre l'intensité de l'image de l'objet et celle de l'image de la source lumineuse qui l'entoure et le pénètre.

Si cette dernière intensité est trop grande par rapport à celle de l'objet, celui-ci disparaît, en quelque sorte noyé dans l'abondance de la lumière. C'est ainsi qu'un corps pâle, comme un leucocyte vivant, est invisible dans le champ vivement éclairé du microscope, tandis qu'il devient net si l'on diminue l'intensité de l'éclairage. C'est pour pouvoir régler cette dernière que l'on a imaginé le diaphragme.

Quel que soit le diaphragme que l'on emploie, on devra toujours chercher à avoir le meilleur éclairage possible pour un cas donné, et ne pas hésiter à changer aussi souvent qu'il le faudra le diamètre de l'ouverture. C'est ainsi que, lorsqu'on observe avec un condensateur muni d'un diaphragme iris on peut dire qu'il est aussi indispensable d'avoir constamment un doigt sur le levier du diaphragme pour en régler le jeu, que d'avoir l'autre main sur la vis micrométrique pour régler la mise au point. D'une manière générale on se rappellera que les couleurs sont plus visibles dans un champ vivement éclairé, qu'elles le sont moins nettement, mais en revanche que les contours des objets se précisent davantage dans un champ moins fortement illuminé.

Lorsqu'on observe avec un faible grossissement allant par exemple jusque vers 200 diamètres, comme la quantité de lumière absorbée est très petite, le champ est toujours suffisamment éclairé par le miroir, et il est inutile ou nuisible

d'employer un éclairage condensateur. On ne devra se servir
de ce dernier qu'avec des grossissements de 300 diamètres au
moins.

4° Éclairage sur fond noir. — Il est un mode d'éclairage
qui rend quelquefois de réels services pour observer de petits

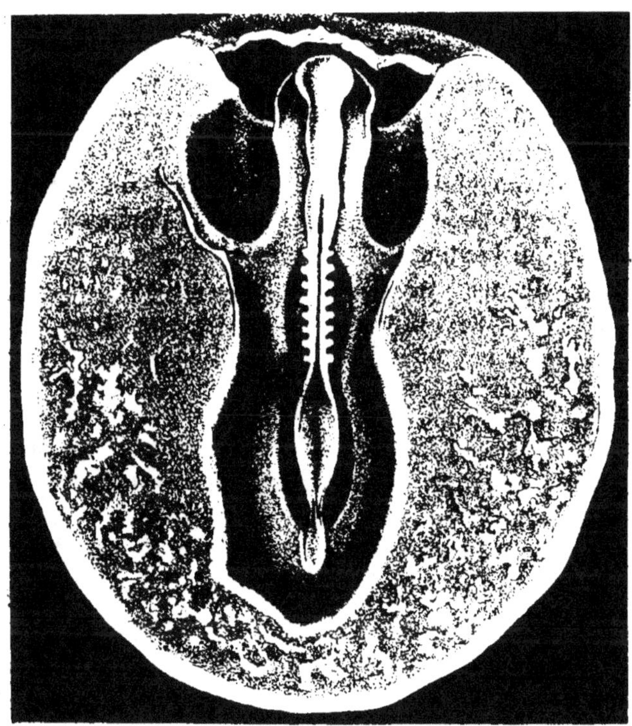

Fig. 10.
Examen à la lumière directe sur fond noir. (Embryon de poulet
de 26 heures fixé par le liquide de Kleinenberg.)

animaux ou des embryons transparents, c'est l'éclairage sur
fond noir. Une des manières les plus simples de le produire
consiste à obturer complètement l'orifice de la platine en
amenant au-devant de lui la portion du diaphragme rotatif

qui ne présente pas de trous. L'objet à observer placé sur
une lame dans de l'eau n'est donc éclairé que par la lumière
qu'il reçoit d'en haut et latéralement et qu'il diffuse. Examiné
à un faible grossissement, il se détache en blanc sur le fond
noir, et donne une idée de relief très nette. Les images ainsi
obtenues sont parfois très instructives et toujours remarquable-
ment belles. On ne doit pas négliger de les étudier lorsqu'on a
affaire à des animaux transparents comme des annélides d'eau
douce ou certaines larves de
diptères, et surtout aux animaux marins, tels que les mé-
duses, les siphonophores, les
salpes, etc.

5° Sources d'éclairage. —
L'éclairage employé pour le
microscope est soit naturel
lorsqu'il est emprunté à la
lumière du ciel, soit artificiel
lorsqu'il est demandé à une
source lumineuse, telle qu'une
lampe à gaz, à pétrole, etc.

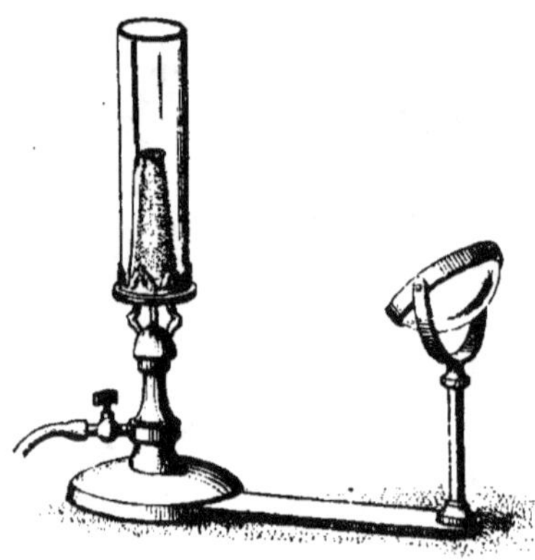

Fig. 11.
Lampe à gaz (bec Auer) pour observations microscopiques.

Pour avoir un bon éclairage
naturel il faut se placer devant
une fenêtre tournée au nord, de façon à n'avoir pas de rayons
solaires projetés sur le miroir. On recueille avec ce dernier la
lumière diffuse du ciel, et mieux celle qui provient de nuages
blancs élevés. Lorsqu'on a un ciel très bleu et très pur, l'éclairage est un peu mauvais, mais on peut l'améliorer en plaçant
devant la fenêtre des rideaux très fins de mousseline blanche
unie. La lumière diffuse du ciel bleu prend en passant à travers ces derniers les qualités nécessaires.

L'éclairage artificiel peut s'obtenir de diverses manières. Je
suis très satisfait d'une lampe à gaz munie d'un bec Auer et
accompagnée d'une lentille convergente qui réunit les faisceaux lumineux sur le miroir. Le tube de verre de la lampe
est bleu foncé, on place aussi une lame bleue sur la face plane

de la lentille, et on a de la sorte une lumière blanche ou très légèrement bleuâtre, qui se prête très bien à l'examen microscopique.

Pour éviter d'être incommodé par la chaleur de la lampe, on interpose entre elle et le microscope un grand écran noir. C'est du reste une pratique recommandable pour l'observation microscopique que de se placer derrière un écran. Ce dernier arrête en effet les rayons lumineux venus du dehors qui pourraient se réfléchir sur les parties brillantes du microscope, et gêner l'observateur qui doit travailler, on le sait, les deux yeux ouverts.

§ 5. — MISE : POINT

Après les détails que nous avons donnés, la question de la mise au point est fort simplifiée, puisqu'on sait déjà comment se forment les images et comment il faut éclairer les préparations.

La mise au point consiste à amener l'objectif à une distance telle de la préparation qu'un ou plusieurs points de cette dernière apparaissent à l'observateur de la façon la plus nette. Pour cela il faut approcher l'objectif de la préparation à une distance qui varie suivant le grossissement et la portée de la vue. Avec des objectifs très faibles, comme le numéro 1 de Stiassnie, la distance entre eux et la lamelle est très grande (4 centimètres environ) et de plus, comme ce sont des objectifs très pénétrants, la mise au point n'est pas délicate ; il y a toujours une marge assez large pour que l'on puisse légèrement monter ou abaisser l'objectif sans cesser d'avoir une image nette. Avec les forts grossissements, au contraire, la distance entre la lamelle et la lentille frontale est en général moindre d'un millimètre, et il faut bien prendre garde en abaissant l'objectif de ne pas dépasser cette limite et de venir heurter la préparation. Pour cela on commence par approcher l'objectif de la préparation en se servant de la crémaillère placée en arrière du tube, ou bien en faisant glisser le tube dans son support si le microscope ne comporte pas de mouvement à crémaillère. Dans ce cas il ne faut pas faire glisser le tube dans son support verticalement, parce qu'on est moins maître de limiter les mouvements que l'on fait dans ce sens, mais il faut l'abaisser en lui imprimant un mouvement de rotation sur lui-même qui le rapproche régulièrement et graduellement de la préparation.

Lorsqu'on a ainsi amené l'objectif dans une position convenable à l'aide des grands mouvements produits par la crémaillère ou le glissement du tube dans son support, on procède à la mise au point définitive à l'aide des petits mouvements de rotation imprimés à la vis micrométrique. Dès que l'on a une image nette, on ne doit pas abandonner la vis micrométrique, mais au contraire continuer à la manœuvrer dans les deux sens, c'est-à-dire pour relever et pour abaisser l'objectif, afin de plonger en quelque sorte dans l'épaisseur de la préparation, de la parcourir de façon à ne pas laisser un seul point de cette épaisseur inexploré. On s'aidera pour mettre au point convenablement des modifications d'éclairage rendues si faciles par le diaphragme iris, mais pendant tout le temps que durera l'observation, la main droite ne devra pas abandonner la vis micrométrique, et la manœuvrer constamment dans les deux sens. Outre que cela est indispensable pour avoir de bonnes images, cette pratique a encore pour avantage de ménager l'accommodation de l'observateur qui serait inconsciemment mise en jeu pour mieux voir les points qui, n'étant pas au foyer, sont moins nettement visibles. On reconnaît en quelque sorte un histologiste à ce qu'il ne se place jamais devant un microscope sans mettre immédiatement la main sur la vis micrométrique.

De la main gauche posée sur la platine, et tenant la lame par ses bords, on promènera cette dernière dans tous les sens afin de l'explorer complètement. Il faut éviter de prendre la lame entre les doigts par son extrémité dépassant la platine, parce que l'on a alors des tendances à la soulever et à lui faire heurter l'objectif. Cet accident n'arrive jamais lorsqu'on touche la lame simplement par ses bords, les doigts reposant absolument sur la platine. Sauf quelques cas spéciaux déjà indiqués et pour lesquels il y a avantage à se servir des platines mobiles, il vaut mieux promener la préparation avec la main, la conscience du mouvement produit pour parcourir toute l'étendue de la préparation soit en largeur, soit en longueur, s'ajoute ainsi aux notions fournies par la vue, et les complète jusqu'à un certain point.

Enfin pour une bonne mise au point il faut encore tenir compte de la longueur du tube

On sait que le tube du microscope est double et formé de deux cylindres emboîtés l'un dans l'autre, qui permettent de faire varier la distance entre l'objectif et l'oculaire.

En éloignant ce dernier, on obtient des grossissements plus considérables, mais il ne faut pas croire que l'on puisse procéder ainsi sans aucun inconvénient. En effet, les corrections diverses que l'on fait subir aux objectifs ne donnent leur plein effet que pour une position déterminée de l'oculaire par rapport à l'objectif, et c'est lorsque l'oculaire occupe cette position qu'on a la meilleure image. C'est à tel point qu'avec les nouveaux objectifs à grand angle d'ouverture, qui sont très sensibles, la mise au point ne peut être effectuée d'une manière entièrement satisfaisante qu'après avoir ramené la longueur du tube à la dimension que comporte l'objectif, et qui se trouve habituellement gravée sur sa monture. La longueur de tube adoptée est généralement, sur le continent, de 160 millimètres. Des divisions marquées sur le tube intérieur permettent d'obtenir exactement cette longueur par un tirage convenable de ce tube.

§ 6. — MESURE DU GROSSISSEMENT

Pour connaître la grosseur des objets microscopiques, on emploie de petits instruments appelés *micromètre objectif* et *micromètre oculaire.*

1° Micromètre objectif. — Le micromètre objectif est une lame de métal portant enchâssé à son centre un disque de verre sur lequel est tracé au diamant un millimètre divisé en cent parties égales à l'aide de la machine à diviser. Lorsqu'on examine avec une combinaison quelconque d'objectif et d'oculaire ce micromètre objectif, on voit quelle est la dimension apparente d'un centième de millimètre à ce grossissement ; on constate par exemple que le champ du microscope ne contient à ce grossissement que 55 à 70 centièmes de millimètre. Mais la mémoire de ce grossissement ne resterait pas dans l'esprit, et il faut trouver un moyen qui permette de voir constamment dans le champ des divisions répondant à un nombre donné de centièmes de millimètre. Cela serait facile si l'on pouvait porter les préparations sur le micromètre objectif, mais cela ne se peut pas, et l'on a résolu la difficulté à l'aide du micromètre oculaire.

2° Micromètre oculaire. — Ce dernier consiste en un disque de glace sur lequel sont tracées, à des distances rigoureusement égales, un certain nombre de lignes parallèles.

Contrairement à celles du micromètre objectif, ces divisions ne répondent pas à une quantité exactement déterminée ; elles ne sont pas une fraction de mètre, mais, comme on va le voir, cela n'a aucune importance. On dévisse la lentille supérieure de l'oculaire et on place le disque sur le diaphragme. Avec une combinaison optique quelconque, oc. 2, obj. 8, Stiassnie, par exemple, on examine le micromètre objectif et on cherche le nombre de divisions du micromètre oculaire nécessaire pour couvrir exactement une division de micromètre objectif, ou inversement le nombre de divisions du micromètre objectif recouvertes par une division du micromètre oculaire. Supposons dans le premier cas qu'il faille deux divisions, chacune d'elles vaudra par conséquent un demi-centième de millimètre. On enlèvera alors le micromètre objectif, et on le remplacera par la préparation contenant les éléments à mesurer, tout élément contenu dans une division oculaire mesurera un demi-centième de millimètre et ainsi de suite. Il est assez rare que les divisions des deux micromètres soient dans des rapports aussi simples, et le plus souvent il faut en prendre un certain nombre pour arriver à faire coïncider les deux graduations. Dans ce cas on établit la valeur de chaque division du micromètre oculaire par une règle de trois.

Il est bon de rechercher d'avance la valeur d'une division du micromètre oculaire pour diverses combinaisons optiques : on en dresse un tableau et l'on n'a plus ensuite à se servir du micromètre objectif. On ne devra pas oublier en dressant ce tableau que la valeur d'une division du micromètre oculaire, variant suivant la longueur de tube employée, il est indispensable d'indiquer cette dernière et de s'y tenir. La mise au point des divisions tracées sur le micromètre objectif est parfois difficile et demande beaucoup d'attention, faute de repère indiquant le point où l'on est à un moment donné et quelquefois aussi à cause d'un excès d'éclairage. On peut la faciliter en modérant ce dernier et en faisant sur la face supérieure du verre une légère marque à la plume. Lorsqu'on est arrivé à mettre celle-ci au point, on n'est pas loin de voir les divisions du micromètre.

La mesure du grossissement demande beaucoup de soin et d'attention ; il faut multiplier les mensurations et être prudent dans ses conclusions, car il y a de nombreuses causes d'erreur.

L'unité de mesure en microscopie est le millième de millimètre que l'on appelle micron et que l'on désigne par la lettre grecque μ.

§ 7. — DESSIN A LA CHAMBRE CLAIRE

On ne connaît vraiment bien une préparation que lorsqu'on l'a dessinée, et pour rendre ce dessin plus facile on emploie la chambre claire.

La chambre claire se compose en général de deux prismes disposés de telle façon que l'image d'une feuille de papier située à côté du microscope, et sur laquelle la main de l'observateur promène un crayon, vienne se former dans l'œil en même temps que celle de la préparation qu'il s'agit de dessiner. Ces deux images étant vues simultanément, il devient possible de diriger les mouvements du crayon de manière à amener sa pointe à suivre et à tracer sur le papier les cou-

tours des objets de la préparation et ceux de leurs principaux
détails.

Il existe un grand nombre de modèles de chambre claire.
Une des meilleures est l'ancienne chambre claire de MILNE

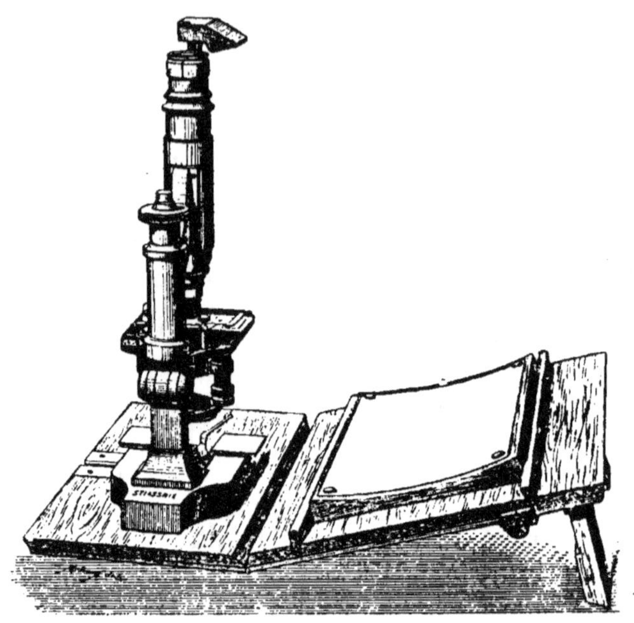

Fig. 12.
Dispositif pour dessiner à la chambre claire.

EDWARDS, construite par VERICK, et employée avec la planchette imaginée par MALASSEZ.

Lorsqu'on dessine avec la feuille de papier placée directement sur la table de travail, comme celle-ci n'est pas perpendiculaire à l'axe des faisceaux de rayons passant par le prisme,
il en résulte que l'image est légèrement déformée et en particulier allongée dans le sens transversal; ainsi un cercle
prendra sur la table la forme d'un ovale à grand axe transversal. Pour remédier à cet inconvénient, on a construit une
planchette composée de deux moitiés, dont l'une supporte le
microscope et dont l'autre peut s'incliner d'un angle égal à

l'angle de déviation de la chambre claire : on évite ainsi la déformation. On peut encore fixer sur cette planchette une plaque de bois concave, qui supprime certaines déformations moins appréciables.

Lorsqu'on veut dessiner, on dispose l'appareil comme le montre la figure 12. Le microscope est maintenu par la vis de pression et ne peut être déplacé. De même la préparation est immobilisée par les valets. On fixe avec des punaises une feuille de papier sur la planchette et l'on suit le contour de l'image avec un crayon dur à pointe très fine.

Une des conditions indispensables pour la bonne exécution d'un dessin est de bien distinguer à la fois l'image de la préparation et celle du crayon. On ne peut arriver à ce résultat que si l'intensité de l'éclairage est à peu près la même pour les deux images. Aussi est-il nécessaire de régler cette intensité soit par l'emploi d'un papier à dessin de couleur, soit au moyen d'un écran de verre bleu qu'on place au-devant du papier. Il suffit quelquefois d'ailleurs de déplacer légèrement l'œil pour amener l'égalité d'éclairage voulue.

Il faut éviter soigneusement de changer la mise au point pendant le cours d'un dessin à la chambre claire, car le second plan de la préparation ainsi mis au foyer donnerait un nouveau dessin absolument différent du premier. Il faut donc dessiner tout ce que l'on voit, sans tourner la vis micrométrique, puis achever le dessin sans chambre claire en raccordant entre eux les traits incomplets, exactement placés à l'aide de cette dernière.

CHAPITRE II

INSTRUMENTS. MATÉRIAUX D'ÉTUDE

Ce chapitre comprend la description des principaux instruments, et notamment des microtomes qui ont une si grande importance pour la confection de coupes en séries. Il renferme aussi quelques brèves indications sur les matériaux d'études nécessaires et sur la manière de se les procurer.

§ 1. — MICROTOMES

On possède aujourd'hui des instruments très commodes pour faire des coupes minces, les microtomes, mais avant de décrire les principaux modèles nous parlerons d'abord des rasoirs qui constituent l'instrument indispensable de toute section microscopique.

1° Rasoirs. — On peut se servir de rasoirs ordinaires, mais le plus souvent on emploie des rasoirs spéciaux qui, au lieu d'avoir leurs deux faces concaves, ont l'une d'elles plane, de façon à pouvoir s'appliquer plus exactement sur le plateau du microtome à main de Ranvier dont nous parlerons plus loin.

Ces rasoirs à lame plane doivent être assez grands et assez lourds pour être bien en main. Ils peuvent être employés sans le secours d'aucun instrument pour faire des coupes à main levée, ou bien avec le microtome de Ranvier, ou enfin avec les microtomes automatiques.

Il faut avoir grand soin des rasoirs, éviter de les laisser rouiller, et de les laisser ouverts sur les tables, où ils pourraient se faire des brèches. Avant de s'en servir, il est bon de les passer sur un cuir, ce qui leur donne un bien meilleur tranchant. On se servira pour cela d'un cuir à rasoir Zimmer à quatre faces, livré par Cogit, et accompagné d'une instruction pour son emploi. Lorsque le rasoir est ébréché, il est inutile d'essayer de le remettre soi-même en état; il faut le renvoyer au fabricant, qui le retournera parfaitement aiguisé.

Certains microtomes spéciaux ont des rasoirs de forme particulière fabriqués exclusivement en vue de leur service.

2° Microtome à main de Ranvier. — Ce microtome consiste en un cylindre creux, muni à une de ses extrémités d'un disque horizontal à surface parfaitement polie, et à l'autre extrémité d'une vis micrométrique, qui, faisant avancer une tige dans la cavité du cylindre, pousse d'une quantité correspondante la pièce à couper placée dans la partie supérieure de cette cavité. Cette pièce dépasse alors le disque du microtome d'une hauteur égale à l'excursion de la vie micrométrique, et appliquant par sa face plane le rasoir sur le disque qui la guide, on enlève une tranche très mince de la pièce. On met de nouveau en mouvement la vis et on fait une nouvelle coupe. Pour les détails de l'emploi de ce microtome voyez *Coupes* (p. 147).

3° Microtomes à plan incliné. — Il se fabrique divers modèles de microtomes à plan incliné tous fondés du reste sur le principe de l'ancien microtome français de RIVET. Nous ne donnerons pas la description détaillée des pièces de ces microtomes, car chacune diffère de la pièce correspondante selon chaque constructeur, mais nous nous bornerons à en indiquer le principe et l'emploi.

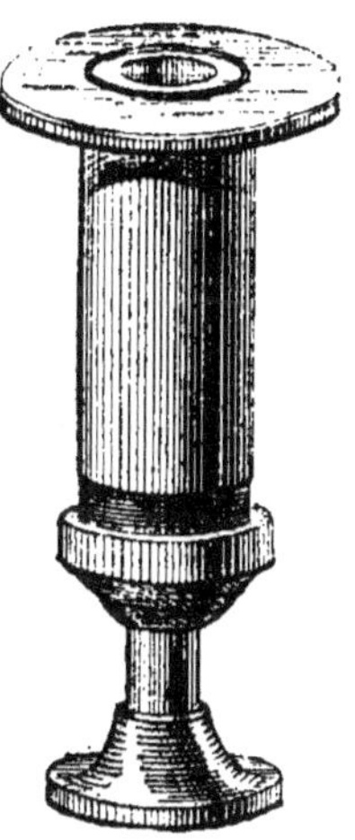

Fig. 13.
Microtome de RAN
VIER.

Le microtome à plan incliné se compose d'une base rectangulaire horizontale en fer, sur le milieu de laquelle est placée une lame de fer également rectangulaire qui supporte du côté droit une glissière horizontale sur laquelle glisse un chariot porte-rasoir, et du côté gauche un plan incliné sur lequel se meut un chariot supportant la pièce à couper. Ce chariot est poussé par une vis micrométrique. La glissière du rasoir est parfaitement horizontale ; elle présente des rainures ou des surfaces polies sur lesquelles glisse le chariot. Le chariot porte-rasoir est formé d'une lourde pièce métallique qui repose sur la glissière par un petit nombre de points, de façon à diminuer autant que possible le frottement. Il faut avoir grand soin de tenir bien propre la glissière, d'éviter l'accumulation de la poussière ou des corps gras destinés à faciliter le glissement.

Le mieux est de la lubrifier légèrement avec de la vaseline liquide. Le rasoir se fixe sur le chariot par une vis de pression que l'on serre sur son manche en métal, disposé exprès pour être maintenu par cette vis. Le tranchant doit être dirigé obliquement et non perpendiculairement sur la pièce à couper.

En général, le manche du rasoir est disposé de manière à permettre de fixer ce dernier soit par sa portion voisine du tranchant, soit par l'extrémité opposée. Il en résulte que, tout

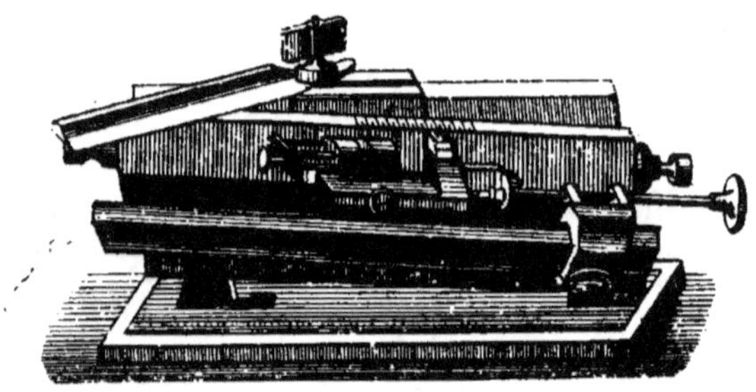

Fig. 14.
Microtome à plan incliné (REICHERT).

en laissant la même obliquité au rasoir, on peut utiliser une certaine longueur de la lame de ce dernier, et changer le point qui fait la coupe lorsque le tranchant vient à être un peu émoussé.

Le chariot qui porte la pièce à couper est disposé de façon à faire monter celle-ci d'une quantité très petite, lorsqu'on l'aura fait avancer lui-même d'une certaine quantité sur le plan incliné qui le supporte. Ce chariot est muni d'un support pour la pièce (*pince*) pouvant être déplacée dans les trois directions de l'espace afin de permettre d'orienter celle-ci absolument comme on le désire. Des vis de pression fixent ce support dans la position qu'on lui a donnée. Cette pièce importante du microtome est de construction très différente, suivant les divers modèles, chacun arrivera bien vite à savoir s'en servir.

Le chariot porte-objet est poussé, avons-nous dit, par une vis micrométrique. Celle-ci est supportée par un cadre métallique qui peut être transporté le long du plan incliné et être immobilisé à l'endroit que l'on désire par une vis de pression. La vis micrométrique est munie d'un tambour gradué, en regard duquel est une aiguille de repère ou un déclic, qui permettent de savoir de combien on fait tourner la vis, afin de pouvoir la faire toujours tourner d'une quantité égale. Le déclic produit en arrivant sur les rainures de la graduation un petit bruit sec qui avertit l'opérateur de la quantité dont il a tourné la vis sans qu'il soit obligé de regarder cette dernière.

La pointe de la vis vient appuyer contre un buttoir en acier très dur, par l'intermédiaire duquel elle transmet au chariot porte-objet le mouvement qu'elle a reçu.

Lorsqu'on est arrivé à l'extrémité de la vis et que l'on n'a pas terminé les coupes, on tourne la vis en sens inverse et on la ramène à son point de départ ; puis, prenant bien garde de ne pas déplacer en même temps le chariot de l'objet, on fait glisser le cadre métallique qui la porte le long du plan incliné jusqu'à ce que la pointe de la vis arrive au contact du buttoir du chariot. On fixe alors le cadre avec la vis de pression et on recommence les coupes.

Pour faire les coupes, on place le microtome devant soi, on dirige le chariot du rasoir de la main droite, et la main gauche munie d'un pinceau recueille les coupes. Tout étant en place et le chariot du rasoir à l'extrémité de la glissière opposée à l'opérateur, on ramène ce chariot à soi en le tirant régulièrement Une coupe se fait. On repousse le chariot du rasoir jusqu'à l'extrémité opposée de la glissière, on tourne la vis, puis on le ramène encore à soi. Il importe de faire toujours parcourir au chariot toute la longueur de la glissière pour ne pas user cette dernière inégalement.

4° Microtomes à paraffine. — Il y a deux modèles principaux de microtomes à paraffine, ce sont le microtome à bascule et le microtome de Minot ; l'un et l'autre sont des microtomes automatiques, c'est-à-dire dans lesquels le mouvement de la pièce est produit par l'instrument lui-même.

a. *Microtome à bascule.* — Le microtome à bascule, construit

en France par Dumaige, consiste essentiellement en un bâti de
fonte supportant une sorte de levier oscillant autour d'un axe
horizontal et portant à l'une de ses extrémités la pièce à couper, tandis que l'autre extrémité est reliée par une cordelette
à une manette qui met en mouvement l'appareil. L'axe
autour duquel oscille ce levier est supporté sur une pièce

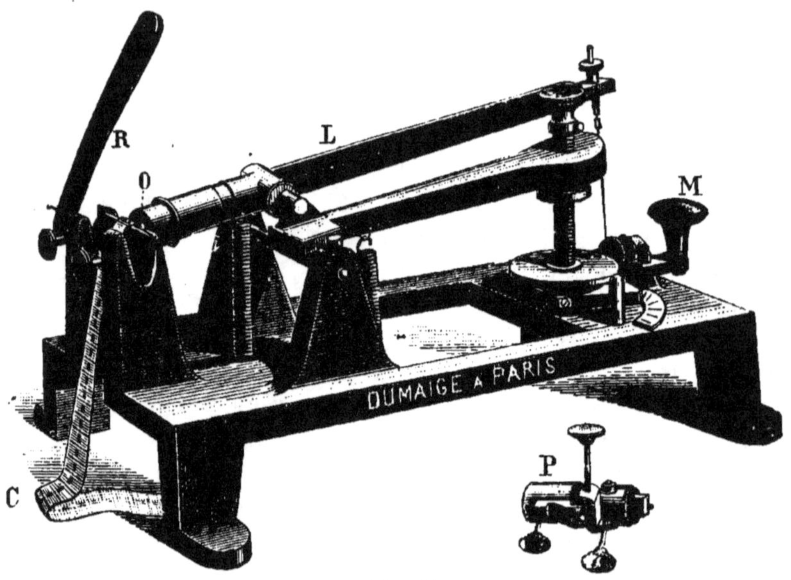

Fig. 15.
Microtome à bascule de DUMAIGE.

mobile en relation par une vis verticale avec une roue dentée
placée sur la base du bâti. A chaque oscillation du levier cette
roue est mue, d'une longueur variable, suivant le nombre de
dents passées par un petit déclic disposé à cet effet, et que
l'on peut régler de façon à ce qu'il fasse avancer la roue d'une
ou de plusieurs dents à la fois, suivant que l'on veut faire des
coupes très fines ou plus épaisses. La vis fixée à la roue dentée
transmet son mouvement au support qui est construit de telle
manière qu'à chaque impulsion reçue de la vis, il fait avancer
la pièce d'une quantité déterminée au-devant du rasoir. Ce
dernier est placé perpendiculairement au levier sur deux pièces

de fonte dans lesquelles il est fixé par des vis de pression. On peut employer ici les rasoirs ordinaires, il n'est pas besoin d'un modèle spécial.

Le bloc de paraffine est fixé sur un support placé à l'extrémité antérieure du levier et capable d'effectuer des mouvements dans les trois directions de l'espace, afin de permettre une orientation parfaite de la pièce.

Pour se servir de ce microtome, les choses étant en place, on tire à soi de la main droite la manette moteur. Dans ce mouvement l'extrémité antérieure du levier s'élève, en même temps que la pièce est poussée en avant d'une quantité déterminée. On lâche le bouton et le levier sollicité par un ressort s'abaisse brusquement, tandis qu'une coupe se fait. On recommence et une nouvelle coupe s'ajoute à la précédente. Lorsque le support de l'axe est arrivé au sommet de la vis, on le ramène à sa partie inférieure et on avance le support de la pièce, ramené en arrière par ce mouvement, d'une quantité suffisante pour que la surface de section affleure de nouveau le rasoir.

Si, pour tailler les faces du bloc de paraffine, par exemple, ou pour tout autre motif, on a besoin de maintenir en l'air l'extrémité antérieure du levier, on fixe la manette à un petit crochet placé près du point où elle arrive à l'extrémité de sa course, et qui maintient le levier élevé.

Ce microtome très pratique ne permet guère de faire que des coupes assez petites, ne dépassant pas 1 centimètre carré de surface et qui ont l'inconvénient d'être un peu courbes.

b. *Microtome de Minot.* — Dans ce microtome, comme dans le précédent, la pièce vient se présenter elle-même au rasoir porté horizontalement sur deux pièces métalliques où il est fixé par des vis. Le support du rasoir peut du reste avancer ou reculer sur une coulisse creusée dans la base du microtome et qui permet des mouvements étendus de déplacement. Le bloc de paraffine est collé sur un plateau métallique qui se place sur un support mobile dans les trois directions, et qui est rattaché lui-même à une lourde pièce métallique se mouvant verticalement le long d'une rainure pratiquée à cet effet. Cette pièce est mise en mouvement par une roue munie d'une mani-

velle qui permet de l'élever à une certaine hauteur de laquelle
elle retombe par son propre poids, tandis que le bloc de paraffine est présenté au rasoir qui y fait une coupe.

En arrière de la pièce en question se trouve une roue horizontale portant divers numéros, de 1 à 6. Cette roue présente à
sa face inférieure de petits buttoirs en fer plus ou moins longs

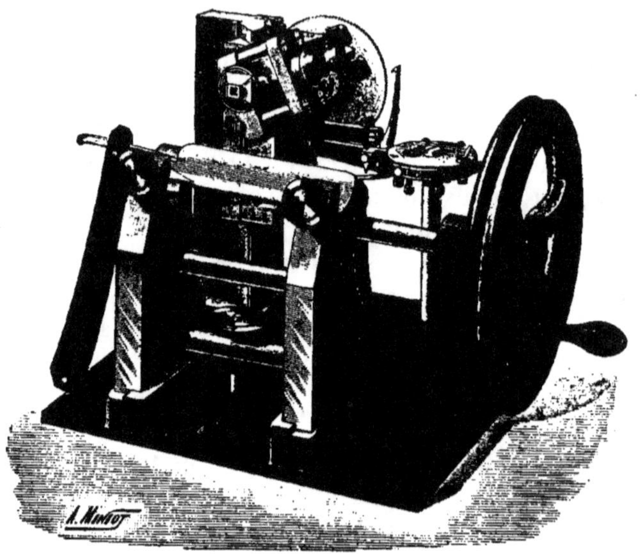

Fig. 16.
Microtome de Minot.

suivant qu'ils répondent à un chiffre plus élevé de la roue.
Dans le mouvement d'élévation de la pièce, l'un de ces buttoirs, choisi à volonté, est heurté par un ressort qui met en
mouvement un déclic prenant de 1 à 6 dents d'une roue dentée, suivant le chiffre inscrit sur le buttoir, et fait avancer d'une
certaine longueur une vis micrométrique fixée à la roue, et
qui transmet son mouvement à la pièce. Cette dernière avance
donc d'une manière régulière au-devant du rasoir qui la sectionne. Lorsque la vis micrométrique est au bout de sa course,
on la ramène en arrière, puis on avance le bloc de paraffine

pour le faire de nouveau affleurer le rasoir, ou bien on déplace le support de ce dernier de la quantité nécessaire.

Pour changer le buttoir, il faut toujours mouvoir la roue numérotée dans le sens de progression des chiffres, de 5 à 6 par exemple, mais jamais de 6 à 5, car on risquerait de détériorer le ressort qui fixe la roue au point correspondant à la division désirée.

Le microtome de Minot permet de faire de très grandes coupes, ayant jusqu'à 30 millimètres carrés de surface, et qui sont parfaitement planes.

§ 2. — INSTRUMENTS DIVERS

1° Etuves et instruments nécessaires à l'inclusion dans la paraffine. — Pour fondre la paraffine , on peut se servir d'une étuve petit modèle telle que celle représentée figure 17. Mais il est préférable d'avoir deux étuves semblables, l'une réglée à la température de 45°, l'autre à celle de 58 à 60°. Dans la première on met les vases contenant la paraffine molle, dans la seconde ceux qui renferment la paraffine dure qui fond à une température plus élevée. Si l'on ne possède qu'une seule étuve, on peut cependant en tirer parti de la manière suivante : A l'aide d'une petite flamme de gaz, on la maintient à la température de 35 à 40° qu'elle doit avoir en tout temps; puis à certains moments on fait monter sa température au degré voulu en ajoutant un second bec de gaz à celui qui brûle constamment sous elle; avec un peu de surveillance on peut très bien obtenir de cette étuve des températures données pendant le nombre d'heures nécessaire. Il est certain que, dans de telles conditions de manipulation, la régulation ne peut plus être exacte et qu'il ne faudrait pas trop compter sur elle, toutefois il ne s'agit pas ici d'une étuve à température absolument fixe, mais simplement d'un instrument qui offre toujours une température voisine de 35 à 40° que l'on peut élever à volonté, sans perte de temps, et qui a en outre l'avantage de conserver pendant plusieurs heures un degré de chaleur donné. Il va sans dire que dans cet emploi peu normal de l'étuve, il est bon d'avoir souvent les yeux sur son thermomètre.

On fait fondre la paraffine dans des récipients en métal, munis d'un manche et d'un bec par lequel on fera couler la

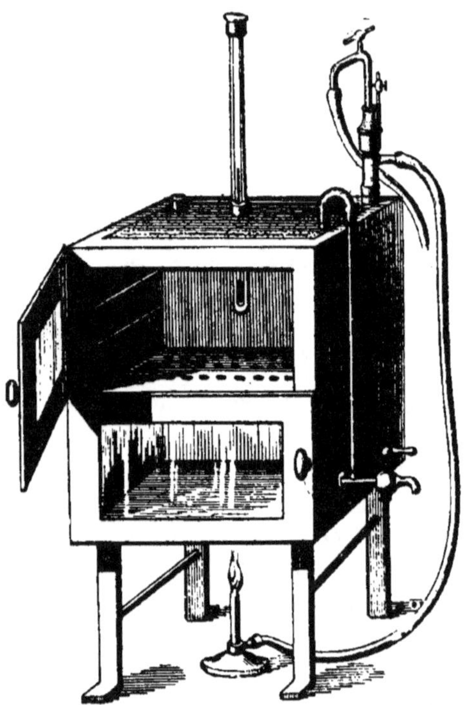

Fig. 17.
Etuve de GAY-LUSSAC.

paraffine fondue dans le moule au moment de l'inclusion. Il est bon d'avoir au moins deux de ces récipients, l'un consacré à la paraffine dure, l'autre à la paraffine molle. Lorsqu'on veut inclure une pièce, il ne faut pas la mettre dans les récipients qui ne doivent jamais renfermer que de la paraffine absolument pure, mais la placer dans une petite boîte de verre, ou dans une petite cuvette métallique dans laquelle sera versé le bain de paraffine destiné à cette pièce, et qui ne devra pas être reporté ultérieurement dans la paraffine pure qu'il pourrait altérer, parce qu'il renferme toujours une certaine quantité du liquide, essence ou xylol, qui a servi à imbiber la pièce.

Le moule dans lequel on coule la paraffine est décrit à propos des inclusions dans cette substance.

2° Instruments pour injections. — On emploie fréquemment en histologie des injections interstitielles et des injections intravasculaires. Il faut posséder les instruments nécessaires pour ces deux modes d'injections. Pour les injections interstitielles on se sert des seringues à canule piquante employées pour les injections hypodermiques. Il faut une seringue de la capacité de 20 centimètres cubes au moins, munie de canules en platine iridié inattaquables par les liquides d'injection. Les seringues stérilisa-

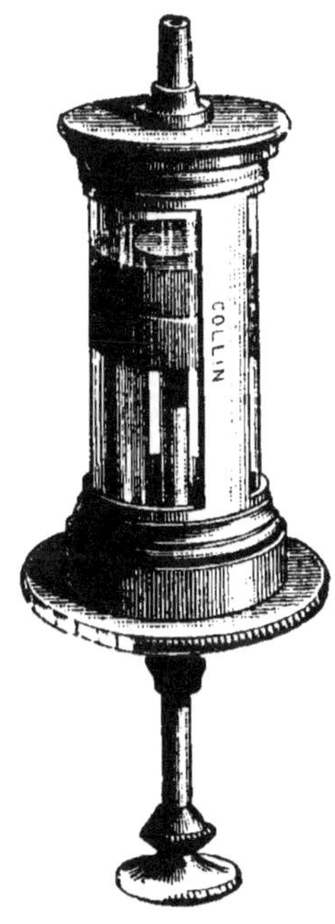

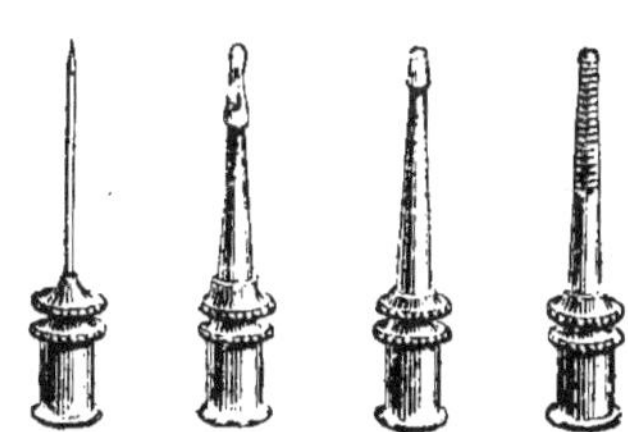

Fig. 18.

Seringue à injections.

Fig. 19.

Canules pour la seringue précédente.

bles et démontables (seringues de ROUX, de STRAUS), employées en bactériologie, peuvent très bien être utilisées. Il importe de laver soigneusement l'appareil après s'en être servi, de bien nettoyer les aiguilles et de les munir de leur fil d'argent qui placé dans la lumière de la canule, en empêche l'obturation.

Pour les injections vasculaires il faut une seringue de plus grande capacité, et pouvant contenir au moins 250 centimètres cubes. On choisira un instrument très bien construit : le modèle de RANVIER est excellent; il possède un jeu de canules de diverses formes et de grosseur variée et un tube de raccord de caoutchouc, pour relier la seringue à la canule lorsque cela est utile. Cette seringue doit être soigneusement nettoyée après chaque injection. Nous donnerons plus loin, à propos des injections, les détails complémentaires sur la manière de s'en servir.

3° Instruments de dissection. — Il est nécessaire pour faire de l'histologie d'avoir sous la main tous les instruments

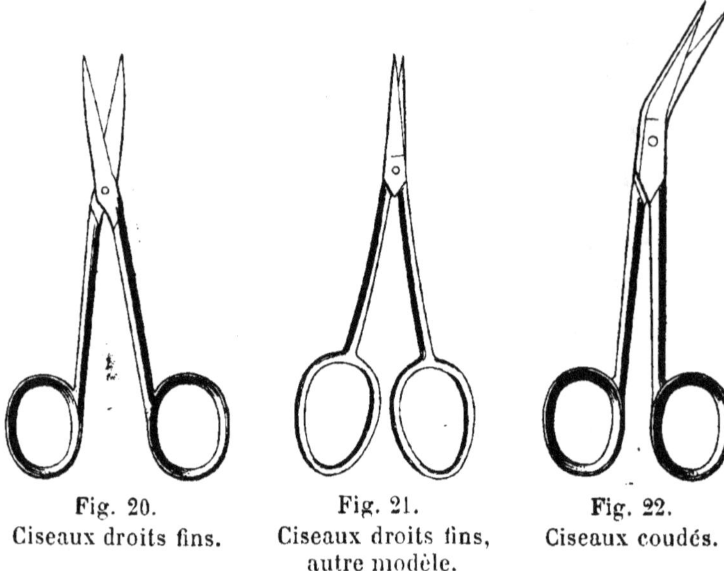

Fig. 20.
Ciseaux droits fins.

Fig. 21.
Ciseaux droits fins,
autre modèle.

Fig. 22.
Ciseaux coudés.

de dissection ordinaires, pinces, ciseaux, scalpels; il faut aussi avoir une scie, un marteau, un ciseau pour ouvrir le crâne des animaux afin d'en retirer le cerveau.

Il est bon d'avoir des pinces très fines et de petits ciseaux nickelés, les uns droits, les autres coudés sur le tranchant, d'autres encore à lames courbes (voy. fig. de 20 à 24). Il est aussi utile de posséder des ciseaux fins à ressort semblable à ceux de la figure 25.

Lorsqu'on emploie certains liquides tenant en solution des

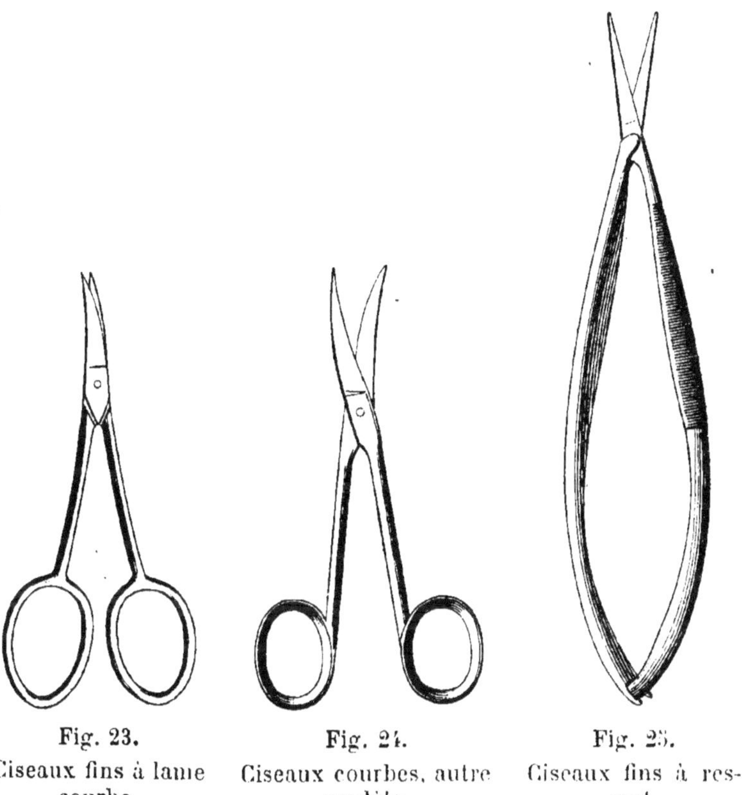

Fig. 23.
Ciseaux fins à lame courbe.

Fig. 24.
Ciseaux courbes, autre modèle.

Fig. 25.
Ciseaux fins à ressort.

sels métalliques tels que le nitrate d'argent ou le sublimé, il ne faut pas y plonger des ciseaux ou des pinces en métal, parce qu'ils seraient attaqués et donneraient lieu à un précipité dans le liquide. On emploie alors des pinces à mors d'ivoire ou de corne, et des spatules faites avec les mêmes matières ou bien en celluloïd.

4° Spatules et aiguilles. — Les spatules rendent de grands services pour porter des coupes minces d'un liquide dans un autre, pour transporter un embryon délicat, etc. Il y en a de plusieurs modèles : de rectangulaires, portées par un manche droit, d'ovales munies d'un manche coudé à angle droit, ou enfin de courbes pourvues d'une pointe. Ces spatules se font

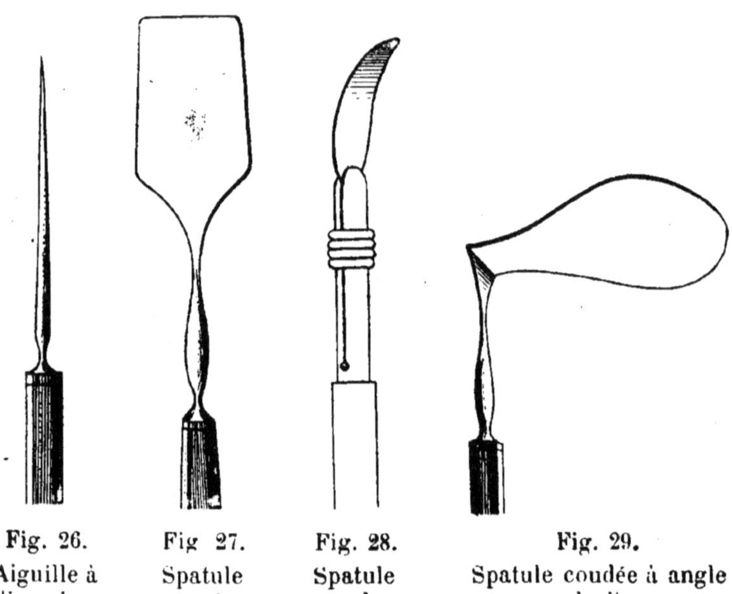

Fig. 26.	Fig 27.	Fig. 28.	Fig. 29.
Aiguille à dissocier.	Spatule carrée.	Spatule courbe.	Spatule coudée à angle droit.

en métal, en corne ou en celluloïd. Ont peut aussi en avoir à lame de platine mobile, comme celle qui est représentée figure 28. Ces dernières sont très utiles pour manipuler des pièces dans certains liquides, tels que le nitrate d'argent ou la liqueur de Kleinenberg par lesquels elles ne sont pas attaquées.

Un instrument absolument indispensable en histologie est l'aiguille dite à dissocier (fig. 26). Cette aiguille sert non seulement à la dissociation, mais à maints autres usages, notamment à saisir les coupes flottant dans un liquide pour les amener sur une lame de verre, à ranger les coupes en série ;

elle aide à placer les lamelles couvre-objet, à faire les dissections fines, en un mot elle est pour ainsi dire constamment entre les mains de l'histologiste qui ne saurait s'en passer. Une bonne aiguille doit être souple et très fine.

5° Porte-objet de Cori. — Cet instrument est fort utile, il consiste en un porte-objet métallique percé en son centre d'une ouverture quadrilatère, laquelle peut être plus ou moins rétrécie par le mouvement d'une lame, qui glissant dans deux

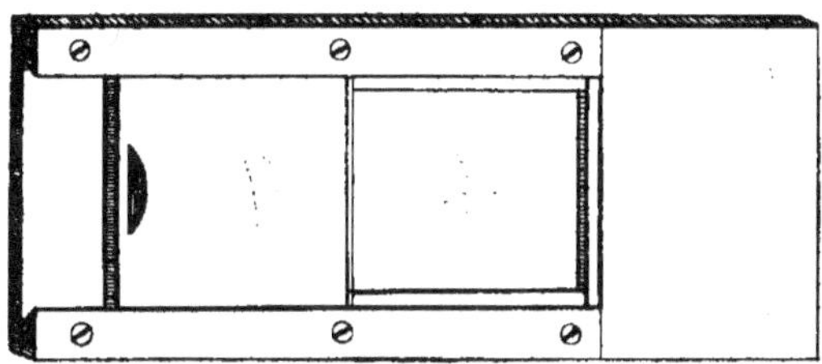

Fig. 30.
Porte-objet de Cori.

rainures, s'avance de façon à donner à l'ouverture les dimensions que l'on veut. Une rainure creusée sur l'un des bords de l'ouverture et sur le bord opposé de la lame mobile permet de maintenir en place les couvre-objets que l'on met dans l'ouverture du porte-objet, et les dimensions variables de cette ouverture sont justement faites en vue d'y placer des couvre-objets de toutes les grandeurs. L'épaisseur du porte-objet fait qu'on peut le retourner sur ses deux faces, sans que la lamelle qui y est enchâssée ou la préparation risque de toucher la platine du microscope. Cet instrument permet d'examiner successivement par sa face ventrale et par sa face dorsale un animal de petite taille placé entre deux couvre-objets. Il est précieux pour examiner avant le montage définitif les préparations de la méthode de Golgi portées sur des lamelles.

6° Platine chauffante de Ranvier. — C'est une petite caisse rectangulaire en laiton, pouvant contenir de l'eau et

présentant en son milieu une fente horizontale dans laquelle
on glisse la préparation. Le centre de la platine est percé

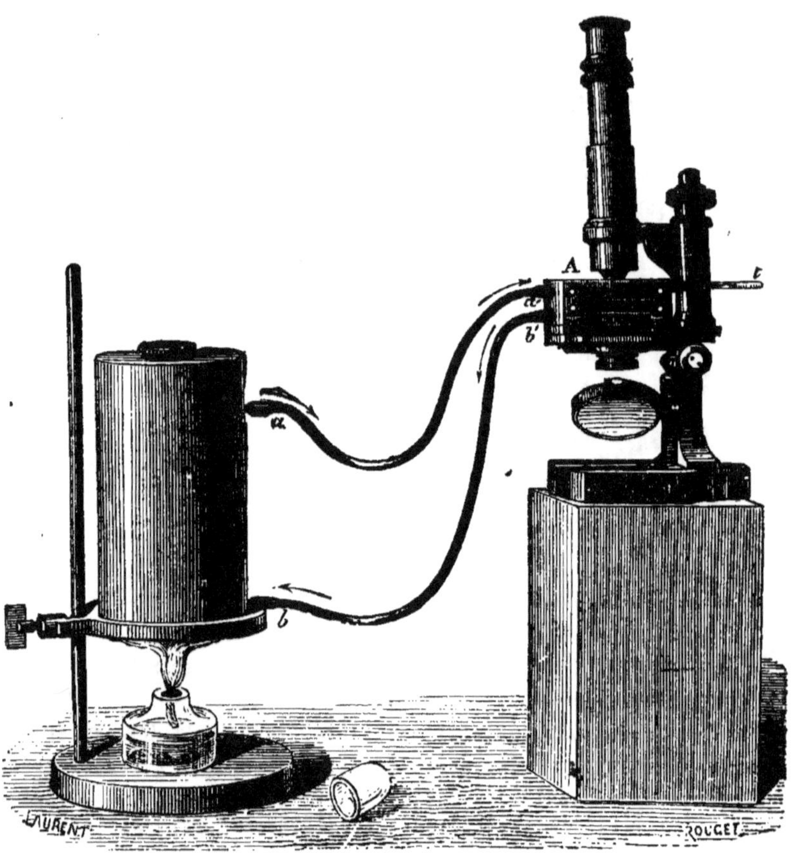

Fig. 31.
Platine chauffante de RANVIER.

A. platine chauffante. — t, thermomètre. — aa', tube d'arrivée de l'eau dans la
platine. — bb', tube de sortie.

d'une ouverture cylindrique qui, par sa partie inférieure permet aux rayons lumineux venus du miroir d'éclairer l'objet,
et qui peut recevoir dans sa partie supérieure l'objectif avec
lequel on fait l'observation. Une tubulure placée près de la

surface supérieure de la platine permet l'accès de l'eau chaude, une tubulure inférieure entraîne l'eau, avant qu'elle se soit refroidie et ainsi s'établit à l'intérieur de la platine une circulation constante.

L'eau est chauffée soit dans un récipient que les constructeurs livrent d'habitude avec la platine, soit, ce qui est plus commode, dans une petite étuve de D'ARSONVAL, avec laquelle il est facile d'avoir une température constante.

Cette platine est utilisée pour observer dans leurs conditions normales de température les éléments anatomiques des animaux à sang chaud.

7⁰ Fer à luter à la paraffine. — Ce petit instrument, indispensable pour border à la paraffine les préparations montées dans la glycérine, consiste en une tige de fer, courbée à angle droit à son extrémité, et portée sur un manche en bois. La figure 32 donne la vraie grandeur de cet instrument.

8⁰ Instruments en verre. — *a. Lames et lamelles.* — En première ligne, il faut citer les lames ou porte-objets et les lamelles ou couvre-objets.

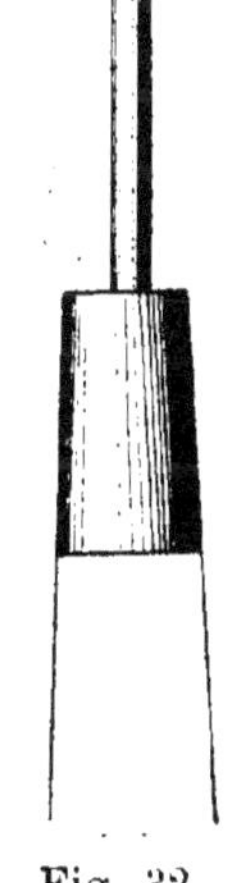

Fig. 32.
Fer à luter.

Les *lames* ou *porte-objets* doivent être en verre dit blanc, c'est-à-dire parfaitement incolores, bien planes et sans défauts (bulles d'air). Il n'est pas nécessaire que leurs bords soient rodés. Leurs dimensions varient suivant le goût des observateurs, le format ordinaire français est de 76 × 26 millimètres.

Les *lamelles* ou *couvre-objets* doivent avoir les mêmes qualités ; elles sont rectangulaires ou carrées, les lamelles de 22 × 22 millimètres conviennent très bien pour les porte-objets de 76 × 26.

Lames et lamelles ont besoin d'être lavées avant d'être mises en service parce qu'elles ont souvent un revêtement de poussière maintenue par des traces de substance grasse qui les obscurcit. Pour les en débarrasser on peut les mettre à tremper pendant quelques heures dans de l'acide sulfurique au dixième, les laver soigneusement à l'eau, puis à l'alcool, et les sécher avec un linge fin.

Lorsque des lames et des lamelles ont servi à faire des préparations que l'on veut détruire, on peut les conserver néanmoins. On fera tremper les préparations dans de l'alcool impur ayant déjà servi, qui dissoudra le baume et permettra de séparer la lame et la lamelle, que l'on nettoiera ensuite convenablement avec de l'alcool ou des résidus de xylol ayant servi, qui enlèveront les dernières traces du baume.

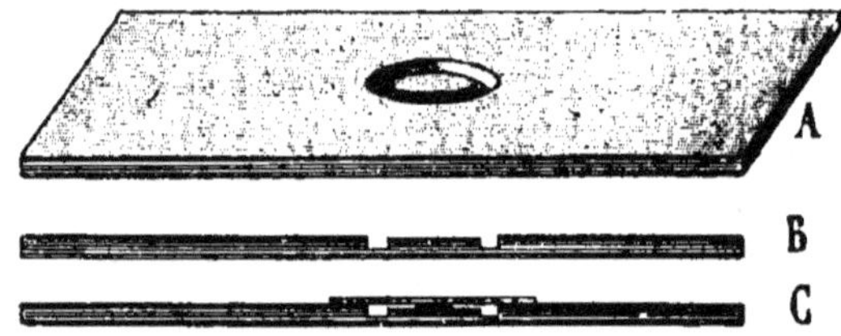

Fig. 33.

Porte-objet, chambre humide et à air.

A, vu de face. — B, en coupe. — C, id., recouvert d'une lamelle.

b. *Porte-objet chambre humide et à air de Ranvier.* — Cet instrument consiste en une lame de verre épaisse, creusée en son centre d'une rigole circulaire profonde, circonscrivant un cercle dont la surface est en contre-bas d'un dixième de millimètre, par rapport à la surface de la lame elle-même. Si l'on dépose sur ce cercle une goutte de lymphe prise sur une grenouille, ou une goutte d'eau renfermant des infusoires, puis qu'on recouvre d'une lamelle, l'air emprisonné dans la rainure suffira pour entretenir la respiration de ces êtres assez longtemps.

c. *Flacons compte-gouttes.* — Pour contenir divers réactifs on

emploie des flacons compte-gouttes qui permettent de verser le
liquide goutte à goutte. On choisira le modèle indiqué figure 34
dans lequel la rainure de déversement est parfaitement à
l'abri de la poussière.

Ces flacons peuvent servir pour tous les liquides qui ne sont
pas trop visqueux, alcools de divers titres, essences, solutions

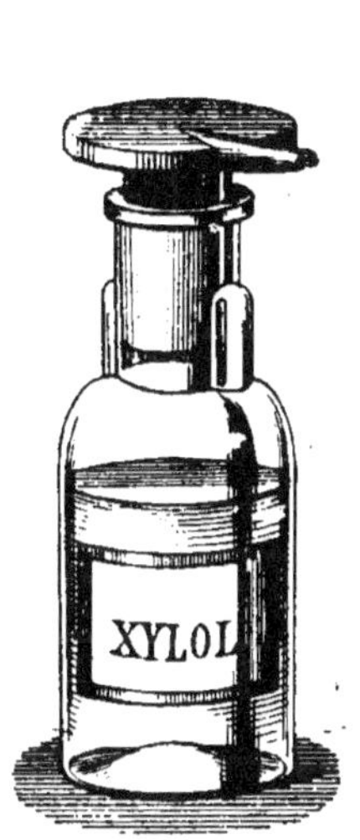

Fig. 34.

Flacon compte-gouttes.

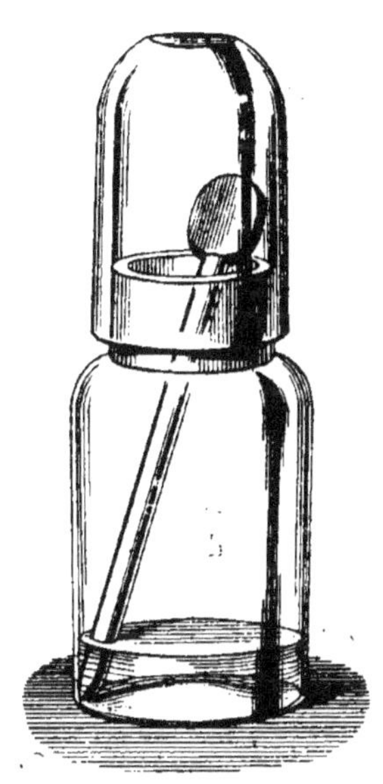

Fig. 35.

Flacon à baume de Canada.

colorantes, etc.; par contre ils ne laissent pas couler la glycérine, on ne peut donc les employer pour la contenir et il faudra recourir pour cette substance aux flacons du nécessaire
de Ranvier. On étiquettera soigneusement ces flacons.

Comme sur la table de travail plusieurs d'entre eux contiennent un liquide incolore, alcools de divers degrés, eau distillée, xylol, il est bon de leur mettre une marque qui les fasse
distinguer aisément afin d'éviter des méprises désagréables. On
peut par exemple mettre aux flacons d'alcool des étiquettes
de papier rouge d'autant plus foncé que l'alcool est d'un titre

plus élevé, pour l'eau on choisira des étiquettes vertes, etc.

d. *Flacons à résines.* — Le baume du Canada ou la résine dammar se conservent dans des flacons spéciaux, comme celui de la figure 35 et munis d'une petite baguette de verre avec laquelle on puise la résine. Si par accident un peu de baume coule en dehors du flacon ou sur son goulot, on l'enlève avec un linge imbibé de xylol, de chloroforme ou de tout autre dissolvant des résines.

e. *Pipettes.* — On se procurera deux sortes de pipettes : les pipettes tubulaires simples, formées d'un tube de verre effilé

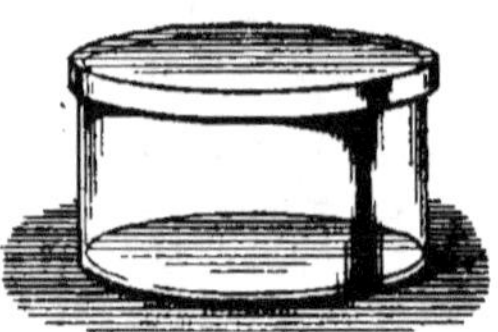

Fig. 36.
Boîte de verre.

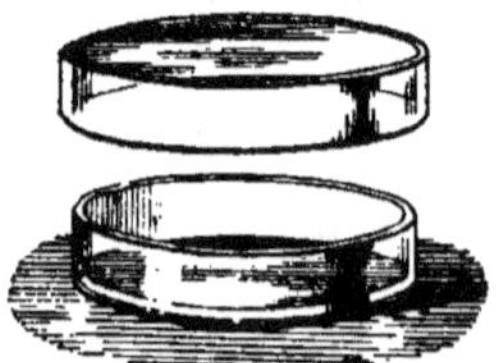

Fig. 37.
Boîte de PETRI.

à l'une de ses extrémités et coiffé à l'autre extrémité d'un tube de caoutchouc fermé, et les pipettes à boule, qui présentent un renflement sphérique sur leur longueur. Ces dernières sont surmontées d'une boule de caoutchouc permettant de produire une aspiration assez forte. Il faut les choisir en observant que la capacité de la boule de verre ne soit pas trop inférieure à celle de la boule de caoutchouc, sans quoi le liquide aspiré peut pénétrer dans cette dernière, qu'il est ensuite difficile de nettoyer convenablement.

Il faut avoir en outre des bocaux de toutes grandeurs qui servent pour fixer ou pour conserver les pièces, des boîtes de verre à couvercle de différentes dimensions, dans lesquelles on placera les pièces de petit volume pendant les divers traitements qu'elles ont à subir. On emploiera aussi des boîtes de PETRI dont une des moitiés sert très utilement pour recueillir des coupes dans l'alcool.

f. *Chambre humide.* — La chambre humide est destinée à

maintenir les préparations à l'abri de l'évaporation pendant qu'agissent sur elles les matières colorantes ou d'autres réactifs. Elle comprend une échelle métallique support des préparations, qui repose sur une cuvette circulaire en verre

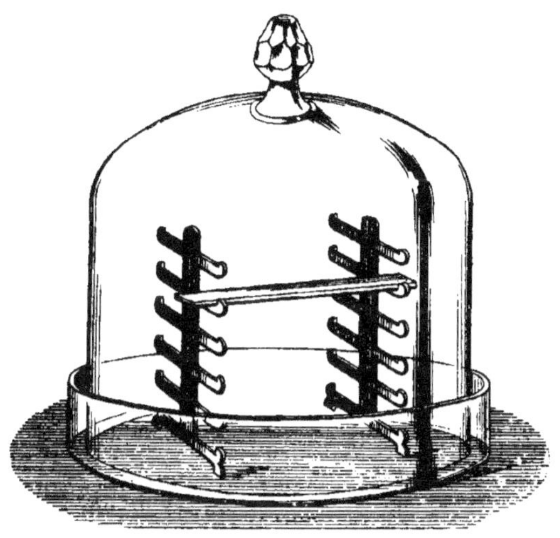

Fig. 38.
Chambre humide.

dans laquelle on peut mettre de l'eau. Le tout est recouvert d'une cloche en verre qui, plongeant dans l'eau de la cuvette, délimite une atmosphère saturée de vapeur d'eau.

9° Instruments divers. — En dehors des capsules de porcelaine et du matériel de chimie destiné à faire les manipulations qui peuvent se présenter (bec Bunsen, fourneau à gaz, éprouvettes à pied, éprouvettes graduées, supports, ballons, etc.), nous signalerons encore les appareils suivants, qui rendent de grands services.

a. *Cuvette à rainures.* — La cuvette à rainures est une sorte de boîte carrée portant des rainures verticales, dans lesquelles s'engagent les lames, qui sont ainsi maintenues droites. On verse dans ces cuvettes divers bains, colorants ou autres, dans lesquels doivent séjourner les préparations. On couvre les cuvettes d'une plaque de verre.

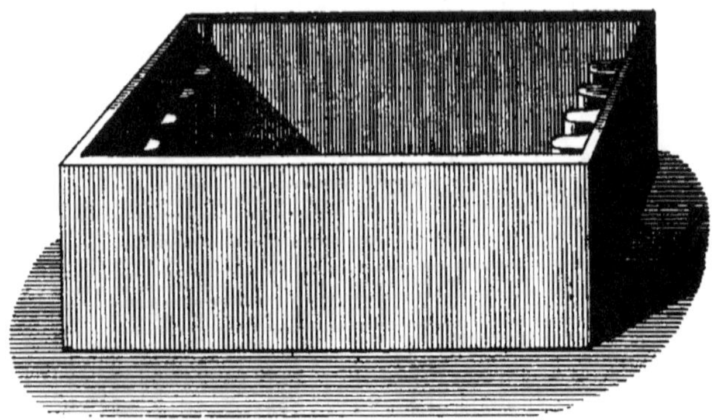

Fig. 39.
Cuvette de porcelaine à rainures.

b. *Boîte en porcelaine perforée*. — Cette boîte sert à laver des objets de très petites dimensions, qui pourraient se perdre si on les mettait simplement dans un bocal sous un filet d'eau. Elle consiste en un récipient percé de petits trous, dans lequel on introduit les pièces, et qu'on ferme à l'aide d'un bouchon de liège qui lui sert en même temps de flotteur. La boîte ainsi garnie est introduite dans un bocal placé sous un filet d'eau où son contenu se lave parfaitement sans risquer d'être entraîné par le courant.

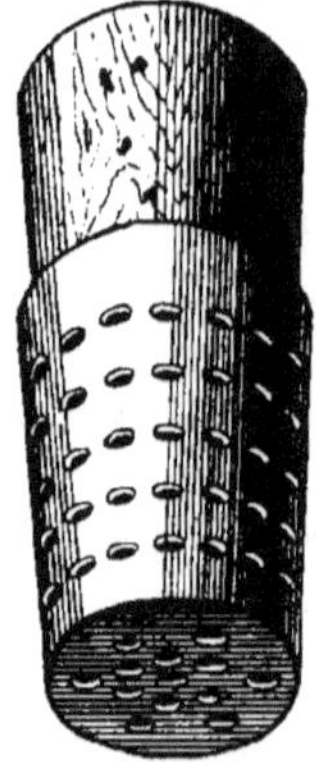

Fig. 40.
Boîte de porcelaine perforée pour lavage de pièces.

c. *Assiettes et soucoupes*. — Il est bon d'avoir des assiettes et des soucoupes en porcelaine blanche, qui servent soit à recueillir l'eau de lavage pendant les colorations, soit à entreposer de petits animaux (grenouilles, rats, etc.) auxquels on désire enlever un organe.

d. *Photophore*. — Un autre instrument très utile est le photophore, sorte de planchette creusée sur sa face supérieure d'une large entaille laissant arriver la lumière en dessous d'une préparation qui repose par ses extrémités sur les bords de l'entaille. Une rainure faite sur chacun des bords de l'ouverture du photophore permet de glisser sur la face inclinée de ce dernier une feuille de bristol blanche ou noire, suivant que l'on voudra examiner la préparation sur l'un ou l'autre fond.

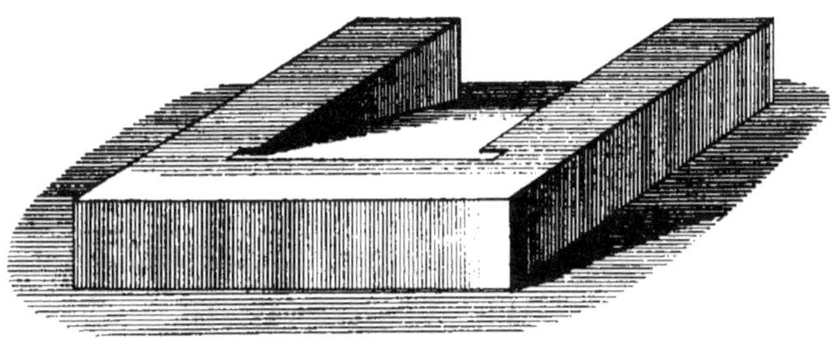

Fig. 41.
Photophore.

Non seulement le photophore est indispensable pour faire une dissociation, mais il sert d'entrepôt pour les préparations en voie d'exécution qui sont plus faciles à prendre et à manipuler lorsqu'elles reposent sur lui que si elles reposaient sur la table. C'est pour cela que je préfère de beaucoup ce photophore ancien très simple aux instruments plus compliqués, munis de miroirs réflecteurs et qui ne peuvent servir qu'à la dissociation seule. Comme chacun peut construire lui-même ou faire construire cet instrument, je donnerai les dimensions qu'il doit avoir : épaisseur, 0,025 millimètres; longueur, 0,110 millimètres; largeur, 0,120: largeur de l'entaille, 0,060 millimètres.

§ 3. — MATÉRIAUX D'ÉTUDE

Les matériaux d'étude de l'histologiste lui sont naturellement fournis par le règne animal; il convient d'en dire quelques mots.

On doit d'abord avoir sous la main de petits mammifères faciles à entretenir dans un laboratoire : lapins, cobayes, rats blancs. On pourra enfermer ces animaux dans les cages grillées que l'on emploie dans les laboratoires de bactériologie.

Il est facile de se procurer à l'abattoir diverses pièces utiles : yeux, cerveau, moelle, etc., et surtout des embryons ou des fœtus.

Enfin il ne faudra pas négliger de s'approvisionner de matériaux dans les services de chirurgie où, au moment d'amputations, d'ablations de tumeurs, on pourra avoir des tissus ou des fragments d'organes sains, que l'on fixera sur place et que l'on emportera ensuite au laboratoire.

En dehors de ces matériaux, on en demandera d'autres plus précieux encore à certains points de vue, à la classe des batraciens. Ces animaux possèdent des éléments cellulaires de grande taille dans lesquels certains détails cytologiques se voient très aisément, et ils se prêtent à maintes expériences ou observations qui n'exigent pas un outillage compliqué et sont des plus instructives (observations du sang circulant, pièges à globules blancs, etc., etc.).

Le plus remarquable de ces animaux, au point de vue cytologique, est la salamandre terrestre, que l'on trouve sous les pierres, dans les lieux humides. On la conserve vivante dans des caisses renfermant de la mousse humide et on la nourrit de vers. Viennent ensuite les tritons qui se trouvent dans toutes les mares. Il est facile de s'en procurer pendant la belle saison, en pêchant à l'aide d'un filet, ou simplement en attirant hors de l'eau les algues filamenteuses qui tapissent le fond des mares et dans lesquelles ils restent pris. Pendant les mois d'avril à juin, on trouve leurs larves, qui portent sur les côtés du cou des panaches branchiaux dressés. Ces larves sont précieuses pour l'histologiste. Les tritons et leurs larves se conservent en bon état dans les aquariums contenant des herbes aquatiques nécessaires pour maintenir la pureté de l'eau.

Les grenouilles servent pour ainsi dire journellement à une foule d'exercices histologiques (imprégnation à l'argent du mésentère, examen des cils vibratiles vivants, préparations des fibres à myéline, etc., etc. On les tient dans un aquarium ou dans une caisse en bois, munis d'un fond incliné, de façon qu'une partie soit sous l'eau, et l'autre en dehors de l'eau. Les grenouilles se tiennent le plus souvent sur cette partie émergée et ne se réfugient dans l'eau qu'à certains moments. Il faut éviter de les mettre dans un aquarium plein d'eau.

Dans les villes du littoral on peut se procurer d'excellents matériaux d'étude avec les raies ou les squales, dont le système nerveux, en particulier, est formé d'éléments de grande taille faciles à isoler et à bien voir.

Tels sont les animaux d'un emploi courant ; mais il ne faudra pas négliger d'en chercher d'autres qui dans certains cas peuvent fournir des données intéressantes.

Une règle générale, en ce qui concerne les animaux dont on se sert, est de leur éviter les souffrances inutiles. On devra donc anesthésier au chloroforme tous les animaux auxquels on veut faire subir une opération quelconque. On tuera par le chloroforme les rats, les cobayes, les lapins. Pour les batraciens, qui offrent une grande résistance vitale, il est bon de leur détruire la moelle et l'encéphale en enfonçant dans les cavités correspondantes une aiguille à dissocier que l'on meut de façon à désorganiser la substance nerveuse. De cette façon si les tissus vivent encore un certain temps, la sensation de la douleur est au moins supprimée.

CHAPITRE III

RÉACTIFS. — MATIÈRES COLORANTES
SUBSTANCES DIVERSES

Nous donnons ici la liste des réactifs, des matières colorantes, et de quelques substances indispensables, sans lesquelles on ne saurait faire de recherches histologiques fructueuses. Quelques corps d'un emploi moins fréquent ne sont pas cités, on les trouvera mentionnés dans la partie spéciale à propos des méthodes pour lesquelles ils sont nécessaires.

§ 1. — ALCOOLS, ACIDES, BASES, SELS

1º Alcool. — L'alcool employé en histologie est l'*alcool éthylique, alcool bon goût* du commerce.

On le trouve dans les drogueries à l'état anhydre, *alcool absolu*, ou très peu hydraté, *alcool fort*, alcool à 90° environ.

a. *Alcool absolu.* — Le commerce fournit aux laboratoires de l'alcool absolu, mais ce liquide est très hygrométrique, de sorte qu'il s'hydrate dès qu'on le laisse à l'air quelques instants. Aussi convient-il de le conserver dans des flacons de petite capacité, munis de bouchons en liège.

Pour le garder parfaitement anhydre ou pour le déshydrater, s'il est arrivé à contenir un peu d'eau, on met dans le flacon qui le renferme quelques cristaux de sulfate de cuivre calcinés sur une plaque de tôle et devenus d'un blanc grisâtre.

Tant que les cristaux gardent leur teinte blanchâtre, on peut être sûr que l'alcool est anhydre. S'ils deviennent bleus, c'est qu'il s'est hydraté. On décante alors le liquide et on le verse sur une nouvelle quantité de cristaux calcinés; dès que ceux-ci restent incolores, c'est que la déshydratation est suffisante.

On reconnaît que l'alcool est absolu lorsqu'il se mélange parfaitement avec le xylol et l'essence de térébenthine. Si le mélange de ces corps louchit, c'est que l'alcool n'était pas absolu. La teinte blanchâtre du mélange est due en effet à de toutes petites gouttes d'eau contenues dans l'alcool et qui restent en suspension dans l'essence ou dans le xylol.

b. *Alcool fort à* 90-95°. — L'alcool fort du commerce marque généralement de 90 à 95°; on le désigne communément sous le nom d'alcool à 90°. Il doit être absolument incolore et ne laisser aucun dépôt au fond des flacons. On le trouve parfois coloré d'une légère teinte brune due à la matière colorante du bois des fûts dans lesquels il a été conservé. Il faut alors le rejeter parce que cette teinte se porte sur les pièces et s'y fixe énergiquement.

c. *Usages de l'alcool.* — L'alcool est peut-être le réactif le plus utile en histologie, et nombreux sont ses usages. Il est employé :

1° Comme fixateur (voy. II° part. ch. ii, p. 89);

2° Comme liquide conservateur pour conserver des pièces fixées soit à l'alcool lui-même, soit à l'aide d'autres réactifs (voy. p. 90);

3° Comme déshydratant, pour enlever l'eau des pièces, et permettre l'imbibition de celles-ci par des corps qui ne se mêlent pas à l'eau, tels que les essences (voy. II° part. ch. v, p. 193, *Montage*);

4° Pour des lavages de pièces après certaines substances fixatrices et colorantes à la fois, telles que l'acide picrique (voy. *Fixation*, p. 92; *Liqueur de Kleinenberg*, etc.);

5° Dilué au tiers, comme liquide dissociateur (voy. p. 125).

On a souvent l'occasion de se servir d'alcool dilué et marquant 80°, 70°, 60°, etc., ainsi qu'on le verra à propos du montage des coupes ou de leur coloration.

Pour faire de l'alcool à un titre désiré, il suffit d'ajouter de l'eau distillée à de l'alcool à 90°. On prend une longue éprouvette à pied, on y verse de l'alcool à 90°, puis on y ajoute graduellement de l'eau distillée, en ayant soin de chercher avec un alcoomètre centésimal, plongé dans le mélange, le titre de ce dernier aux divers moments de l'opération. Lorsqu'on est arrivé au degré voulu, on s'arrête.

Les résidus d'alcool absolu, à 90° et même à 70°, peuvent être utilisés. On pourrait les faire distiller à nouveau, mais cela paraît peu pratique, le produit de la distillation gardant souvent une odeur très désagréable. Il vaut mieux les brûler dans une lampe à alcool dont on a toujours l'emploi, ou bien les garder pour desceller les préparations montées au baume ou lutées à la cire que l'on veut démonter pour utiliser à nouveau les lames et les lamelles qui les supportent. En les faisant tremper dans ces résidus d'alcool, le baume se précipite sous forme d'une matière blanchâtre finement granuleuse, la lame et la lamelle qu'il réunissait se séparent l'une de l'autre et, lavées avec du xylol qui enlève les derniers résidus de baume, elles peuvent être remises en service.

2° Glycérine. — La glycérine doit être pure, très dense, sirupeuse et non acide. Elle doit se mêler parfaitement avec l'eau et avec l'alcool.

On l'emploie pure, ou légèrement étendue d'eau pour monter certaines préparations. On peut alors, suivant les indications données dans la partie spéciale, l'additionner de quelques gouttes de picro-carmin, ou de quelques gouttes d'acide formique.

En dehors de cet usage, la glycérine entre encore dans différents mélanges dont il sera parlé plus loin.

3° Acides. — Les principaux acides employés en histologie sont les suivants :

a. *Acide sulfurique.* — On choisit de l'acide sulfurique concentré. du poids spécifique de 1,83. On emploie cet acide pur dans la fabrication de la liqueur de Kleinenberg, liquide fixateur ; pour d'autres usages, on en fait des solutions à un titre déterminé.

b. *Acide nitrique.* — On se sert de l'acide nitrique concentré dont on fait ensuite des solutions titrées, suivant les usages auxquels on les destine. Il est surtout employé comme décalcifiant.

c. *Acide chlorhydrique.* — On prendra de l'acide chlorhydrique concentré parfaitement incolore. Il est employé en solutions aqueuses ou alcooliques très diluées, pour des lavages après certaines substances colorantes. Il agit alors en décolorant légèrement et en précisant la fixation de la matière colorante sur les noyaux.

d. *Acide chromique.* — Ce corps est cristallisé sous la forme de larges aiguilles rougeâtres. Il est très hygrométrique et à cause de cela il convient de le conserver dans des flacons bien bouchés. Ne pas oublier que les cristaux d'acide chromique sont caustiques. On en fait des solutions dans l'eau distillée à divers titres.

Il est bon d'en avoir une solution à 10 p. 100 toujours prête en vue de la préparation du liquide de Flemming (voy. ce mot, p. 98); l'on peut ensuite étendre à volonté cette solution pour différents usages.

L'acide chromique entre dans la constitution du liquide de Flemming, il est aussi employé comme durcissant à la dose de 1 p. 100 et comme dissociateur à la dose de 1 p. 1000.

e. *Acide osmique.* — L'acide osmique se trouve dans le commerce sous la forme de cristaux verdâtres renfermés dans des tubes de verre scellés à la lampe. Les fabricants le livrent en tubes de 1 gramme ou même de $0^{gr},50$ centigrammes, ce qui est commode pour faire des solutions titrées.

Quel que soit son mode d'emploi ultérieur (solution ou vapeur), l'acide osmique doit être préalablement dissous dans l'eau distillée; on emploie habituellement la solution à 1 p. 100. Pour faire cette solution on prend un tube de 1 gramme, on le lave soigneusement dans l'eau, on enlève l'étiquette qui le revêt, en ayant bien soin de faire disparaître toute la gomme qui a servi pour la coller, puis on le passe dans l'eau distillée et on l'essuie avec un linge très propre. Ceci fait, plaçant le tube sur une feuille de papier blanc, pour recueillir les cristaux si le tube venait à se rompre inopinément, on l'ouvre à l'aide d'un trait de lime fine. On jette les cristaux et le tube lui-même dans un flacon de verre de couleur, très soigneusement lavé et renfermant 100 grammes d'eau distillée. L'acide se dissout complètement en quelques heures.

L'acide osmique se réduit facilement en noir si le flacon qui le contient renferme la moindre trace de poussières organiques. C'est pour cela qu'on recommande de laver très soigneusement le flacon destiné à la solution avec de l'acide chlorhydrique, de l'eau distillée puis de l'alcool, et enfin de le sécher avant d'y mettre la solution. Malgré ces précautions, comme il y a toujours réduction d'une petite quantité de l'acide sur les parois du flacon, il est bon de préparer la solution par petites quantités et au fur et à mesure des besoins, soit 100 grammes de solution à 1 p. 100. Pour ne pas être pris au dépourvu, il est bon de savoir que certaines sortes d'acide osmique se dissolvent assez lentement dans l'eau, et qu'il faut au moins vingt-quatre à trente-six heures pour que la dissolution d'un gramme dans 100 grammes d'eau distillée soit achevée.

f. *Acide formique.* — Il faut prendre l'acide formique pur, limpide et incolore. En solution aqueuse, il sert dans les imprégnations au chlorure d'or, soit à acidifier la pièce, soit après l'action du chlorure d'or comme milieu réducteur. Très dilué, il agit sur les matières colorantes comme l'acide chlorhydrique.

g. *Acide acétique.* — Il faut avoir un flacon d'acide acétique *glacial*, qui cristallise à une basse température. Cet acide entre pur dans la composition de la liqueur de Flemming, réactif fixateur. Dilué dans l'eau, il peut remplacer l'acide formique comme réducteur après le chlorure d'or.

h. *Acide phénique.* — Doit être pur et cristallisé. Il est très hygrométrique et il faut le conserver dans des flacons bien bouchés. Entre autres usages, il est employé en mélange avec le xylol pour éclaircir les préparations incluses dans le collodion ou dans la celloïdine.

i. *Acide picrique.* — L'acide picrique est un corps cristallisé en lamelles minces, d'une belle couleur jaune vif, d'une saveur très amère.

Il se dissout aisément dans l'eau et dans l'alcool. On l'emploie en général en solution aqueuse saturée. Pour avoir cette solution toujours sous la main, il est bon de mettre un excès d'acide picrique dans le fond d'un flacon que l'on remplit à nouveau d'eau, chaque fois que l'on y puise une certaine quantité de la solution déjà faite. On peut faire la solution d'acide picrique dans l'eau ordinaire; cependant, lorsque cette solution devra être mélangée avec du nitrate d'argent (voy. p. 116), il faudra se servir pour la faire d'eau distillée.

L'acide picrique est employé comme fixateur et à ce titre entre dans divers mélanges (liquide de Kleinenberg, formol picrique, liquide picro-osmio-argentique).

Il sert aussi dans le durcissement des pièces par la gomme (voy. p. 132).

Enfin on l'a utilisé comme colorant (voy. p. 172).

4° Bases. — Ces réactifs sont employés soit pour les dissociations, soit pour faire les matières colorantes.

a. *Potasse*. — On emploie la potasse en solution concentrée à 40 p. 100, faite le plus souvent au moment de s'en servir et suivant la formule :

> Potasse caustique. . . . .   40 grammes
> Eau distillée   60   —

Cette solution doit se conserver dans un flacon bien bouché avec un bouchon de caoutchouc. Elle dissout les ciments intercellulaires sans détruire les cellules, mais plus diluée elle détruit absolument les éléments cellulaires, sauf les fibres élastiques. Ne pas oublier que cette solution est très caustique.

b. *Ammoniaque*. — On emploie l'ammoniaque ordinaire des drogueries. Exiger qu'elle soit limpide et incolore.

L'ammoniaque sert surtout comme dissolvant du carmin.

c. *Aniline* ou *huile d'aniline*. — C'est un liquide huileux, incolore, lorsqu'il est récemment préparé, mais qui prend bientôt une coloration jaunâtre qui fonce peu à peu et tourne au brun. Pour les usages histologiques, l'aniline doit être incolore.

Elle sert surtout à fabriquer l'eau anilinée que l'on fait en ajoutant un peu d'huile d'aniline dans l'eau distillée. On agite fortement la bouteille, l'huile se réduit en gouttelettes fines, et une certaine quantité se dissout dans l'eau. On filtre sur un papier épais, l'eau anilinée doit être parfaitement incolore ; si elle est tant soit peu laiteuse, il faut filtrer à nouveau parce que des gouttelettes d'huile ont passé. L'eau anilinée entre dans la composition de certaines solutions colorantes.

5° Sels. — Un certain nombre de sels sont employés dans la technique ; nous ne citerons que les principaux.

a. *Nitrate d'argent*. — On prend du nitrate d'argent cristallisé dont on fait des solutions aqueuses à 1 p. 100, dans de l'eau distillée. La solution à 1 p. 100 se conserve à l'abri de la lumière et surtout des poussières dans un flacon de verre bleu ou brun, bouché à l'émeri : on l'étend avec de l'eau distillée pour avoir les solutions de titres plus faibles.

b. *Bichlorure de mercure (sublimé).* — Ce sel se présente sous la forme d'une poudre blanche très lourde. En raison de sa haute toxicité, il importe de le conserver dans des flacons soigneusement étiquetés. Il s'emploie en solution dans l'eau comme fixateur (voy. p. 105).

c. *Chlorure d'or.* — Le chlorure d'or est un sel jaune d'or, livré d'habitude en petits flacons d'un gramme.

On l'emploie en solution à 1 p. 100 dans l'eau distillée.

d. *Alun d'ammoniaque* et *alun de potasse.* — Ces deux corps doivent être sous la forme cristalline ; on emploie l'un ou l'autre indifféremment dans la préparation de certaines solutions colorantes, comme le carmin aluné et l'hématéine.

e. *Chlorure de sodium.* — On se procurera du sel marin cristallisé. Ses principaux emplois sont la fabrication de la solution physiologique à 0,75 p. 100, et la préparation de solutions de sublimé dont il augmente la solubilité dans l'eau.

f. *Bichromate de potasse.* — Le bichromate de potasse est livré sous la forme de cristaux jaune-orangé vif.

Il se dissout dans l'eau et entre sous forme de solution aqueuse dans la composition du liquide de Müller (voy. ce mot p. 102) et dans celle du liquide de Cajal (acide osmique et bichromate de potasse) employé dans la méthode de cet auteur pour l'étude du système nerveux (p. 117).

C'est un fixateur. Il peut être aussi employé pour durcir le système nerveux central.

g. *Bichromate d'ammoniaque.* — Ce sel, très voisin du précédent, lui a été quelquefois substitué. Il paraît durcir les centres nerveux moins rapidement que le bichromate de potasse (RANVIER).

§ 2. — MATIÈRES COLORANTES

Les principales matières colorantes sont tirées soit des êtres vivants (carmin et hématoxyline, par exemple), soit de la distillation du goudron de houille, provenant d'êtres fossiles (couleurs d'aniline). Ces produits sont très souvent falsifiés ; aussi faut-il se les procurer dans des maisons connues, et si les échantillons livrés ne donnent pas satisfaction il sera bon d'en essayer d'autres. On arrivera toujours ainsi à obtenir les solutions indiquées dans cet ouvrage.

Nous étudierons ici les principales substances colorantes et les solutions les plus importantes qu'elles permettent de préparer.

1° Carmin. — Le carmin est un corps tiré de la cochenille et qui se présente sous la forme de fragments irréguliers, d'un rouge vif, ayant, à la couleur près, l'aspect de l'empois d'amidon. Celui que l'on emploie pour les colorations histologiques est connu sous le nom de carmin n° 40.

C'est un corps très soluble dans l'ammoniaque, insoluble dans l'alcool et dans l'eau ; mais en présence de certains sels, (alun de potasse ou d'ammoniaque, borax), et avec l'aide de la chaleur il donne des solutions aqueuses ou alcooliques qui forment d'excellents colorants.

Ce produit est très souvent falsifié, il faut s'adresser pour l'avoir bon à des maisons connues et s'occupant de fournitures pour l'histologie. On prépare avec ce carmin diverses solutions colorantes qui sont : le carmin aluné, le carmin boracique à l'alcool, le picro-carminate d'ammoniaque.

a. *Carmin aluné* (GRENACHER). — Cette solution est formée par du carmin et de l'alun d'ammoniaque broyés et dissous dans l'eau à l'aide de la chaleur. Les proportions des différents corps sont les suivantes :

Carmin n° 40.	1 gramme
Alun d'ammoniaque	5 grammes
Eau	100 —

On fait chauffer et on maintient à l'ébullition pendant un quart d'heure au moins, ou même davantage, jusqu'à ce que la teinte du mélange soit d'un beau rouge-violet foncé. Si après une ébullition prolongée pendant une heure on n'obtient pas cette teinte, mais une coloration plus faible, c'est que le carmin ne valait rien et il faut recommencer avec un autre échantillon.

La solution achevée, on filtre une première fois à chaud, on laisse reposer, puis on filtre à froid et on conserve dans des flacons bouchés au liège. On ajoute quelques cristaux de camphre ou de thymol qui flottent sur le liquide et empêchent le développement des moisissures. Avec ces précautions la solution se conserve intacte pendant très longtemps. A la longue il se dépose au fond du flacon des cristaux d'alun, cela n'a aucune importance pour la valeur de la solution.

b. *Carmin boracique à l'alcool* (GRENACHER). — C'est une solution de borax et de carmin n° 40 dans l'alcool à 70°; la formule est la suivante :

Carmin n° 40.	1 gramme
Borax	3 grammes
Alcool à 70°	100 c. c.

Le carmin et le borax pulvérisés sont mis dans un ballon de verre contenant l'alcool à 70°.

On chauffe au bain-marie en prenant des précautions contre l'inflammation de l'alcool ou de ses vapeurs; on laisse bouillir 5 à 10 minutes au maximum et on filtre à chaud. Ceci est le mode de préparation que j'ai vu suivre autrefois dans le laboratoire du professeur KLEINENBERG.

La solution a une belle teinte rouge vif; elle a une grande tendance à laisser un dépôt et à précipiter au contact d'un alcool de titre plus fort que celui qui lui sert de véhicule. Il faut donc éviter de la mélanger avec de l'alcool à 90°.

Cette solution colorante placée dans des flacons bouchés à l'émeri se conserve bien.

c. *Picro-carminate d'ammoniaque* (RANVIER). — Cette matière colorante, introduite dans la technique histologique par RANVIER, est préparée par lui de la manière suivante : « On verse dans une solution saturée d'acide picrique du carmin dissous dans l'ammoniaque, jusqu'à saturation. On laisse évaporer lentement à l'air libre dans de grands cristallisoirs. Il ne faut pas craindre la putréfaction ; elle semble favoriser la réaction. Celle-ci exige du temps, des semaines et même des mois. Il se dépose peu à peu des cristaux de picrate d'ammoniaque et du carmin amorphe que l'on recueille pour une opération ultérieure. On décante, on filtre, on évapore à siccité au bain-marie. On reprend sur l'eau distillée, on filtre et on évapore de nouveau. On obtient ainsi une poudre brune qui doit se dissoudre entièrement dans l'eau distillée ; une solution à un centième est la plus convenable. »

On peut encore préparer le picro-carmin de la manière suivante : Dans une grande capsule de porcelaine on met une solution saturée de carmin dans de l'ammoniaque, sur laquelle on verse une solution aqueuse saturée d'acide picrique. On chauffe ; l'ammoniaque en excès s'évapore peu à peu et la masse prend une teinte rouge sang caractéristique. Pour bien apprécier cette coloration, on recueille de temps à autre, au moyen d'un agitateur de verre, une goutte de la solution que l'on dépose sur du papier filtre. La tache produite doit être de couleur rouge sang uniforme ; tant qu'elle présente une teinte violacée ou rose foncé, il faut ajouter de l'acide picrique et chauffer encore. Lorsqu'on a obtenu la couleur désirée, on cesse d'ajouter de l'acide picrique, on filtre à chaud, puis à froid. La solution est achevée et prête à être utilisée. Elle ne doit pas avoir d'odeur ammoniacale On la conserve dans des flacons bouchés au liège avec quelques cristaux de camphre, cela n'est cependant pas indispensable, car les moisissures n'altèrent pas la matière colorante.

2° Hématoxyline, hématéine. — L'hématoxyline est une matière colorante tirée du bois de campêche. Elle se présente sous la forme d'une poudre brun clair, soluble dans l'alcool.

Dans la plupart des cas on emploie maintenant l'hématéine, substance qui a l'aspect d'une poudre brune plus foncée que l'hématoxyline et qui est un produit d'oxydation de cette dernière. L'hématéine se forme naturellement et à la longue dans les solutions d'hématoxyline ordinaire et leur donne leur pouvoir colorant. C'est justement pour cela que plusieurs des solutions d'hématoxyline autrefois employées n'étaient pas colorantes immédiatement et devaient *mûrir* avant de pouvoir servir. Avec l'hématéine on obtient les solutions colorantes d'emblée, comme celle que nous donnerons plus loin. L'hématoxyline fournit une coloration précieuse en cytologie (HEIDENHAIN) dont nous parlerons dans la partie spéciale.

Hématéine à l'alun. — Pour préparer cette matière colorante, il faut faire les deux solutions suivantes :

Solution A. { Hématéine . . . . .   1 gramme
            { Alcool à 90° . . . .   100 cent. cub.
Solution B. { Alun . . . .   50 grammes
            { Eau   1000   —

On fait dissoudre l'hématéine dans l'alcool ; si, ce qui arrive quelquefois, elle ne s'y dissolvait pas entièrement, on pourrait ajouter 5 à 10 centimètres cubes d'alcool. On obtient ainsi une solution brun acajou très transparente que l'on verse dans la solution B, faite à chaud. On laisse refroidir, on filtre et on a un liquide d'un beau violet rougeâtre, transparent, que l'on conserve dans des flacons bouchés au liège, avec quelques cristaux de thymol. Cette formule, comme du reste la plupart de celles qui servent à préparer les solutions d'hématoxyline, est une modification légère de l'ancienne formule de BŒHMER.

3° Safranine. — La safranine est, comme toutes les couleurs indiquées ci-après, un dérivé de l'aniline ; elle est livrée sous la forme d'une poudre rougeâtre. Comme toutes les autres couleurs d'aniline, c'est un corps très variable dans ses propriétés et dans ses qualités, avec lequel par conséquent on peut avoir des résultats très différents suivant la marque dont on se sert. Je ne parlerai ici que de la safranine O. de Grübler. (Dr Grübler, 63, Bayersche Strasse, Leipzig.)

Avec cette safranine on prépare la solution suivante :

Solution A. { Safranine O . . . . .   1 gramme
            { Alcool absolu . . . .   100 cent. cub.

qui peut se conserver pendant plusieurs mois et qui est la solution mère avec laquelle on prépare les solutions définitives, employées pour la coloration. Celles-ci ont la formule suivante :

Solution A.
{ Safranine alcoolique. 10 centimètres cubes
{ Eau distillée. 10   —
{ Eau anilinée. 10   —

Cette dernière solution, comme toutes celles qui renferment de l'eau anilinée, ne se conserve que peu de temps, et pas au delà d'un mois. On la fabrique au fur et à mesure des besoins.

4° Violet de gentiane. — Le violet de gentiane est une poudre violette à reflets métalliques verdâtres. On en fait une solution mère à 5 p. 100 dans l'alcool à 90° :

Solution A.
{ Violet de gentiane .   5 grammes
{ Alcool à 90°. . . . . 100 centimètres cubes

lorsqu'on veut employer la couleur on fait le mélange suivant qui ne se conserve que quelques jours.

Solution A . . . .   1 centimètre cube
Alcool à 90°   1   —
Eau anilinée filtrée. 10   —

5° Bleu de méthylène polychrome de Unna. — Le bleu polychrome de UNNA est un mélange colorant à base de bleu de méthylène, livré tout préparé par Grübler. Cette matière colorante est très belle ; elle donne en partie les mêmes résultats que le bleu de méthylène et que la thionine, et est plus facile à employer que cette dernière.

Un complément indispensable du bleu polychrome est la solution fournie par Grübler sous le nom de glycerinäthermischung.

6° Vert lumière. — S'emploie en solution aquoso-alcoolique d'après la formule suivante :

Vert lumière . . . .   2 gr. 5
Eau distillée . . . . 100 grammes
Alcool à 90°. . . . . 100 centimètres cubes

Il sert comme colorant de fond dans la méthode de BENDA.

7° Eosine. — L'éosine est une substance qui se présente sous la forme d'une poudre rougeâtre. Il y en a deux sortes : l'une soluble dans l'alcool (primerose), l'autre soluble dans l'eau.

On fait avec ces deux substances deux solutions : l'une (éosine à l'alcool) est d'un rouge vif à la lumière transmise et offre à la lumière réfléchie des reflets verdâtres (fluorescence) très marqués. Sa formule est la suivante :

> Eosine primerose. . . . . . . 0 gr. 25
> Alcool à 90° . . . . 100 **centimètres cubes**

L'autre a une fluorescence moins marquée ; elle est ainsi composée :

> Eosine. . . . . 0 **gr. 50**
> Eau distillée. . . . . 100 **grammes**

8° Orange G. — L'orange G est une substance fournie par Grübler, que l'on emploie en solution aqueuse concentrée ; la formule en est :

> Orange G . . . . 2 **grammes**
> Eau distillée. . . . . 100 —

C'est un liquide brun acajou clair.

§ 3. — SUBSTANCES DIVERSES

1° Substances aromatiques. — Les substances de ce groupe sont employées comme dissolvants, comme éclaircissants et comme agents antiseptiques.

a. *Benzine.* — Produit de la distillation de la houille. C'est un liquide incolore, très réfringent, insoluble dans l'eau, soluble dans l'éther, dans l'alcool absolu. Dissout les graisses. Sert à dissoudre la résine dammar ; voyez la formule donnée à propos de cette dernière.

b. *Xylol.* — Corps homologue de la benzine et doué des mêmes propriétés. Très volatil.

Il est très employé comme dissolvant de la paraffine pour

faire les inclusions et pour débarrasser ensuite les coupes de la paraffine.

c. *Toluène*. — Corps très voisin du xylol ; sert aux mêmes usages.

d. *Thymol*. — Produit cristallisé retiré de l'huile de thym. Est employé comme antiputride ; quelques cristaux placés dans les solutions colorantes d'hématéine ou de carmin les protègent contre le développement des moisissures.

e. *Camphre*. — Les cristaux de camphre ont les mêmes usages que ceux de thymol. Leur action antiputride est très remarquable ; ils permettent de conserver longtemps à l'abri de la putréfaction diverses solutions colorantes ou autres.

2° Essences ou huiles essentielles. — Les essences ou huiles essentielles sont des corps d'odeur aromatique, insolubles dans l'eau, solubles dans l'alcool absolu. qui dissolvent les résines et se mêlent à la paraffine. Elles servent à imbiber les coupes en vue du montage dans les résines, ou de l'inclusion dans la paraffine. Elles rendent très transparentes les coupes qu'elles ont imprégnées (éclaircissement). Les plus usitées sont les suivantes :

a. *Essence de girofle*. — Essence jaunâtre, devient brune en vieillissant, décolore parfois les préparations avec beaucoup d'énergie ; dans ce cas prendre un autre échantillon qui n'ait pas cet inconvénient. Sert à éclaicir les pièces et permet de les monter dans les résines.

b. *Essence de bergamote*. — De couleur verdâtre, ou jaune verdâtre, décolore moins que l'essence de girofle. Employée comme éclaircissant.

c. *Essence d'origan*. — Incolore, d'odeur très forte, éclaircit bien, décolore moins vivement que l'essence de girofle.

d. *Essence de térébenthine*. — Incolore, très fluide tout d'abord, elle s'évapore facilement et forme alors une pâte tenace résineuse. Sert pour dissoudre la résine dammar.

e. *Essence de cèdre*. — Épaisse, légèrement jaune, est souvent employée comme liquide intermédiaire entre l'alcool absolu et la paraffine dans les inclusions faites avec cette dernière substance.

3° Baume du Canada. — C'est une résine livrée dans le commerce sous la forme de fragments durs, jaunâtres, translucides, ou sous forme de solution. Il vaut mieux prendre le baume sec et faire ses solutions soi-même. Le baume est soluble dans le xylol, le toluène, la benzine, le chloroforme, les huiles essentielles. Il est insoluble dans l'eau se désagrège et précipite par l'alcool. Il fond à une certaine température et se prend de nouveau en refroidissant ; pour en faire des solutions, on emploie d'ordinaire le xylol ou le chloroforme. La solution courante est celle au xylol, mais il est bon d'en avoir une au chloroforme. Ces solutions se font simplement en mélangeant les deux corps de façon à avoir la fluidité cherchée. On filtre s'il y a lieu ; c'est une opération très longue (le baume formant une sorte de vernis à la surface du papier) que l'on facilite en faisant la solution très fluide, quitte à la ramener à la concentration voulue par évaporation.

Les solutions de baume du Canada prennent en vieillissant une teinte jaune assez marquée.

4° Résine dammar. — La résine dammar est livrée par les marchands sous forme de fragments semblables à ceux de la gomme arabique. Elle offre les mêmes propriétés que le baume du Canada vis-à-vis des corps dont nous avons parlé. Ses solutions ne deviennent jamais jaunes et restent toujours incolores ou à peine teintées ; aussi la préfère-t-on dans nombre de cas au baume du Canada.

J'emploie depuis plusieurs années la solution suivante, dont je suis très satisfait :

Résine dammar.	30 grammes
Benzine pure.	50 —
Essence de térébenthine	20 —

Filtrer sous une cloche remplie de vapeurs de benzine. Cette solution est très liquide, on la conserve dans un flacon bouché au liège, et l'on n'en met dans le flacon à baume que la quantité dont on a l'emploi immédiat. Lorsque dans le flacon à baume la solution est devenue trop épaisse, on lui rend la fluidité nécessaire en l'étendant avec la solution mise en réserve.

5° Paraffine. — La paraffine ou cire minérale est une substance de couleur blanche, translucide, que l'on retire des résidus de la distillation de la houille et qui fond à une température peu élevée. On la trouve dans le commerce sous la forme de plaques de 3 à 4 centimètres d'épaisseur et de dimensions variables.

La paraffine est insoluble dans l'eau et dans l'alcool; soluble dans le chloroforme, le xylol, la benzine, le toluène, l'essence de cèdre, de bergamote et les huiles essentielles en général.

Il existe diverses variétés de paraffine, caractérisées par la température de leur point de fusion, et par quelques propriétés qui en découlent.

Pour les besoins de l'histologie on emploie deux sortes de paraffine, l'une dite molle, et fondant à environ 45°, l'autre dite dure fondant à 58°. On verra, à propos des inclusions à la paraffine, le mode d'emploi de ces substances.

Les paraffines du commerce présentent des différences très grandes entre elles : on trouve par exemple certaines paraffines molles qui se brisent facilement et s'émiettent sous la pression des doigts ; il faut absolument les rejeter et choisir celles qui se laissent aisément étirer en lames ou en fils sous la seule influence de la chaleur de la main et par simple pression des doigts. Ces paraffines, étant souples, conviennent très bien pour les coupes.

6° Formol. — On désigne sous ce nom une solution à 40 p. 100 d'aldéhyde formique dans l'eau. C'est un liquide incolore, limpide, d'une odeur piquante.

On n'emploie pas le formol pur, mais bien des dissolutions dans l'eau à divers titres (voy. *Fixation*, p. 97).

Le formol est utilisé comme fixateur ; il durcit aussi d'une manière convenable le système nerveux central. Enfin il est employé comme liquide conservateur pour les pièces.

7° Gélatine. — On emploie la gélatine de Paris, vendue sous forme de plaques minces, absolument incolores et transparentes.

La gélatine sert à préparer les masses à injections.

8° Gomme arabique. — On se procure dans les drogueries la gomme arabique solide, sous forme de petites masses arrondies irrégulières. On fait ensuite les solutions que l'on désire. Leur principal emploi est le durcissement des pièces.

9° Glycérine gélatinée. — Voici comment on la prépare, d'après RANVIER. On prend une plaque de gélatine bien transparente, du poids de 5 grammes environ, on la soumet à une ébullition prolongée dans 50 grammes d'eau distillée. On filtre sur de la flanelle, on ajoute 25 grammes de glycérine et l'on évapore jusqu'à ce que la masse se prenne par le refroidissement en une gelée bien ferme et bien transparente. Cette gelée se conserve bien si elle a été suffisamment chauffée après l'addition de la glycérine. Elle fond à une température de **25 à 30°**.

10° Collodion. — On prendra du collodion non riciné. S'emploie comme masse à inclusion.

11° Ether sulfurique, chloroforme. — On se sert de ces substances soit comme anesthésiques, soit dans l'inclusion au collodion (voy. p. 142). De plus, le chloroforme est très employé dans les inclusions à la paraffine.

12° Albumine. — L'albumine de l'œuf sert à faire un mélange indiqué par P. MAYER pour coller les coupes sur les lames de verre.

Voici comment on prépare ce mélange : On prend le blanc d'un œuf de poule aussi frais que possible, on le recueille dans une capsule, puis on le découpe avec des ciseaux très propres, c'est-à-dire que l'on fait une série de sections au travers du blanc liquide, pour détruire sa structure lamellaire. On pèse et on ajoute une quantité égale de glycérine, on met ensuite un gramme de salicylate de soude, on bat légèrement avec une baguette de verre et on filtre :

    Albumine. . . . .   20 grammes
    Glycérine.   20   —
    Acide salicylique   1   —

On recueille dans un flacon bouché à l'émeri, et on fait flotter sur le liquide quelques fragments de camphre. L'albumine ainsi préparée se conserve absolument pure pendant des mois et même plus d'une année. Il est bon de ne pas puiser directement dans le flacon qui la renferme chaque fois que l'on veut s'en servir, mais de garder ce flacon en réserve, en mettant une petite quantité du mélange dans un petit flacon sur la table de travail, et en la remplaçant au fur et à mesure des besoins.

13° Eau distillée. — L'eau distillée doit être absolument pure, ce qui n'arrive pas toujours, et ne présenter ni matières organiques par l'action desquelles l'acide osmique et l'azotate d'argent se réduiraient en noir, ni traces de sels dont la présence donne à l'eau un aspect laiteux après l'addition de quelques gouttes d'une solution d'azotate d'argent.

Comme elle s'altère facilement par le développement de micro-organismes, il est bon de la conserver dans des flacons de petite capacité bien bouchés.

14° Eau de mer artificielle. — En dehors des laboratoires spéciaux où l'eau de mer est à la disposition des travailleurs, il peut être utile d'avoir de cette eau pour conserver vivants pendant quelques heures ou quelques jours des animaux tels que les huîtres, les clovisses, les oursins, etc., qui supportent assez bien un long transport, et sur lesquels on peut faire d'importantes observations histologiques (mouvement des cils vibratiles, fécondation).

Dans ce cas, comme il est assez difficile de se procurer de l'eau de mer naturelle, on peut en préparer artificiellement en grande quantité et à peu de frais avec la formule suivante due à ED. PERRIER.

Chlorure de sodium.	78	grammes
Chlorure de magnésium	71	—
Chlorure de potassium	3	—
Sulfate de magnésium	5	—
Sulfate de chaux	3	—
Eau	3 000	—

En ayant soin d'aérer cette solution PERRIER a pu y conserver vivantes des huîtres pendant plusieurs mois.

Il est facile d'observer les phénomènes de la fécondation, en dissociant dans de l'eau ainsi préparée les testicules et les ovaires d'oursins pêchés depuis plusieurs heures et conservés dans des algues humides.

DEUXIÈME PARTIE

MÉTHODES GÉNÉRALES

On entend par *méthode* en histologie une série de manipulations que l'on fait subir à un tissu ou à un organe, en vue d'étudier sa structure. Ainsi le procédé imaginé par GOLGI pour l'étude du système nerveux, et qui, dégagé de ses détails — fort importants cependant pour la réussite des opérations — comprend une fixation par le bichromate de potasse suivie de l'action d'une solution de nitrate d'argent, s'appelle la méthode de GOLGI.

Il y a en histologie un nombre considérable de méthodes, mais toutes sont loin d'avoir la même valeur, et beaucoup ne sont que des modifications insignifiantes de procédés déjà bien connus : aussi la technique gagnerait-elle à être débarrassée de données inutiles qui l'encombrent. Cette critique faite sur la tendance malheureuse que l'on a de multiplier des procédés dont l'introduction dans la technique n'est pas suffisamment justifiée, je me hâte de dire que l'importance des méthodes est de premier ordre et qu'elles seules permettent de voir certains détails anatomiques.

Ainsi si l'on examine à l'état frais ou même après l'action des réactifs et des colorants habituels des noyaux et du protoplasma, des coupes d'épiderme de la pulpe du doigt, ou de l'épithélium antérieur de la cornée, on n'y verra aucune terminaison nerveuse, ni rien qui puisse faire penser à l'existence de ces dernières. Au contraire, après l'action de certains réactifs, tels que le chlorure d'or, le bleu de méthylène, etc., on distingue très aisément les fines ramifications des cylindraxes passant entre les cellules épithéliales. Un autre exemple emprunté à RANVIER fera bien comprendre l'importance des méthodes. Lorsqu'on étudiait le tissu conjonctif presque exclusivement sur des coupes que l'on colorait par le carmin et que l'on traitait par l'acide acétique, on voyait des corpuscules étoilés, anastomosés les uns avec les autres. On discuta longtemps pour savoir si ces figures représentaient des cellules pleines, ou bien des espaces creux unis par des canaux étoilés, et ce ne fut qu'après avoir isolé les corpuscules en question par sa méthode des injections interstitielles que RANVIER put montrer leur véritable nature cellulaire, et faire connaître d'une manière précise leur forme et leur constitution.

Les diverses méthodes se contrôlent les unes par les autres et par l'examen direct des tissus frais. La valeur de celles qui résistent à ce contrôle est donc indiscutable, et les résultats qu'elles donnent peuvent être acceptés comme certains, mais il faut bien retenir que chaque méthode particulière imprime aux préparations un cachet et des caractères propres (toute préparation est fonction de la méthode qui a servi à la faire) et que pour connaître la véritable structure des parties il faut toujours comparer les résultats obtenus à l'aide de différentes méthodes et par l'examen direct, et faire ensuite une synthèse de ce que l'on a vu.

Les méthodes peuvent être groupées en catégories, suivant la phase des manipulations à laquelle elles se rapportent. Ainsi il y a des méthodes de fixation qui indiquent le moyen de fixer la structure des éléments et de la rendre inaltérable, des méthodes de coloration, etc. Nous étudierons ces méthodes en suivant l'ordre naturel dans lequel elles se présentent dans le cours des recherches, c'est-à-dire : 1° les méthodes d'observation directe; puis 2° la fixation; 3° les méthodes pour faire les coupes; 4° la coloration de ces dernières; 5° leur montage en préparations définitives. Nous ferons suivre ces cinq chapitres de deux autres, consacrés l'un aux injections, l'autre à la photographie microscopique.

Les élèves devraient posséder parfaitement les principes des méthodes générales avant d'entrer au laboratoire. Ils suivraient alors avec beaucoup plus de fruit les exercices pratiques dans le

cours desquels on ne peut pas toujours expliquer, à propos
d'une préparation, tous les détails de la technique suivie pour
la faire.

CHAPITRE PREMIER

EXAMEN IMMÉDIAT

Par examen immédiat on entend l'observation microscopique des éléments anatomiques, faite directement sans l'application d'aucun réactif. Pour cette étude il importe de
prendre des éléments vivants, ou tout au moins dans un état
aussi voisin que possible de celui qu'ils présentaient pendant la
vie. On examine ainsi, soit des animaux assez petits pour être
soumis à l'examen microscopique et assez transparents pour
laisser voir leur structure intime, soit des cellules prises à un
être vivant, ou qui vient d'être sacrifié, et que l'on s'efforce de
maintenir quelque temps vivantes en dehors de lui.

Comme l'on peut observer ainsi à peu près tous les éléments
histologiques dont nous aurons à parler plus loin, il pourrait
paraître naturel de reporter ce que nous allons dire ici à la
troisième partie de cette technique, à propos de l'examen
immédiat de chacun des tissus ou des organes qui y sont étudiés, mais il vaut mieux maintenir cet exposé au début de la
technique, parce qu'il rappelle la marche historique de
celle-ci et parce qu'il fait comprendre la nécessité et la raison
d'être des manipulations exposées plus loin.

Il y a deux cas principaux dans l'examen immédiat, suivant
qu'il s'agit d'animaux entiers que l'on observe dans leur intégrité organique et sans y toucher pour ainsi dire, ou bien de
cellules ou de tissus pris sur un animal vivant.

Dans le premier cas, comme toute observation microscopique doit se faire dans un liquide, il est tout naturel de
prendre des animaux aquatiques transparents et de petite
taille, et de les mettre sur une lame de verre dans une goutte

d'eau, que l'on recouvre d'une lamelle. On peut du reste avec des animaux d'un certain volume, examiner de cette manière une partie seulement de leur corps, non détachée de l'organisme, comme on le fait pour la queue des têtards de batraciens. Que l'observation soit totale ou partielle, l'être vivant est toujours examiné dans des conditions peu différentes de celles de sa vie habituelle : on peut sans inconvénient prolonger l'étude dont il est l'objet et on recueille ainsi des données précieuses.

Mais dans le second cas il n'en est plus de même. Les cellules qui composent un organisme vivent dans un plasma de densité et de composition chimique déterminées; si on les plonge dans un autre milieu, dans l'eau par exemple, les proportions entre les échanges osmotiques qui ont lieu entre la cellule et le liquide dans lequel elle est placée sont changées, la cellule se gonfle ou se ratatine, elle subit des déformations très variées qui modifient totalement son aspect et sa structure. Il faut donc observer les cellules dans leur propre plasma, comme le recommande RANVIER, ou bien dans un liquide qui se rapproche beaucoup de ce dernier, et c'est ce qu'on réalise en les plaçant dans des sérums naturels ou artificiels, ou bien dans des liquides dits indifférents parce qu'ils ne produisent pas d'action nocive sur les cellules. De plus, pour étudier convenablement certaines cellules appartenant à des animaux à température constante, il est bon d'employer une platine chauffante qui les maintient dans leurs conditions de chaleur habituelles.

1° Examen d'animaux vivants. — Un grand nombre d'animaux aquatiques, tant marins que d'eau douce, peuvent faire l'objet de fructueuses observations microscopiques immédiates. Nous ne parlerons que des animaux d'eau douce qui sont plus aisément à la portée de tout le monde.

Les animaux microscopiques que l'on peut examiner le plus couramment sont des infusoires ou des amibes. On se les procure de la façon suivante : dans un cristallisoir ou dans un flacon à large ouverture remplis d'eau on dépose une pincée de foin sec. Au bout de deux ou trois jours des infusoires apparaissent en grand nombre ; on s'en rend compte en puisant de l'eau avec une pipette et en l'examinant au microscope sur une lame de verre. On trouve aussi des amibes très reconnaissables à leur forme, à l'absence de cils et par suite à leur immobilité relative vis-à-vis des infusoires qui parcourent en tous sens le champ de la préparation. Au lieu de recourir à l'infusion de foin on peut se procurer d'une manière assurée des infusoires ou des amibes en recueillant des algues ou d'autres plantes dans les mares. On retire de l'eau soit ces algues filamenteuses qui forment un feutrage plus ou moins dense dans les eaux dormantes, soit d'autres plantes submergées, soit même quelques feuilles de végétaux non aquatiques tombées au fond de la mare et en décomposition. On met quelques brins d'algues sur une lame de verre avec une goutte d'eau ou bien on racle les feuilles dans ce liquide avec un scalpel. On recouvre d'une lamelle et on observe. La mise au point est facilitée par la présence des fragments d'algues ou de feuilles et on ne tarde pas à voir circuler dans le champ du microscope une série d'êtres divers, infusoires ciliés, rotateurs et amibes.

Dans les mêmes mares on recueille de petits crustacés (daphnies, cyclopes), des vers (chœtogaster, naïs), des larves d'insectes (éphémères, etc.) qui sont assez petits et assez transparents pour fournir de bons sujets d'observation. Nous recommandons d'étudier le frai des mollusques (lymnées) ou les petites lymnées à peine écloses.

Mais ce qu'il faut rechercher surtout, ce sont les larves de batraciens (têtards de batraciens anoures, larves branchifères du triton). Ces larves sont le plus souvent trop grosses pour pouvoir être recouvertes d'une lamelle. On les couche dans une goutte d'eau sur une lame de verre où on les maintient en place par deux ou trois bandelettes de papier buvard imbibé d'eau posées en travers de leur corps, et on laisse libre la lame caudale qui est la partie la plus favorable à l'observation. On peut l'examiner, sans la recouvrir d'une lamelle, en se servant d'un objectif faible à long foyer, mais pour l'étudier avec un objectif plus fort, il faut absolument la recouvrir d'une lamelle pour éviter que la lentille frontale de l'objectif ne vienne en contact direct avec la préparation. On étudiera de cette manière la queue des têtards de grenouille, les branchies des larves de triton, etc. Pour la facilité de l'étude on peut immobiliser ces êtres en faisant dissoudre dans l'eau où ils vivent un peu de curare, dans la proportion de 1 pour 1000. Au bout de quelque temps les têtards sont curarisés ; s'ils ne l'étaient pas, on les amènerait à cet état en les piquant très légèrement avec une aiguille, ce qui favoriserait la pénétration du poison.

Ce genre d'examen permet de faire une foule d'observations importantes.

2° Examen des éléments anatomiques dans leur propre plasma ou dans un sérum. — Lorsqu'on peut examiner les éléments dans leur propre plasma, il est clair que l'observation prend une grande importance, puisqu'elle est faite sur un objet placé dans des conditions aussi rapprochées que possible de celles qui existent pendant la vie. RANVIER donne l'exemple suivant, qui peut servir de règle à ce genre d'études et que nous citons presque textuellement. Sur du cartilage tout à fait frais on fait avec le rasoir sec une coupe mince que l'on porte rapidement sur une lame, on recouvre d'une lamelle dont on lute les bords avec de la paraffine fondue (voy. p. 199). L'évaporation est empêchée par la bordure de paraffine, et le cartilage se trouve plongé dans son propre plasma. Tout cartilage frais contient en effet assez de liquide pour que la coupe disposée comme il vient d'être dit soit en réalité dans un milieu humide. On reconnaît que la préparation est réussie lorsque le tissu présente une teinte bleuâtre; s'il paraît blanc, c'est que de l'air s'est interposé entre la coupe et la lamelle, et cet air s'opposerait par les jeux de lumière auxquels il donne lieu à une bonne observation; il faut donc rechercher les quelques points bleuâtres qui se trouvent toujours du reste dans la préparation. L'examen d'un tissu dans son propre plasma ne peut pas être prolongé longtemps, parce que les cellules, placées en dehors de l'apport constant de matériaux nutritifs qui est de règle pendant la vie, ne tardent pas à mourir, mais il donne des résultats d'une telle importance qu'on doit le pratiquer toutes les fois qu'on le peut.

Pour qu'un tel examen soit fait dans des conditions aussi parfaites que possible, on doit, lorsqu'il s'agit d'animaux à température constante, se servir de la platine chauffante. Ainsi, pour examiner les globules lymphatiques des mammifères, on recueille de la lymphe qu'on place sur une lame ou mieux sur une cellule que l'on porte ensuite sur la platine chauffante. On observe ainsi leurs mouvements amiboïdes. Cependant Ranvier a pu constater ces mouvements dans de la lymphe de lapin observée sans platine chauffante, et conservée dans une chambre humide, à la température de 15°. J'ai fait la même observation sur des leucocytes du sang de chien après injection intra-vasculaire de peptones, qui, en empêchant la coagulation du sang, permettent aux éléments de ce dernier, retiré des vaisseaux, de se distribuer en strates parmi lesquels les globules blancs forment le strate moyen, où il est facile de les recueillir.

On a déjà vu pour quelles raisons les éléments anatomiques enlevés à un être vivant doivent être observés dans un liquide approprié, sérum ou liquide indifférent, mais pour bien fixer les idées à ce sujet nous citerons encore les observations suivantes : si l'on place des globules rouges du sang dans une goutte d'eau, on voit d'abord leur teinte pâlir, puis ils deviennent absolument transparents parce que l'hémoglobine qu'ils contenaient s'est dissoute dans l'eau; en même temps leur forme s'est modifiée, ils se sont gonflés, et de biconcaves qu'ils étaient ils sont devenus sphériques.

D'un autre côté, enlevons le fémur d'une grenouille que l'on vient de tuer, et dans le cartilage qui recouvre la tête de cet os faisons quelques coupes minces, puis mettons-les dans l'eau; les cellules cartilagineuses qui remplissaient tout d'abord toute la cavité de la substance fondamentale dans laquelle elles sont logées se rétractent, prennent une forme étoilée au lieu de celle d'un globe qu'elles avaient jusqu'alors, et finalement leur protoplasma ratatiné est réduit à une petite masse irrégulière autour du noyau (RANVIER).

Ainsi l'action de l'eau, suivant la nature du corps sur lequel elle a agi, l'a tantôt gonflé, tantôt ratatiné, mais en tout cas déformé.

Si au contraire on a fait l'observation dans un des sérums dont nous allons parler, ces déformations ne se produisent pas, ou se font seulement avec une certaine lenteur qui laisse suffisamment de temps pour étudier l'objet choisi. Ainsi, dans une préparation de cartilage placée dans du sérum sanguin les cellules cartilagineuses remplissent exactement leurs capsules; au bout de vingt-quatre heures seulement elles se rétractent un peu et abandonnent le contact avec leurs capsules mais elles restent encore globuleuses (RANVIER).

3° Sérums. — Il y a un grand nombre de solutions plus ou moins complexes pouvant jouer le rôle de sérums; il suffit d'en citer quelques-unes qui servent de types, et que l'on peut classer ainsi : *a*) liquides ou sérums artificiels; *b*) liquides ou sérums naturels.

a. *Liquides artificiels.* — Ce sont des solutions de différents sels dans l'eau avec ou sans albumine. Les plus employés sont :

1° La solution dite physiologique de sel marin, dont la formule est la suivante :

Eau distillée	1 000 grammes
Sel marin	7 gr. 5

Cette solution est très employée. C'est le sérum le plus commun; il sert aussi pour les *colorations vitales* (voy. ce mot).

2° Le sérum de FREY est composé de :

Eau distillée	135 grammes
Albumine de l'œuf.	15 —
Chlorure de sodium	0 gr. 20

Mélangez et filtrez. On ajoute d'habitude à ce sérum 3 grammes de teinture d'iode, puis on filtre sur de la flanelle, mais le sérum ainsi iodé ne peut pas être considéré comme un liquide indifférent, et si l'on veut éviter toute action fixatrice, si faible qu'elle soit, sur les cellules, il vaut mieux s'en tenir au mélange des trois corps donné ci-dessus.

b. *Liquides ou sérums naturels.* — Ce sont :

1° Le sérum sanguin. On l'obtient en faisant coaguler une certaine quantité de sang, on sépare ensuite le sérum et on l'emploie comme liquide additionnel.

2° Le liquide amniotique. On choisit d'habitude le liquide amniotique des animaux de boucherie qu'il est facile de se procurer dans les abattoirs. Les bouchers livrent l'utérus gravide, on incise la paroi utérine, puis on aperçoit l'œuf tout entier. On recueille le liquide amniotique et on le filtre. Ce liquide doit être absolument limpide et d'un jaune citrin faible. On peut l'employer tel quel, à titre de liquide indifférent, mais il sert le plus souvent à préparer le sérum iodé dont il est parlé plus loin à propos des réactifs dissociateurs.

3° L'humeur aqueuse ou le liquide du corps vitré. D'un usage très courant parce qu'il est très facile de se les procurer ; on a toujours sous la main dans les laboratoires une grenouille que l'on peut tuer pour prendre ses yeux.

Tous ces liquides ne se conservent pas au delà de quelques jours. Il faut donc les préparer extemporanément.

On peut les rendre imputrescibles en y ajoutant de l'iode, mais ce dernier leur communique des propriétés nouvelles, il les rend légèrement fixateurs et par conséquent donne à leur emploi une tout autre indication que celle dont il est question ici.

4° Mode d'emploi des sérums. — Les liquides indifférents s'emploient de la manière suivante : avec un rasoir sec, c'est-à-dire dont la lame n'est chargée d'aucun liquide, contrairement à la règle habituelle (voy. *Coupes*), on fait des coupes fines dans le tissu ou l'organe choisi, et on les transporte directement dans une goutte du sérum, déposée sur une lame de verre. On recouvre d'une lamelle et on observe. Lorsqu'il s'agit d'organes trop mous à l'état vivant pour permettre la

confection de coupes suffisamment minces, tels que le foie,
par exemple, on commence par faire à travers l'organe une
section très nette dont on racle ensuite la surface avec un
scalpel. On arrache ainsi une partie des éléments anatomiques
qui, transportés dans une goutte de sérum, donnent souvent
lieu à des observations très intéressantes. On traite de même
par le raclage la surface de certaines muqueuses, par exemple
la muqueuse buccale de la grenouille, pour observer les cellules à cils vibratiles; enfin on se sert encore des liquides
indifférents pour diluer le sang dont les globules sont trop
nombreux, dans une goutte examinée telle quelle, pour être
observés fructueusement.

5° Boules sarcodiques. — Dans les cellules observées par
les procédés sus-indiqués, soit dans leur propre plasma, soit
dans les sérums, on voit souvent se produire des excroissances
en forme de boules claires, homogènes et lisses. Ce sont les
boules sarcodiques de RANVIER. Ces boules paraissent formées
par la partie la plus liquide du protoplasma cellulaire, qui se
séparerait de ce dernier au moment de la mort des éléments.
D'ailleurs les boules sarcodiques contiennent souvent des
matières qui se trouvent en dissolution dans la cellule. Ainsi
RANVIER y a décelé la présence de matière glycogène. Ces
boules ne tardent pas à abandonner la cellule sur laquelle
elles ont pris naissance et à disparaître dans le liquide de la
préparation, laissant la surface de la cellule au niveau de
laquelle elles se sont échappées, plus ou moins déchiquetée et
déformée. Il est bon de connaître ce mode de détérioration des
cellules par la production de boules sarcodiques.

**6° Aspect des bulles d'air et des gouttes de graisse
dans les préparations.** — Il est bon de s'habituer à reconnaître les bulles d'air ou les gouttelettes graisseuses qui peuvent se rencontrer dans les préparations, et particulièrement
lors de l'examen immédiat dont il est question. Ces objets
présentent un caractère commun, c'est d'avoir un contour
indiqué, non pas par une simple ligne, mais par un anneau

noir plus ou moins large suivant les cas. Pour étudier l'aspect
sous lequel ils se présentent, on introduit dans l'eau, sous
une lamelle, une bulle d'air assez petite pour rester sphérique. On voit alors que celle-ci présente un centre clair et
un anneau périphérique noir dû à la réflexion totale des
rayons lumineux sur les limites de la bulle. Au fur et à
mesure qu'on abaisse l'objectif, le centre clair devient plus
petit, et l'anneau noir plus large. C'est le contraire si on élève
l'objectif.

Si l'on examine dans les mêmes conditions une gouttelette
de graisse ou d'huile, on voit que le cercle clair, d'ailleurs
plus brillant, s'élargit à mesure qu'on abaisse l'objectif
(RANVIER), tandis que l'anneau noir se rétrécit.

Suivant DUJARDIN cela s'explique parce que la bulle d'air
agit comme une lentille biconcave, comme un espace vide, et
n'a son centre brillant que si l'on rapproche l'objectif, puisque
le faisceau lumineux qui la traverse devient divergent et doit
avoir son foyer au delà de la sphère. La goutte d'huile au contraire agit comme une lentille biconvexe, et doit avoir son
foyer en deçà.

Il est un caractère général qui permet de juger de la réfringence d'un objet, c'est l'aspect plus ou moins brillant qu'il
présente à l'observateur. Une série de gouttelettes de substances incolores transparentes et d'indices de réfraction différents étant examinées dans l'eau, la plus réfringente paraîtra
la plus brillante, et avec des substances très réfringentes
comme la graisse, les gouttelettes ont un éclat particulier
très caractéristique.

Lorsqu'il y a dans une préparation une grande flaque d'air,
il peut arriver que des gouttelettes d'eau soient produites par
condensation de vapeurs, sur la face inférieure de la lamelle,
dans l'étendue de cette flaque. Les phénomènes de diffraction
qui se produisent autour d'elles engendrent des franges iri-
sées. L'ensemble offre l'aspect d'un réseau coloré très fin, qui
pourrait surprendre l'observateur non prévenu, et dont il est
bon de connaitre le mode de formation.

7° Avantages de l'examen immédiat. — L'examen de petits organismes ou de cellules à l'état vivant est de la plus haute importance, parce qu'il permet seul d'observer certaines propriétés de ces corps, telles que leur mobilité, leur contractilité, leur mode de réagir contre les autres corps vivants ou inorganiques. C'est en observant des globules blancs vivants de l'aplysie que H.ECKEL vit pour la première fois, en 1859, ces globules s'emparer de grains de carmin suspendus dans la préparation. On sait l'importance que cette observation a prise depuis qu'on a étudié la phagocytose.

Lorsqu'on recherche certaines substances dans les éléments anatomiques à l'aide de réactions micro-chimiques, il faut toujours employer pour faire ces réactions l'examen immédiat, car l'action des agents fixateurs, colorants, etc., que l'on emploie pour faire les préparations dans les autres méthodes, influe considérablement sur la composition des corps cellulaires. Ainsi le xylol dissout les graisses et il serait inutile de rechercher ces dernières dans des cellules ayant subi l'action de ce réactif.

L'examen direct permet de se rendre compte de la forme réelle des éléments anatomiques, alors qu'elle n'est pas toujours conservée par les réactifs fixateurs, ou qu'elle est modifiée par les manipulations consécutives à la fixation. Ainsi nombre de fixateurs couramment employés ne conservent pas la forme globuleuse des cellules cartilagineuses et laissent leur protoplasma se rétracter autour du noyau. Si l'on ne connaissait pas la forme naturelle de ces cellules, on pourrait regarder cette déformation comme l'image de la cellule à l'état normal, alors qu'il n'en est rien. De même certaines cellules de l'épiderme des larves de batraciens portent de longs cils vibratiles très délicats. Ces cils disparaissent après l'action de fixateurs considérés comme excellents, et certains auteurs, ayant omis d'observer vivants les animaux dont ils décrivaient la structure, n'ont pas vu cette ciliation, et ont fourni ainsi des données moins complètes que celles de leurs devanciers qui avaient observé sans réactifs.

Beaucoup de manipulations courantes rétractent les tissus,

changent les rapports des éléments et donnent à l'ensemble de la préparation un aspect dissocié.

Il importe donc absolument d'examiner les objets que l'on étudie dans leur intégrité naturelle, c'est-à-dire à l'état de vie. D'ailleurs c'est un moyen excellent de se rendre compte par soi-même de l'action des fixateurs. Lorsqu'on a vu dans la queue d'un têtard vivant de batracien anoure les cellules étoilées du tissu muqueux, les vaisseaux et les différents globules qu'ils renferment, on se rend compte aisément des déformations qu'y apportent les réactifs et on choisit ceux qui en déterminent le moins possible.

8° Inconvénients de cette méthode. — Un des premiers inconvénients de cette méthode, c'est que, par suite même de leur transparence, les corps vivants (animaux ou cellules) sont peu nettement visibles, et difficiles à bien analyser. Aussi pour tirer de cet examen tous les fruits qu'il peut donner, il faut déjà être très habitué à l'observation microscopique et avoir des connaissances histologiques étendues. C'est pourquoi certains auteurs conseillent de s'y livrer seulement après que l'on a déjà étudié les préparations colorées des éléments correspondants. Cette remarque est très juste, mais quel que soit le moment où on la place, c'est-à-dire au début ou à la fin des recherches, on ne doit jamais oublier l'observation immédiate sur le vif.

Un inconvénient plus grave de cette méthode, c'est qu'elle ne permet pas de se rendre compte de la structure intime de la cellule. Ainsi dans nombre de cas le noyau est invisible dans la cellule vivante; d'autres fois, il est très apparent, mais même alors, il ne laisse pas voir sa constitution intime, et se montre simplement comme un globule clair renfermant un ou plusieurs corpuscules brillants, les nucléoles. De même la structure réticulée du protoplasma, et bien des phases de la caryocinèse ne se laissent pas apercevoir dans la cellule vivante, parce que les substances qui jouent un rôle dans ces phénomènes, douées d'une grande transparence et d'un pouvoir réfringent sensiblement égal, ne se distinguent pas les unes des autres.

Enfin un dernier inconvénient de l'observation immédiate, c'est qu'elle ne permet pas de faire des préparations permanentes. Qu'on les observe dans l'eau ou dans un sérum, les cellules ne tardent pas à mourir et à se détruire, et l'on n'a plus aucun témoin des faits constatés. On peut à la rigueur transformer une préparation extemporanée comme celle dont on fait usage pour l'observation directe en préparation durable en faisant arriver sous la lamelle les réactifs fixateurs, puis colorants, puis enfin le milieu conservateur, mais c'est une opération longue et délicate, qui ne réussit pas toujours ; aussi, pour faire des préparations destinées à être conservées et à servir constamment de témoins et de pièces de contrôle des recherches effectuées, se sert-on d'emblée des méthodes dont il est question aux chapitres suivants.

CHAPITRE II

FIXATION

On a vu que les éléments anatomiques, enlevés à l'organisme auquel ils appartiennent, se déforment par la production de boules sarcodiques, par gonflement ou par rétraction, et disparaissent enfin par la putréfaction ordinaire. On a vu aussi que les cellules examinées à l'état vivant ne permettent pas toujours une étude suffisante de leur structure intime, et ne peuvent donner des préparations permanentes.

Pour remédier à ces inconvénients, on a imaginé des réactifs dits *fixateurs*, qui tuent instantanément les éléments anatomiques, tout en leur conservant la forme qu'ils avaient pendant la vie et en leur donnant une résistance suffisante pour subir, sans être déformés, les manipulations que nécessitent les préparations histologiques.

Les réactifs fixateurs sont excessivement nombreux, et leur action fixatrice repose sur différentes propriétés qu'il peut être bon de connaître, et d'indiquer ici, au moins superficiellement. Les uns fixent les cellules en coagulant les matières albuminoïdes qui forment la masse principale du protoplasma, tels sont l'alcool, l'alcool iodé, l'acide picrique, la liqueur de Kleinenberg, l'acide azotique, la chaleur, etc. Le protoplasma, ainsi coagulé forme un bloc qui résiste bien à la décomposition et aux actions mécaniques. Il est fixé.

Parmi ces réactifs, l'acide picrique et l'iode donnent aux tissus une couleur jaune d'or (acide picrique) ou brune (iode), qui s'en va par le lavage à l'alcool, preuve que ces corps ne se sont pas combinés avec les éléments qu'ils ont servi à fixer.

Il est au contraire une série de corps, acide chromique et ses sels (bichromate de potasse, d'ammoniaque,) qui forment avec la substance des tissus une vraie combinaison chimique, en suite de laquelle les cellules acquièrent une imputrescibilité absolue et une grande résistance aux actions mécaniques telles que le gonflement qui accompagne une hydratation succédant à une déshydratation préalable, comme cela se rencontre souvent dans le cours des manipulations histologiques. La couleur communiquée aux pièces par ces réactifs est permanente et ne disparaît pas même après des lavages prolongés, ce qui s'explique aisément du reste par la combinaison chimique dont il a été parlé plus haut.

D'autres fixateurs enfin, l'acide osmique, le bichlorure de mercure, le chlorure d'or, etc., se réduisent au contact des substances organiques et forment un précipité très fin, tellement délié même, que pour l'acide osmique et d'autres, il n'est pas résolu en grains ou en cristaux avec les plus forts grossissements employés et paraît continu.

Ainsi, coagulation des albumines, combinaison avec le tissu ou réduction en son sein, telles sont les principales manières d'agir des fixateurs en face des tissus (GARBINI). Mais il ne faut pas accorder une importance excessive à tel ou tel mode d'action d'un réactif donné, car la tendance actuelle est de rejeter dans la fixation l'emploi d'un seul réactif et de se servir de solutions complexes renfermant plusieurs agents de pouvoir différent. Ainsi le *liquide de Flemming* comprend de l'acide chromique qui se combine et de l'acide osmique qui se réduit; certains mélanges picro-chromiques renferment un agent coagulant (acide picrique) et un agent se combinant (acide chromique), etc., etc.

Bien que le nombre des réactifs employés pour la fixation soit considérable, il n'y a pas de fixateur parfait, pouvant s'appliquer avec le même succès à tous les cas, et cela se conçoit aisément si l'on réfléchit à la différence de composition chimique, de texture, de pénétrabilité des différentes pièces que l'on peut avoir à étudier. Aussi faut-il toujours employer successivement plusieurs fixateurs pour faire des préparations d'un même organe, et lorsque le volume de ce dernier le permet, le diviser en plusieurs fragments que l'on traite chacun par un des principaux réactifs. De cette façon, en comparant les résultats obtenus avec les différents agents, on arrive à voir ce qui est le fait de chacun d'eux, à l'éliminer et à déterminer ce qui appartient en propre à la pièce.

On sait depuis longtemps déjà que toute préparation est fonction des réactifs employés à la faire, la connaissance des actions produites par les fixateurs est donc d'une importance capitale. Nous y reviendrons à plusieurs reprises, mais nous invitons dès maintenant les débutants à se rendre compte de l'action des divers fixateurs en étudiant successivement les éléments vivants ou dans un liquide indifférent et après l'action des réactifs.

Les fixateurs sont en même temps *durcissants*, et c'est même par là qu'ils donnent aux cellules leur résistance aux manipulations. Cette propriété durcissante était fort recherchée il y a quelques années pour la confection des coupes qu'elle seule permettait de mener à bien. Elle a perdu beaucoup de son importance depuis que les inclusions à la celloïdine ou à la paraffine ont permis de donner aux tissus les plus délicats la dureté voulue pour y faire des coupes très minces. Nous n'en parlerons donc pas ici, nous réservant d'y revenir à propos des cas où elle peut être encore utilisée couramment (durcissement du système nerveux central par l'acide chromique).

Les fixateurs étudiés ci-dessous suffisent aux besoins de l'histologie des vertébrés.

L'ordre dans lequel ils sont étudiés n'indique aucune prééminence des uns sur les autres. Tous sont utiles et doivent être employés concurremment d'une manière journalière.

§ 1. — ALCOOL

L'alcool dont on se sert pour les fixations est l'alcool éthylique (alcool bon goût). Il doit être absolu, ou titrer au moins 90°; de plus il doit être absolument incolore (voy. p. 54).

1° Mode d'emploi. — Pour fixer un organe avec de l'alcool absolu, il convient de le diviser en fragments assez petits (1 centimètre cube au maximum) que l'on plonge dans un flacon contenant une quantité du réactif égale au moins à 50 fois le volume de la pièce. Il importe d'éviter de laisser tomber la pièce au fond du flacon, car sous l'action de son propre poids elle peut se comprimer contre le fond du vase et s'y déformer, surtout si elle est délicate (embryons); de plus, l'eau qu'elle contient, se mélangeant à l'alcool, forme autour d'elle un milieu fortement hydraté et qui n'a plus guère de propriétés fixatrices. Pour éviter ces inconvénients, il faut ou bien suspendre la pièce par un fil dans les couches supérieures de l'alcool (et la partie hydratée de ce dernier tombe au fond, loin de la pièce), ou bien garnir le fond du vase d'une couche de coton hydrophile qui élève la pièce au sein du fixateur. Si l'on suspend la pièce par un fil, il faut fermer le flacon avec un bouchon de liège qui se moulera autour du fil contre le goulot en l'obturant parfaitement, tandis qu'un bouchon de verre serait plus ou moins soulevé, ce qui permettrait l'évaporation de l'alcool et son hydratation par la vapeur d'eau contenue dans l'air.

Au bout de vingt-quatre ou quarante-huit heures au plus, la fixation est achevée. Si l'on ne peut mettre la pièce en coupes dès ce moment, il ne faut pas la laisser dans l'alcool absolu, qui la rendrait cassante, mais la porter dans de l'alcool à 90°

où on peut la garder longtemps sans inconvénients, à la condition de changer de temps en temps l'alcool et de surveiller
son évaporation si elle se produit.

Les règles pour fixer avec l'alcool à 90° sont exactement les
mêmes.

RANVIER recommande de ne pas attendre pour étudier une
pièce fixée par l'alcool, parce que l'on obtient de meilleures
préparations en les faisant aussitôt que la fixation est achevée.

On peut en dire autant pour tous les fixateurs ; cependant
comme il est utile de faire parfois une récolte de matériaux
plus nombreux qu'on ne peut en étudier sur le moment, ou
qu'on ne peut se procurer que pendant une période restreinte
de l'année (embryons, animaux rares), il faut savoir que l'on
emploie pour les conserver l'alcool à 90° dans lequel on les
plonge soit après la fixation par l'alcool, soit après divers fixateurs dont il sera parlé plus loin (liquides de Kleinenberg, de
Flemming, bichlorure de mercure, etc.).

2° Indications de la fixation par l'alcool. — L'alcool fixe,
comme on l'a vu, en coagulant les albumines, mais en même
temps il enlève l'eau contenue dans les tissus, il les déshydrate
et produit par cela même une rétraction quelquefois très
marquée. Après avoir été beaucoup employé, l'alcool est un
peu délaissé aujourd'hui en tant que fixateur. Cela s'explique
parce qu'il ne convient pas toujours dans les recherches délicates de cytologie à cause de son action déshydratante et contractante un peu brutale. Cependant il donne des résultats
suffisants pour les recherches ordinaires et à ce titre il est
d'un usage fréquent. Il possède du reste la propriété de conserver assez bien pendant très longtemps les structures histologiques ; ainsi POUCHET et CHABRY, dans le cours de leurs
recherches sur le développement des dents des mammifères.
ont pu utiliser certaines pièces des collections du Muséum
d'histoire naturelle conservées depuis très longtemps dans
l'alcool et qui n'auraient rien valu après un séjour de bien
moindre durée dans tout autre réactif. L'alcool, facile à trouver partout, peut donc servir de fixateur pour des recher-

ches courantes et ses propriétés doivent être bien connues.

La fixation par l'alcool donne de bons résultats pour la peau, les muscles, la plupart des tumeurs enlevées par les chirurgiens.

Elle a l'avantage de permettre l'emploi facile de toutes les colorations (couleurs animales, végétales, couleurs d'aniline).

§ 2. — LIQUIDE PICRO-SULFURIQUE
OU LIQUEUR DE KLEINENBERG

L'acide picrique est, comme on l'a vu, un fixateur, mais on l'emploie rarement seul, et un de ses mélanges les plus avantageux est la liqueur introduite il y a une vingtaine d'années dans la technique histologique par KLEINENBERG. Cette liqueur, *liqueur de Kleinenberg*, se prépare de la manière suivante : on fait une solution saturée d'acide picrique dans l'eau ordinaire ; à 100 centimètres cubes de cette solution on ajoute 2 centimètres cubes d'acide sulfurique concentré. Il se fait un précipité blanchâtre, on filtre et on dilue le produit de la filtration dans trois fois son volume d'eau. Voici la formule :

Solution aqueuse saturée d'acide picrique. 100 cent. cubes
Acide sulfurique   2   —

Filtrez et ajoutez trois fois le volume d'eau. On obtient ainsi un liquide jaune clair, parfaitement limpide, et qui est un fixateur de premier ordre.

1° Mode d'emploi. — La liqueur de Kleinenberg s'emploie de la manière suivante : un petit embryon soigneusement dépouillé de ses enveloppes, ou une pièce quelconque sont placés dans une quantité convenable de liquide (50 fois le volume de la pièce). On les y laisse de une à six heures, suivant leur grosseur, en ayant soin de changer le liquide chaque fois qu'il se trouble. On peut laisser séjourner une pièce pendant vingt-quatre heures dans le liquide de Kleinenberg, mais comme il est très pénétrant, il est rare qu'on ait à le laisser agir pendant aussi longtemps ; d'ailleurs il pourrait gonfler à la longue les objets, et il est bon de ne pas dépasser le temps nécessaire à la fixation. Une fois celle-ci achevée, c'est-à-dire lorsque la pièce est bien et entièrement pénétrée dans toutes ses parties devenues jaunes, ce qui ne demande guère plus de six heures pour un embryon du volume de 1 à 2 centimètres cubes, on la retire en se servant d'instruments en platine, — le liquide picro-sulfurique attaque fortement les instruments en fer, même nickelés — et on la porte dans de l'alcool à 70°. Ce dernier prend la couleur jaune de l'acide picrique, on le renouvelle plusieurs fois dans la même journée et le lendemain, afin d'enlever toute trace du fixateur, ce qui s'obtient facilement, pourvu que l'on change souvent l'alcool déjà jauni. On peut d'ailleurs aider au pouvoir dissolvant de l'alcool en plaçant le flacon ou la boîte de verre qui contient la pièce dans l'étuve à 36 ou 40°. Dès que la pièce est entièrement blanche — et cela doit arriver dans les quarante-huit heures — on la transporte dans de l'alcool à 90° dans lequel on peut la conserver pendant très longtemps, en suivant les précautions indiquées plus haut, ou bien, comme la fixation est achevée dès le passage de la pièce dans l'alcool à 90°, on peut utiliser immédiatement cette dernière pour faire des préparations.

2° Indications de la liqueur de Kleinenberg. — Cette liqueur est un fixateur excellent, éprouvé par une pratique déjà longue, et qui convient particulièrement pour les embryons de Vertébrés. Elle a servi dans nombre de travaux sur les premières phases du développement des êtres, pour lesquelles elle donne d'excellents résultats. Elle conserve bien les figures de division cellulaire, et bien que quelques cytologistes ne lui accordent pas une grande confiance, elle peut être employée néanmoins lorsqu'on veut reconnaître des phases de division cellulaire dans un tissu. Pour moi, qui l'ai beaucoup employée concurremment avec d'autres réactifs regardés comme cytologiques par excellence, tels que le liquide de Flemming (voy. plus loin), je crois qu'elle peut être considérée comme un excellent fixateur, à la condition de l'employer très exactement comme il a été dit ci-dessus.

Bonne pour les organes riches en épithélium (glandes, etc.), la liqueur de Kleinenberg convient moins pour ceux qui renferment du tissu conjonctif, parce qu'elle gonfle un peu ce dernier.

Elle ne convient pas non plus pour les pièces qui renferment des sels calcaires, parce qu'elle forme avec ceux-ci des sulfates insolubles qui, restant dans la préparation, la gâtent complètement.

Elle permet toutes les colorations ultérieures.

§ 3. — ACIDE OSMIQUE

La solution d'acide osmique à 1 p. 100, qui sert d'habitude aux fixations, doit être préparée avec beaucoup de soin, et nous prions à ce sujet de se reporter aux indications détaillées données page 57.

Cette solution émet des vapeurs fort irritantes pour la conjonctive et pour les bronches. Aussi est-il bon de mettre les flacons qui en contiennent à l'abri sous une cloche. La teinte noire qui ne tarde pas à se produire dans l'étendue de la cloche, sur le plateau qui porte celle-ci, montre combien les vapeurs se répandent aisément en dehors des flacons bouchés à l'émeri.

Lorsqu'on ne peut éviter le contact des vapeurs osmiques, par exemple lorsqu'on fait une injection interstitielle de solution ou de mélanges osmiques, il est bon de se mettre au grand air, d'ouvrir largement les fenêtres.

Comme l'acide osmique noircit beaucoup la peau si on le met en contact avec elle, il est bon ,pour faire les injections interstitielles, de se revêtir les mains de gants en caoutchouc.

1º Mode d'emploi. — L'acide osmique est un fixateur de premier ordre ; on le fait agir sur les tissus, soit en solution, soit à l'état de vapeurs ; celles-ci s'obtiennent du reste à l'aide de la solution ordinaire.

a. *Pour employer sa solution*, on en verse la quantité nécessaire dans un flacon à large goulot et de dimensions convenables et on y plonge la pièce à fixer, suspendue par un fil. Plus encore qu'avec d'autres réactifs, celle-ci doit être très petite (un demi-centimètre cube environ), car l'acide osmique pénètre très peu les tissus, et il serait inutile d'immerger un fragment un peu volumineux dans une quantité même considérable de réactif, la périphérie de la pièce serait absolument noire, tandis que le centre n'aurait pas même été atteint par le réactif.

On laisse les pièces dans la solution pendant un temps variable, d'une demi-heure à vingt-quatre heures, mais en général au bout de quatre à cinq heures, une pièce est fixée. Si l'on oublie une pièce dans l'acide osmique, elle devient très cassante et prend une teinte noire tellement intense qu'on ne peut plus l'utiliser pour faire des préparations.

Lorsqu'on juge la fixation achevée, et cela est une affaire d'habitude, on retire l'objet et on le lave soigneusement dans l'eau distillée; puis, si l'on ne peut le mettre en préparation tout de suite, on le conserve dans l'alcool à 90°. Le lavage a pour but d'enlever l'acide resté libre dans l'épaisseur de la pièce et qui serait précipité par l'alcool sous la forme de petits grains noirs qui gâtent ensuite les préparations. Nous ne voulons pas dire que l'alcool précipite invariablement l'acide osmique, il est au contraire facile de faire des mélanges d'alcool et de solution osmique qui restent parfaitement clairs pour un certain temps, mais la présence de l'alcool facilite beaucoup plus que celle de l'eau la précipitation de l'osmium, et c'est pour cela que la conservation dans l'alcool des pièces fixées par ce réactif demande les précautions sus-indiquées.

On peut aussi passer les pièces au sortir de la solution osmique dans la liqueur de Müller (voy. plus loin) où elles se conservent parfaitement et dans laquelle l'acide osmique ne se précipite pas. J'ai vu employer ce procédé il y a plus de quinze ans au laboratoire d'histologie de la Faculté de médecine de Lyon, et je m'en suis toujours bien trouvé.

b. *Pour fixer un objet par les vapeurs d'acide osmique*, on procède de la manière suivante : dans le fond d'un flacon à large goulot on met une certaine quantité de solution osmique à

1 p. 100, puis on suspend l'objet par un fil dans l'espace réservé au-dessus du liquide, et on le voit bientôt noircir, ce qui indique l'action du réactif.

La durée de la fixation est à peu près la même que dans le cas précédent. La fixation par les vapeurs peut s'employer d'une manière très élégante pour de petits animaux ou pour des éléments placés dans une goutte d'eau sur une lame de verre. On met celle-ci sur le goulot du flacon en tournant en bas, vers les vapeurs, la face du verre sur laquelle est déposée la goutte d'eau. Au bout d'une à cinq minutes, les êtres ou les éléments exposés aux vapeurs sont fixés, et le plus souvent ils ont été saisis en plein état de vie et immobilisés dans l'attitude qu'ils avaient à ce moment. On peut ainsi avoir des vorticelles, soit en état d'extension complète, soit de demi-extension ou de contraction, avec la couronne ciliée étalée ou cachée. La variété d'attitude, de contraction ou de relâchement des individus ainsi fixés indique que le réactif n'agit pas sur tous avec la même rapidité ni avec la même énergie. Cela tient à une multitude de causes, entre autres à l'épaisseur de la couche d'eau interposée entre l'infusoire et les vapeurs, variant avec la position de l'infusoire au sein de la goutte, etc., etc. Quoi qu'il en soit, à côté d'individus parfaitement saisis et fixés dans leur attitude de vie, on en trouve d'autres plus ou moins déformés et ratatinés, ce qui explique l'expression des histologistes lorsqu'ils disent qu'un élément est bien ou mal fixé. Ils veulent dire par là qu'une fixation ne réussit pas également partout avec une rigueur mathématique, et l'exemple ci-dessus indique suffisamment aux débutants combien il faut de discernement et de connaissances acquises pour juger sainement de l'action d'un réactif.

L'acide osmique est particulièrement indiqué pour fixer les éléments délicats, tels que les cônes et les bâtonnets de la rétine, les cellules épithéliales des organes des sens ou des revêtements muqueux, les cellules à cils vibratiles. La teinte noire qu'il donne à la myéline des fibres nerveuses le fait employer journellement pour l'étude des nerfs. On peut l'utiliser avantageusement pour toutes sortes de recherches histologiques, à la condition de se rappeler que son faible pouvoir pénétrant force à le réserver pour de très petites pièces, ou pour de très petits fragments d'organes.

2° Indications de la fixation par l'acide osmique. — Ce réactif est souvent employé pour la recherche des graisses dans les tissus, parce qu'il se réduit énergiquement à leur niveau, et les teint en noir absolu, mais cette réaction n'est pas exclusive à celles-ci, et il suffit de rappeler que les grains de proferments des cellules pancréatiques se teignent en noir par l'acide osmique, pour montrer que cette réaction ne suffit pas à elle seule pour affirmer la nature graisseuse des particules que l'on peut trouver teintes en noir après son action.

L'acide osmique gène la coloration ultérieure par le carmin et l'hématéine des pièces qui ont été fixées par lui, mais cet inconvénient est beaucoup atténué si, au lieu de la solution, on emploie les vapeurs ; il n'existe pas pour les couleurs d'aniline.

§ 4. — Formol

Le formol, entré depuis peu dans la technique, a été bien vite l'objet de recherches multiples et a pris une place assez importante parmi les fixateurs. Il consiste dans une solution aqueuse à 40 p. 100 d'aldéhyde formique. Cette solution incolore, très limpide, est livrée par le commerce ; pour faire le liquide fixateur on verse de 3 à 10 centimètres cubes de la solution dans 100 grammes d'eau distillée. Le titre exact de la liqueur fixatrice sera indiqué ci-dessous, suivant les applications.

1° Mode d'emploi. — La solution de formol est un liquide incolore doué d'une odeur forte qui provoque des picotements dans les muqueuses conjonctive et nasale. D'ailleurs les vapeurs qui causent cette action ne sont pas nocives, on peut les respirer sans danger, et la sensation désagréable qu'elles produisent cesse immédiatement avec leur éloignement : elles ne laissent donc pas de lésions après elles.

Pour l'employer, on la verse dans un flacon de capacité déterminée suivant la nature des pièces à fixer, et dont le fond est garni d'ouate, pour élever la pièce au milieu du liquide. On y plonge alors les tissus destinés à subir la fixation. Comme le formol est très pénétrant, on peut y mettre des pièces assez volumineuses, à la condition toutefois d'employer une grande quantité de liquide et de renouveler ce dernier. Il est bon de le changer une première fois au bout de vingt-quatre heures puis tous les deux ou trois jours pendant deux semaines, et enfin au bout de ce temps seulement lorsqu'il se trouble.

La fixation est généralement obtenue en vingt-quatre heures, mais comme on vient de le voir, on peut laisser les pièces dans le formol assez longtemps, car il agit comme liquide conservateur.

Les organes traités par le formol prennent une consistance spéciale, à la fois dure et élastique comme celle du caoutchouc. de telle sorte qu'avec un peu d'habitude on peut faire des coupes au rasoir directement au sortir du liquide et sans inclusion préalable. Lorsqu'on veut faire une inclusion, on peut passer les pièces sorties du formol dans l'alcool, ce dernier ne les ratatine pas, car l'action fixatrice du formol a été suffisante pour les rendre résistantes ; cependant il est bon de commencer par l'alcool à 70° pour s'élever ensuite jusqu'à celui à 90°.

2° Indications. — Le formol a été employé comme fixateur à peu près pour tous les organes. en faisant varier, suivant la nature de ces derniers, le titre de la solution.

Pour les objets très délicats comme les embryons, une solution à 3 p. 100 donne de bons résultats.

On peut aussi, comme l'a fait GEROTA, employer une solution alcoolique dans l'alcool à 85° :

$$\text{Solution} \left\{ \begin{array}{ll} \text{Formol.} \dots \dots \dots \dots & \text{3 c. c.} \\ \text{Alcool à 85°} \dots \dots \dots & \text{100 c. c.} \end{array} \right.$$

Les viscères, rein, poumon, foie, intestin, testicule, ovaires, etc., doivent être fixés dans une solution de 4 à 6 p. 100. On peut aussi employer la solution alcoolique.

Enfin le système nerveux central est très bien fixé par une solution à 10 p. 100. C'est pour les organes nerveux que le formol donne les meilleurs résultats et qu'il doit vraiment être employé d'une manière courante. Grâce à son grand pouvoir pénétrant, il permet de fixer aisément un cerveau entier.

Pour un cerveau d'homme adulte il faut employer au minimum deux litres de solution : on change le liquide toutes les vingt-quatre heures pendant les trois premiers jours, puis tous les cinq jours ; la fixation est achevée en deux semaines. Il permet aussi de traiter par la méthode de Golgi les objets qu'il a fixés.

En dehors de ses applications au système nerveux central pour lequel il donne vraiment d'excellents résultats, le formol ne me paraît pas supérieur aux fixateurs qui sont indiqués ici, et il est certainement inférieur à quelques-uns tels que le liquide de FLEMMING et le sublimé. Quoi qu'on en ait dit, il ne fixe pas très bien les globules du sang, du moins dans l'épaisseur des pièces, il les rend globuleux et les gonfle un peu. Il dissout aussi l'hémoglobine, qui reste dans les vaisseaux et prend une teinte un peu noire ; il produit toujours un léger gonflement si on l'emploie à un titre supérieur à 10 p. 100, et il conserve assez mal les muscles, le foie, le placenta, les poumons (GEROTA).

Ce qui a beaucoup étendu son emploi, c'est sa valeur comme liquide conservateur, et ce fait qu'il ne décolore et ne déforme pas les pièces. On peut conserver des petits animaux entiers, chats nouveau-nés, etc., si l'on a soin de les injecter de formol par l'aorte et de les plonger dans la solution en ouvrant leurs cavités viscérales. On peut ensuite prendre sur ces individus telle pièce qu'on voudra pour l'examen histologique.

Les pièces fixées au formol se prêtent bien à toutes les colorations ultérieures, à la condition d'être bien lavées à l'alcool à 70° pour enlever toute trace du fixateur.

§ 5. — LIQUIDE CHROMO-ACÉTO-OSMIQUE
(Liquide de Flemming.)

FLEMMING remarqua, il y a déjà plusieurs années, que si l'on mélange de l'acide osmique avec une solution d'acide chromique, l'on obtient un réactif fixateur très puissant, supérieur à l'acide osmique et à l'acide chromique employés seuls et dont la valeur est encore augmentée par l'adjonction d'une petite quantité d'acide acétique. Ce fut là l'origine des mélanges chromo-acéto-osmiques dont plusieurs formules différentes ont été proposées par FLEMMING lui-même, et par d'autres histologistes, notamment par FOL.

Actuellement celui de ces mélanges qui parait avoir le plus la faveur des techniciens, est le *mélange fort* de FLEMMING, dont la formule est la suivante :

Acide chromique (sol. aqueuse à 10 p. 100). 15 parties
Acide osmique (sol. à 1 p. 100) . . . . 80 —
Acide acétique cristallisable. . . . . . 10 —
Eau distillée. . . . . 95 —

Ce mélange a la couleur rouge-brun de l'acide chromique et émet d'abondantes vapeurs osmiques, qui nécessitent pour son emploi les mêmes précautions que pour ce réactif employé seul. Il se conserve assez bien pendant quelque temps, néanmoins il vaut mieux le faire au moment de s'en servir. On prépare séparément et d'avance la solution chromique et l'acide osmique, puis on fait le mélange et on ajoute les autres éléments au moment de l'emploi.

1° Mode d'emploi. — Le liquide de Flemming est, comme la solution osmique, du reste, peu pénétrant ; il importe donc de n'y plonger que des organes de petit volume, ou de petits fragments de pièces volumineuses. Ces fragments, suspendus dans le milieu du liquide par un fil, sont fixés suivant leur grosseur, en quelques heures ou bien en un ou deux jours.

Les très petits morceaux peuvent être retirés du bain fixateur au bout de trois à six heures, les autres y seront maintenus plus longtemps, de vingt-quatre à quarante-huit heures.

D'ailleurs, une pièce même petite peut rester dans le liquide de Flemming pendant quarante-huit heures, sans qu'il en résulte d'inconvénients. Comme dans les autres cas, il faut changer le liquide fixateur s'il se trouble avant que le temps nécessaire à la fixation soit écoulé.

Les pièces une fois fixées sont retirées du liquide et lavées soigneusement à l'eau. C'est là un temps fort important de la technique de ce réactif auquel on ne saurait accorder trop d'attention. Une pièce qui est restée quarante-huit heures dans le liquide de Flemming doit être lavée pendant douze heures sous un robinet d'eau courante. Pour faire ce lavage, on procède de la façon suivante : les pièces sont placées dans un bocal, sur l'ouverture duquel on met un entonnoir, séparé de la paroi du bocal par un agitateur de verre destiné, en écartant les deux instruments, à laisser passer l'eau de lavage. On porte le tout sur un évier, et on ouvre un robinet dont on règle le débit de manière que l'eau arrivant compense exactement celle qui sort du flacon. Comme les petites pièces pourraient se glisser entre l'ouverture et l'entonnoir, et être entraînées par l'eau, on les place dans la petite boîte de porcelaine perforée qui a été décrite précédemment. Il est préférable, si on le peut, d'opérer le lavage avec de l'eau tiède (45° au maximum), qui enlève mieux et plus rapidement la partie du fixateur qui, ne s'étant pas combinée avec les tissus, reste dans les mailles de ces derniers et, précipitée par l'alcool, gâterait ensuite les préparations.

Lorsque le lavage est achevé, on porte la pièce dans de l'alcool à 70° souvent renouvelé, puis au bout de quarante-huit heures au plus tard dans de l'alcool à 90°, qui permet de la conserver pendant un certain temps pour un emploi ultérieur, mais dans ce cas comme dans les autres, il vaut toujours mieux effectuer les préparations de suite que de laisser séjourner longtemps la pièce dans l'alcool.

Les pièces traitées par le liquide de Flemming ont une teinte qui varie du brun plus ou moins foncé au noir, suivant la quantité de graisse qu'elles renferment.

2° Indications. — Le liquide de Flemming est un fixateur de premier ordre. On doit l'employer toutes les fois qu'on veut faire des recherches délicates. Il conserve très bien les figures de la division cellulaire, tant celles qui se rapportent aux filaments nucléaires que celles fournies par les filaments des fuseaux et les asters.

Il a de plus un autre avantage précieux, c'est que, mieux que tout autre, il donne aux éléments cellulaires une résistance considérable aux actions mécaniques qu'ils ont à subir du fait des manipulations ultérieures (gonflement par hydratation, ou dislocation par les déshydratations et hydratations' successives, employées pour achever la préparation). Cette résistance est probablement due à la combinaison de l'acide chromique avec les parties élémentaires, combinaison qui donne à ces dernières une solidité plus grande qu'après tout autre fixateur. Aussi les pièces fixées par le liquide de Flemming résistent mieux que les autres à la déformation produite par l'inclusion dans la paraffine. A ce titre, pour les cas où l'on désire des coupes en série qui nécessitent à peu près sûrement l'inclusion dans la paraffine, la fixation par le liquide de Femming s'impose de préférence à toute autre.

Le liquide de Flemming étant acide dissout les sels calcaires. Il décalcifie par conséquent les os de très petit volume, tels que les lames osseuses minces, ou la faible croûte osseuse qui se forme autour des cartilages tout au début de l'ossification. Lors donc que l'on a fixé par ce liquide pendant quarante-huit heures des embryons chez lesquels l'ossification ne fait que commencer, on peut effectuer des coupes sans recourir à une décalcification préalable comme cela est nécessaire pour les cas où les os sont plus développés (voir p. 253).

Le liquide de Flemming rend les pièces friables, et certaines d'entre elles, comme les blastodermes de poulet, les embryons très jeunes. le foie se brisent sous la moindre pression. Il est bon d'en être averti.

Les coupes faites sur des organes fixés par ce réactif se colorent très lentement et très difficilement par l'hématoxyline et par le carmin ; cela a même contribué à limiter, dans quelques cas, l'emploi de la liqueur en question comme fixateur, mais depuis la généralisation de l'emploi des couleurs d'aniline pour les colorations de pièces, on n'a plus à se préoccuper de cela, car les coupes se colorent toujours aisément, même après un séjour prolongé des pièces dans le fixateur.

§ 6. — LIQUIDE AU BICHROMATE DE POTASSE
ET AU SULFATE DE SOUDE

(Liquide de Müller.)

Ce liquide fut introduit dans la technique par H. MÜLLER, qui obtint avec lui de meilleurs résultats qu'avec l'alcool pour certaines structures délicates, telles que celle de la rétine.

Il se compose du mélange suivant :

Bichromate de potasse. . . . . 2 grammes
Sulfate de soude 1   —
Eau distillée 100   —

La dissolution du bichromate dans l'eau exige au moins vingt-quatre heures ; si l'on est pressé, on abrège ce temps en broyant les cristaux de bichromate et en élevant la température de l'eau.

Le liquide de Müller est un liquide jaune-orange, comme le bichromate qui entre dans sa composition, et qui paraît devoir ses propriétés fixatrices à ce sel, le sulfate de soude ne paraissant servir qu'à augmenter sa densité et son pouvoir pénétrant. C'est un réactif bon marché, dont on peut user de grandes quantités.

1° Mode d'emploi. — Comme il a été dit plus haut, ce liquide pénètre assez bien, de sorte que l'on peut y mettre des pièces relativement volumineuses, telles qu'un segment de rein d'homme comprenant à la fois la substance corticale et une pyramide de Malpighi. Les pièces sont suspendues par un fil dans une grande quantité de réactif que l'on a soin de renouveler tous les jours pendant la première semaine et de temps à autre par la suite.

La fixation est peu rapide et demande huit et même quinze jours ; au bout de ce temps, la pièce peut être débitée en coupes, mais elle peut sans inconvénient rester dans le liquide des semaines et même des mois. C'est généralement au bout d'un mois ou deux que les pièces conservées dans le liquide de Müller présentent la consistance la plus favorable pour y faire des coupes directement et sans inclusion préalable. Au bout de plusieurs mois elles deviennent friables et les épithéliums de revêtement s'enlèvent facilement, laissant à nu les surfaces qu'ils recouvraient.

Il faut éviter soigneusement le développement des moisissures dans les flacons qui renferment les pièces; pour cela on doit les boucher avec soin et renouveler fréquemment le liquide.

Lorsqu'on veut mettre en préparation une pièce fixée par le liquide de Müller, on commence par la laver à l'eau courante pendant quelques heures pour enlever tout l'excès de bichromate non fixé sur les tissus. Pendant le cours de cette opération, il faut surveiller la direction et la force du courant d'eau employé, parce qu'il peut très bien, s'il arrive directement sur la pièce, en détacher certains éléments. L'épithélium de la peau de certains poissons fixés depuis quelques mois dans le liquide de Müller s'enlèvera très aisément sous l'action d'un simple filet d'eau. Une fois le lavage terminé, les manipulations ultérieures se font suivant le mode de préparation choisi, c'est ainsi que l'on passera la pièce dans les alcools successifs, 70, 90°, si, l'on veut l'inclure plus tard dans la paraffine, ou au contraire on la portera directement dans la solution de gomme arabique si l'on se contente du durcissement produit par cette substance, et ainsi de suite.

J'emploie souvent avec succès, lorsqu'il s'agit de petites pièces, la liqueur de Müller additionnée d'un peu d'acide osmique dans les proportions suivantes :

> Liqueur de Müller. . . . . . . 100 centimètres cubes
> Acide osmique (sol. à 1 p. 100). 2 à 5   —

On plonge la pièce suspendue par un fil au milieu de ce liquide. On le renouvelle deux ou trois fois en vingt-quatre heures, puis on le remplace par de la liqueur de Müller pure.

Ce liquide fixateur, que j'ai appris à connaître il y a une quinzaine d'années au laboratoire du professeur Renaut, m'a constamment donné de bons résultats. Il existe du reste d'autres mélanges osmio-bichromiques (liqueurs d'Altmann, de Lindsay, de Cajal). L'action de l'acide osmique ne se fait sentir que sur une faible épaisseur de la pièce, mais elle est suffisamment marquée pour conserver des structures délicates.

2° Indications. — La liqueur de Müller est un réactif très utile. Elle fixe et conserve bien des éléments délicats tels que ceux de la rétine, les cellules épithéliales des parenchymes du rein, du foie, etc. Elle peut donc être employée pour la fixation ordinaire des pièces provenant des autopsies. Son faible prix de revient permet d'en consacrer de grandes quantités à recueillir et garder pendant quelque temps des matériaux que l'on laisserait peut-être perdre s'il fallait employer pour eux des réactifs plus chers.

Une indication très importante et même capitale de l'emploi de la liqueur de Müller, est le désir d'examiner dans une pièce les vaisseaux capillaires remplis de globules rouges comme ils le sont pendant la vie, et produisant par conséquent l'effet d'une injection naturelle. En effet, cette liqueur fixe les tissus en laissant les vaisseaux de petit diamètre gorgés de globules rouges — ce qui n'arrive pas au même degré avec les autres fixateurs — de telle manière que leur trajet est facile à suivre et que l'on peut aisément étudier les rapports des vaisseaux avec les autres éléments constituant l'organe. Les globules rouges ont pris une teinte brun rougeâtre qui permet, à défaut même de toute autre coloration, de suivre le trajet des capillaires. Ils ont aussi assez bien conservé leur forme. Si l'on a eu soin d'empêcher les gros vaisseaux de l'organe fixé de se vider de leur sang, au moment où l'on a fait l'autopsie, on a, par ce mode de fixation, des injections naturelles admirables et très précieuses. A cause de cette propriété on ne devra jamais négliger d'employer la liqueur de Müller pour la fixation de pièces destinées à l'étude de l'Anatomie microscopique.

Pour les études de cytologie, la liqueur de Müller pure doit être rejetée, parce qu'elle donne des fixations insuffisantes pour les fins détails. L'addition d'une certaine quantité d'acide osmique l'améliore beaucoup pour ces cas.

§ 7. — Bichlorure de mercure (sublimé)

Le bichlorure de mercure est un excellent fixateur, qui rend de grands services dans la fixation d'êtres très délicats comme certaines planaires, que seul il permet d'obtenir en bon état. Il est aussi employé pour l'histologie des Vertébrés, comme on le verra ci-dessous. Il y a un grand nombre de formules de solutions fixatrices au sublimé ; nous employons d'habitude la suivante :

Eau	100 grammes
Sel marin	0 gr. 5
Bichlorure de mercure	q. s. (7,5)
Acide azotique.	1 goutte

Pour faire cette solution on met du sublimé dans l'eau salée à 0,5 p. 100, et on fait chauffer. La liqueur se trouble ; on laisse refroidir lentement et il se dépose au fond de longues aiguilles de sublimé. Ce mélange est tout simplement une solution aqueuse concentrée de sublimé, le chlorure de sodium ajouté à l'eau augmente la solubilité du sel de mercure dans cette dernière, et donne par suite une liqueur plus riche en sublimé. L'acide azotique est destiné à neutraliser l'ammoniaque atmosphérique qui amène la formation d'un précipité très fin (BOLLES LEE). Ce précipité se forme moins rapidement dans les solutions contenant de l'acide, néanmoins celles-ci ne se conservent pas longtemps à l'état de limpidité parfaite, et il est bon de les préparer seulement au fur et à mesure des besoins. RAWITZ recommande de les mettre dans un flacon de verre sombre ou dans un endroit peu éclairé.

1° Mode d'emploi. — Des fragments très petits sont placés dans une grande quantité de solution. On les y laisse jusqu'à ce qu'ils soient devenus parfaitement opaques dans toute leur épaisseur, ce qui arrive en quelques minutes, quelques heures ou même au bout d'un jour entier seulement, mais rarement plus. Il est bon d'ailleurs de ne pas laisser les objets dans le liquide au delà du temps nécessaire pour la fixation.

Dès que celle-ci est achevée, ce que l'on reconnaît à l'opacité complète du fragment immergé dans le fixateur, on retire la pièce du sublimé et on la porte dans de l'alcool à 70°. Pour ce faire, il ne faut jamais toucher la solution de bichlorure avec des instruments en métal, au contact desquels le mercure se précipite, mais il convient d'employer des pinces ou des spatules en corne, en caoutchouc durci, en celluloïd ou en bois sur lesquelles le métal est sans action.

L'alcool à 70° dans lequel on plonge la pièce au sortir du sublimé est destiné à la laver et à enlever l'excès du fixateur. En effet, le sublimé non combiné avec les éléments et resté libre dans les interstices organiques formerait plus tard dans les préparations des précipités ou des cristaux très gênants ; il importe de le dissoudre complètement pour empêcher leur production. Pour cela on met dans l'alcool à 70° qui sert à laver la pièce une quantité de teinture d'iode suffisante pour donner au bain de lavage une teinte vin de Porto. L'iode dissout le sublimé, et l'alcool se décolore ; on le renouvelle en ajoutant encore de la teinture d'iode, jusqu'à ce que l'alcool ne se décolore plus. On lave alors rapidement à l'alcool à 70° pur, puis on porte la pièce dans de l'alcool à 90° dans lequel elle peut être conservée, et dans lequel aussi la légère coloration brune qu'elle doit à l'iode disparaît aisément.

L'extraction du sublimé par l'alcool iodé doit se faire comme cela est indiqué ci-dessus, immédiatement après la fixation, ou en tout cas avant l'inclusion de la pièce dans la paraffine. Si, en effet, on remet cette opération après la confection des coupes consécutive à une inclusion à la paraffine, les préparations sont très souvent gâtées par la présence d'une série de petites lacunes ou de déchirures qui répondent aux points occupés par le précipité ou par les cristaux de sublimé. Si on fait disparaître ces derniers avant l'inclusion à la paraffine, les tissus qui ont gardé leur élasticité occupent à nouveau les intervalles où siégaient les précipités qui d'ailleurs les avaient plus ou moins comprimés ou écartés au moment de leur formation ; mais après l'inclusion dans la paraffine, cette élasticité est perdue et une fois les précipités enlevés par le lavage à l'alcool iodé, fait sur la lame, les places qu'ils occupaient restent vides et forment les lacunes signalées ci-dessus (Schaper).

Si, pour faire les coupes, on n'emploie pas l'inclusion dans la paraffine, on peut remettre l'extraction du sublimé par l'alcool iodé après la confection des coupes, comme on le fait d'ordinaire.

Il ne faut pas laver à l'eau les pièces sortant du sublimé, il est bien préférable de les passer dans l'alcool à 70°. Ce dernier dissout davantage de bichlorure que l'eau et complète en même temps la fixation.

2° Indications. — Le sublimé est, comme on l'a vu, le fixateur de choix pour certains animaux. Pour les Vertébrés, il est moins indispensable ; cependant il donne d'excellents résultats pour fixer des structures délicates telles que celles d'embryons très jeunes, ou celles des cellules en voie de division.

D'une manière générale il est indiqué pour les pièces d'un faible volume que l'alcool iodé débarrassera aisément de l'excès de sublimé.

On doit l'employer encore à la place de la liqueur de Flemming pour certains éléments bourrés de granulations graisseuses et qui deviendraient trop noirs sous l'action de l'osmium.

Les précipités dont nous avons parlé plus haut se font avec une plus grande abondance dans certains organes, particulièrement dans le foie, les reins, les ganglions lymphatiques. On en tiendra compte lorsque l'on fixera ces organes au sublimé.

Les pièces fixées au sublimé se prêtent facilement à toutes les colorations ultérieures.

§ 8. — MODES D'EMPLOI PARTICULIERS DES FIXATEURS

Dans certaines circonstances, soit pour mieux assurer la pénétration du fixateur, soit pour éviter la déformation des membranes soumises à la fixation, il est bon de modifier le mode d'emploi des réactifs indiqué ci-dessus. On peut alors, d'une part, injecter le liquide fixateur dans l'organe lui-même; d'autre part, tendre sur un cadre rigide les membranes dont on veut éviter la déformation et la rétraction.

1° Injections interstitielles ou intra-vasculaires. — Pour remédier à la faible pénétration de certains fixateurs, on a pensé à les injecter dans les lacunes des tissus, ou dans les vaisseaux, afin de les mettre le plus directement possible en contact avec les éléments qu'ils doivent atteindre.

C'est RANVIER qui a imaginé le principe des injections interstitielles, et l'on sait quels beaux résultats cette méthode lui a donnés dans l'étude du tissu conjonctif. Voici comment on procède : on charge une seringue de Pravaz, munie de sa canule tranchante, du liquide fixateur choisi; puis, piquant le tissu, on y pousse l'injection. Dans les tissus lacunaires, comme le tissu conjonctif lâche, le liquide se répand aisément entre les différents éléments et les fixe d'une manière parfaite. Dans d'autres cas, par exemple pour les ganglions lymphatiques, la rate, l'injection interstitielle poussée dans ces organes les débarrasse des éléments migrateurs qui n'y sont que momentanément arrêtés, et met en évidence, tout en les fixant, les follicules des ganglions ou les cordons pulpaires de la rate. Ces exemples s'appliquent à des objets particulièrement propres à l'emploi de ce mode de fixation, mais on peut aussi l'utiliser dans des cas moins favorables, pour les glandes en grappes, pour l'étude des muqueuses ou de la peau dont les lymphatiques s'injectent ainsi admirablement et portent partout le réactif fixateur. Il n'y a guère que certains

parenchymes très compacts, tels que celui du foie, qui ne
se prêtent pas à ce mode de fixation parce que l'injection
ne peut les pénétrer d'une manière suffisante.

Dans ces cas, on peut pousser le fixateur par les vaisseaux
propres de l'organe. Comme certains fixateurs peuvent déterminer la coagulation du sang et obstruer par suite le système
capillaire, ce qui soustrairait une partie de l'organe à l'action
fixatrice, il est bon d'injecter préalablement par l'artère un
peu de la solution physiologique de sel à la température de
40° environ, s'il s'agit d'un organe tout à fait frais et que l'on
vient d'enlever à un animal à sang chaud, à la température
de la chambre dans les autres cas. Lorsque le sang a été entièrement chassé par l'eau salée, on pousse le fixateur qui, trouvant au-devant de lui les voies libres, pénètre intimement toute
l'épaisseur de la pièce.

Par ce moyen on peut fixer des organes entiers, et on peut
se procurer ainsi des pièces de grandes dimensions, indispensables pour l'étude de l'anatomie microscopique.

On peut employer pour ces injections interstitielles ou
intra-vasculaires la plupart des réactifs fixateurs, mais comme
le liquide injecté ne peut agir d'une manière efficace que
pendant un court espace de temps, soit qu'il s'altère rapidement au contact des tissus, soit qu'il s'écoule trop vite, il est
bon de n'injecter que des fixateurs énergiques et rapides tels
que l'acide osmique et les mélanges qui en renferment.

Pour éviter l'altération de la canule en fer de la seringue
par certains des produits injectés, on se sert d'une canule en
platine iridié.

2° Fixation après tension. — Dans certains cas où l'on a
affaire à des organes très rétractiles (épiploon) ou contractiles, parce qu'ils renferment des fibres lisses (vessie, intestin, etc., etc.), il importe de fixer ces organes tendus, sinon
la rétraction qu'ils subissent lorsqu'on les enlève de la place
qu'ils occupent dans l'organisme, plisse et froisse les éléments qui les composent et rend les préparations moins
belles et plus difficiles à interpréter. Ainsi, lorsquon fixe un

fragment d'intestin abandonné à lui-même, la contraction
de ses tuniques musculaires en le plissant de diverses manières
empêche d'avoir des coupes régulièrement perpendiculaires
ou parallèles à son axe longitudinal, les seules qui donnent des
images bien claires de sa structure.

Pour remédier à cet inconvénient, on ouvre l'intestin, on le
débarrasse de son contenu et on le fixe avec des épingles sur
un cadre de liège, en le tendant modérément, puis on le plonge
dans le liquide fixateur. La fixation se fait alors régulièrement,
toutes les parties des tuniques s'imprègnent également du
réactif, ce qui n'arrive pas si
on laisse se former des plis
dont le fond est à peu près à
l'abri du fixateur, et, de plus,
il est facile de faire des coupes
perpendiculaires entre elles
sur toute leur étendue. Les
cadres tenseurs se font très
facilement aux dimensions
voulues, on les découpe avec
un bistouri dans des lames minces de liège que l'on trouve
partout. Il ne faut pas se contenter de tendre la membrane
contractile sur une lame de liège, car une de ses faces serait
presque complètement à l'abri du réactif, mais il faut évider
le milieu de la lame de façon à en faire un cadre véritable
comme il a été dit.

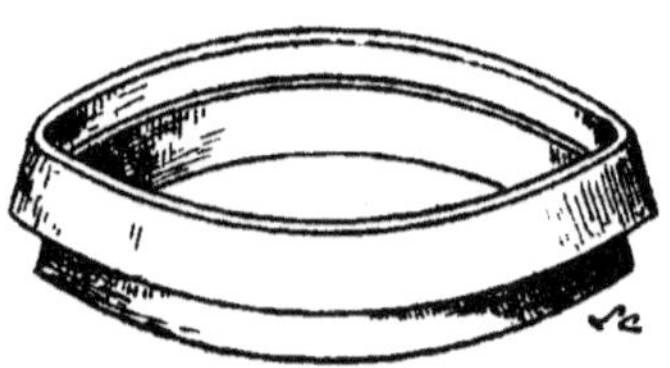

Fig. 42.

Anneaux tenseurs d'Eternod.

Il existe des membranes trop délicates pour pouvoir être
fixées à l'aide d'épingles qui les déchireraient et qui doivent
cependant être fixées à l'état d'extension, tels sont l'épiploon
ou le mésentère des petits animaux, rats, cobayes, lapins, etc.
Dans ces cas on emploie des tenseurs imaginés par Eternod.
Ce sont des anneaux en ébonite, très légèrement tronconi-
ques et s'emboîtant les uns dans les autres, par paires. Lorsqu'on veut s'en servir, on glisse le plus petit des deux sous la
membrane choisie, encore en place dans l'organisme, et on l'en
coiffe comme de la peau d'un tambour, puis on enfonce par-
dessus la membrane l'anneau le plus large qui emboîte le pré-

cédent en serrant entre eux deux la membrane qui se tend
régulièrement. Lorsque les deux anneaux sont entièrement
emboîtés l'un dans l'autre, la membrane est maintenue en
place ; on peut alors la couper avec des ciseaux en suivant le
contour de l'anneau extérieur et porter dans le fixateur choisi
le petit système des deux anneaux conjugués et la portion de
membrane qu'ils ont immobilisée.

Il faut prendre garde de ne pas séparer les anneaux avant
que la rétractilité de la membrane ait été abolie par l'action
des réactifs, ce qui arrive en général après un temps assez
court dont la durée sera indiquée ultérieurement pour certains
cas particuliers. En général, une portion d'épiploon ou de
mésentère ainsi tendue ne revient plus sur elle-même après
être restée un quart d'heure dans l'alcool à 90° ou quelques
heures dans la liqueur de Flemming. Lorsque la rétractilité a
été abolie, la membrane mise en liberté par la dislocation des
anneaux tenseurs est devenue un peu rigide et ne revient plus
sur elle-même.

§ 9. — RÈGLES GÉNÉRALES POUR LA FIXATION

Il importe avant tout de prendre des organes absolument
frais, que l'on fixe immédiatement après les avoir enlevés à
un animal qui vient d'être sacrifié. Les larves de petite taille,
les embryons sont plongés vivants dans le liquide fixateur.
Lorsqu'on a affaire à des parties prises sur le cadavre d'un
animal mort depuis plusieurs heures, on ne peut plus compter
sur une fixation véritable, et l'action du réactif se borne tout
au plus à arrêter la décomposition cadavérique à un point
donné.

Les objets à fixer doivent toujours être suspendus dans les
liquides fixateurs, ce que l'on obtient soit en les attachant à
un fil, soit en garnissant d'un peu de coton hydrophile le fond
du flacon dans lequel a lieu la fixation.

La quantité du réactif fixateur doit être équivalente à 50 fois
au moins le volume de l'objet à fixer.

Le liquide fixateur doit être changé chaque fois qu'il se trouble.

On ne doit laver à l'eau, après la fixation, que les pièces immergées dans des liquides faisant un précipité avec l'alcool, tels que l'acide osmique (voy. plus haut), l'acide chromique et ses sels. Dans tous les autres cas il vaut mieux laver dans l'alcool à 70°.

Une température de 40° environ raccourcit la durée de la fixation. On peut donc pour aller plus vite mettre dans une étuve à 40° les pièces immergées dans le fixateur.

§ 10. — Imprégnations
(Fixation — imprégnation.)

On entend par imprégnation la coloration produite par certains sels métalliques sur les tissus. Ainsi le nitrate d'argent appliqué sur les épithéliums marque les limites des cellules en noir, le chlorure d'or colore en violet les terminaisons nerveuses. Les imprégnations sont souvent décrites tout à fait à part des fixations, pourtant toute imprégnation est accompagnée d'une fixation; et en réalité une imprégnation n'est pas autre chose qu'une fixation dans laquelle un métal ou un sel métallique donne aux tissus, en même temps qu'il les fixe, une coloration déterminée qui est d'un grand secours dans l'analyse histologique.

Nous avons déjà fait remarquer que l'osmium joint à son action fixatrice une action imprégnatrice, car il se réduit sur certaines substances et les colore. Il forme ainsi une transition entre les fixateurs proprement dits et les fixateurs imprégnateurs; ces derniers sont principalement des sels d'argent et des sels d'or.

1° Imprégnations à l'argent. — Des divers sels : lactate, citrate, azotate d'argent, qui ont été proposés, le dernier est le plus communément employé et suffit à tous les besoins. On prend le nitrate d'argent cristallisé, et on en fait une solution dans l'eau distillée à 1 p. 100. Cette solution mère sera ensuite diluée avec de l'eau distillée, de manière à donner des solutions à 1 p. 200, 1 p. 500, même 1 p. 1000, suivant les indications particulières. Il faut avoir soin de la conserver dans un flacon parfaitement propre et bien bouché ; elle a en effet une grande tendance à se réduire, ce que l'on attribuait autrefois à la seule action de la lumière solaire et que l'on rapporte maintenant aux poussières de l'atmosphère (Bolles Lee).

Le nitrate d'argent est un fixateur. Il y a longtemps déjà que Ranvier l'a employé à ce titre en injections interstitielles dans le tissu conjonctif. Cette action fixatrice est assez énergique pour conserver d'une manière satisfaisante les figures de karyokinèse ; j'ai traité par le nitrate d'argent plusieurs blastodermes de poulet au début du développement, et ils montrent toutes les phases de la division cellulaire.

Mais ce que les histologistes demandent surtout au nitrate d'argent, c'est l'imprégnation, qui consiste en ceci : lorsqu'on fait agir le nitrate d'argent sur une surface épithéliale ou endothéliale telle que celle des séreuses, en même temps qu'il fixe les cellules, il se réduit sur les lignes intercellulaires, en formant un dépôt très fin, absolument noir, qui limite les contours de la cellule comme par un trait d'encre. Ce dépôt, constitué par de l'argent métallique ou par un oxyde d'argent, se fait sur le ciment qui unit les différentes cellules entre elles, et, comme on le dit, met en évidence ce ciment ; cependant il peut se faire aussi dans les interstices cellulaires non occupés par un ciment, et c'est ce qui arrive dans certaines préparations de tissu conjonctif dans lesquelles le précipité noir remplit tous les intervalles très larges et très irréguliers d'ailleurs, situés entre les cellules. Dans ces deux cas (épithélium et tissu conjonctif), le nitrate d'argent ne se dépose jamais sur la cellule qui reste incolore et se détache vivement sur le fond noir (tissu conjonctif) ou sur le dessin noir des traits de ciment (épithéliums), le noyau est invisible. A cause de cela on dit que l'imprégnation est *négative*, puisqu'elle porte sur des parties extérieures à la cellule. Dans d'autres cas l'argent se dépose sur le corps même de la cellule, formant au sein du protoplasma un précipité granuleux, qui respecte absolument le noyau laissé incolore, on dit alors que l'imprégnation est *positive*.

L'imprégnation positive peut se produire accidentellement au cours d'une imprégnation négative ; cela arrive souvent lorsque la solution d'argent est très faible, 1 p. 500 à 1 p. 1000 (RANVIER). L'imprégnation positive n'est pas recherchée en histologie, nous n'en parlerons donc pas davantage, et nous pas-

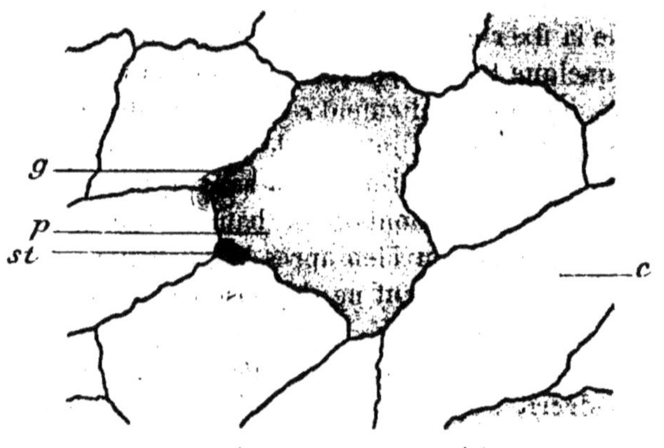

Fig. 43.

Imprégnation à l'azotate d'argent d'un mésentère de grenouille.

c, cellule imprégnée négativement. — *p*, cellule imprégnée positivement dont le noyau est réservé en blanc. — *g*, globule rouge coloré. — *st*, stomate. Stiassnie, ocul. 2, object. 6.

serons à l'indication de la technique des imprégnations. Il y a deux modes principaux d'imprégnation : ce sont l'imprégnation des surfaces et l'imprégnation par injection interstitielle.

a. *Imprégnation d'une surface.* — Pour donner une bonne idée de la pratique d'une imprégnation à l'argent, on peut exposer la manière d'imprégner le mésentère de la grenouille, manipulation très simple d'une réussite assurée et que les élèves devront toujours faire. Une grenouille est tuée, placée sur le dos sur une planchette de liège à laquelle on la fixe par des épingles enfoncées à travers ses membres. On lui ouvre le ventre et l'on tire au dehors avec soin une anse intestinale ; sans détacher le mésentère de ses insertions vertébrales, on le tend et on le maintient tendu en le fixant par des épingles piquées à travers l'intestin. On laisse tomber sur le mésentère quelques gouttes d'eau distillée pour enlever les impuretés (sang, globules blancs, etc.) qui pourraient s'y trouver, et sans perdre de temps ou l'arrose pendant une ou deux minutes avec une solution de nitrate à 1 p. 300. La membrane blanchit. On la lave à l'eau distillée rapidement, puis à l'alcool à 90° qui achève de la fixer et détruit sa rétractilité, de telle sorte qu'au bout de quelque temps (un quart d'heure environ), le mésentère étant devenu parfaitement rigide, peut être détaché de ses insertions vertébrales et intestinales et porté sur une lame de verre sans revenir sur lui-même et sans se plisser. On achève la préparation en la montant au baume (voir plus loin) sans coloration préalable, ou bien après la coloration que l'on voudra, car le nitrate d'argent ne s'oppose pas à l'action des matières colorantes.

b. *Imprégnation par injection interstitielle.* — Le procédé ci-dessus décrit s'applique aux endothéliums des surfaces. Pour les endothéliums profonds on a recours soit aux injections intra-vasculaires (voy. p. 204), soit aux injections interstitielles dont l'action s'explique comme suit : si l'on pousse dans le chorion d'une muqueuse quelconque ou de la peau une injection interstitielle, celle-ci ne tarde pas à gagner les capillaires lymphatiques qu'elle remplit, puis à pénétrer par effraction ou par diffusion dans toutes les parties du chorion, imprégnant tout ce qu'elle trouve sur son passage, muscles lisses des artérioles, endothéliums des vaisseaux lymphatiques, des vaisseaux sanguins, des gaines des nerfs, des corpuscules de Pacini s'il s'en trouve, etc.

On a donc par ce procédé un moyen facile d'imprégner toutes sortes de parties qu'il ne serait pas commode d'atteindre autrement. Mais comme il s'agit non plus de couches épithéliales minces, mais bien de membranes épaisses sur lesquelles l'action du nitrate seul serait peut-être un peu insuffisante, il est bon d'ajouter à ce dernier un fixateur énergique qui, sans s'opposer à sa réduction, complète son action fixatrice.

A cet effet, M. Renaut a proposé, il y a quelques années,

divers mélanges d'acide osmique, d'acide picrique et de nitrate d'argent, qui donnent d'excellents résultats. L'un de ces mélanges, le plus employé, est ainsi constitué : on fait d'abord une solution A composée de :

Solution A.
{ Sol. aq. saturée d'acide picrique dans l'eau distillée. 80 cent. cubes
{ Sol. aq. d'acide osmique à 1 p. 100. . . . . 20 —

Cette solution peut être conservée pendant quelque temps, à l'abri de la lumière. Lorsqu'on veut faire l'imprégnation, on y ajoute, au moment de s'en servir, le nitrate dans les proportions suivantes :

Solution A. . . . . 4 parties
Nitrate d'argent à 1 p. 100. . . . . 1 —

Ce mélange, que l'on peut appeler le *liquide de Renaut*, est un excellent fixateur et imprègne très bien. On peut d'ailleurs faire varier les proportions d'acide osmique et de nitrate d'argent ; ainsi on peut employer le mélange suivant :

Solution A.
{ Sol. aq. saturée d'acide picrique 66 cent. cubes
{ Sol. aq. à 1 p. 100 d'acide osmique. 33 —

puis

Solution A. . . . . 3 parties
Nitrate d'argent à 1 p. 100. . . . . 1 —

Dans ce dernier mélange l'acide osmique entre pour un tiers dans la solution A, le nitrate d'argent pour un quart dans la solution totale, tandis que dans le premier mélange indiqué, l'acide osmique entrait pour un cinquième dans la solution A, le nitrate d'argent pour un cinquième dans la solution définitive.

Chacun choisira, d'après sa propre expérience, le titre de solution qui conviendra le mieux, mais nous pouvons recommander celui qui a été indiqué en première ligne.

Les mélanges picro-osmio-argentiques sont généralement employés en injections interstitielles dans les tissus. On main-

tient l'injection pendant une ou deux minutes, puis on porte
le fragment injecté dans l'alcool à 90° qui achève la fixation.

Il s'agit ensuite de faire disparaître la teinte jaune due à
l'acide picrique. Pour cela on peut laver l'objet dans de l'alcool
à 70°, plusieurs fois renouvelé, et qui dissout mieux l'acide
picrique que l'alcool à un degré supérieur. Enfin on fait les
coupes, soit sans autre durcissement que celui donné par
l'alcool, soit après inclusion au collodion ou à la paraffine.

2° Méthode de Golgi. — Une des plus importantes applications du nitrate d'argent aux recherches histologiques est celle
qui a été imaginée il y a une vingtaine d'années par Golgi. Cet
auteur remarqua que si l'on traite par un bain de nitrate d'argent des fragments du système nerveux central durcis dans le
liquide de Müller ou dans le bichromate de potasse, il se forme
sur certaines cellules un précipité noir ou noir rougeâtre de
chromate d'argent, qui donne à la cellule et à ses prolongements une teinte noire tranchant vivement sur le fond jaunâtre de la préparation. C'est ce que Golgi appela la *réaction
noire*. Lorsque le corps protoplasmique n'est pas très épais, le
noyau se montre avec une couleur brun clair.

Cette réaction est extrêmement précieuse ; en marquant d'une
manière nette les cellules nerveuses et leurs ramifications, elle
a fourni des données inappréciables sur la structure des centres
nerveux, et a pour ainsi dire renouvelé toutes nos connaissances sur leur anatomie. Il importe donc de bien la connaître.

Golgi traitait d'abord les pièces par un séjour prolongé dans
le bichromate de potasse. Ramon y Cajal, en ajoutant à ce dernier une certaine quantité d'acide osmique, a permis de réduire
considérablement la durée de ce premier temps de la méthode
(*méthode rapide*). Voici comment on procède. Des fragments
de centres nerveux frais sont portés dans le mélange de
R. y Cajal, composé comme suit :

Sol. aq. de bichromate de potasse à 3 p. 100   100 cent. cubes
Acide osmique à 1 p. 100 . . . .   30 à 35   —

Cajal avait proposé antérieurement la formule suivante que

l'on trouve indiquée dans beaucoup de livres et que nous répétons ici :

Bichromate de potasse à 3 p. 100. . . . 4 volumes
Acide osmique à 1 p. 100. 1   —

Il faut au moins 10 centimètres cubes du liquide de Cajal

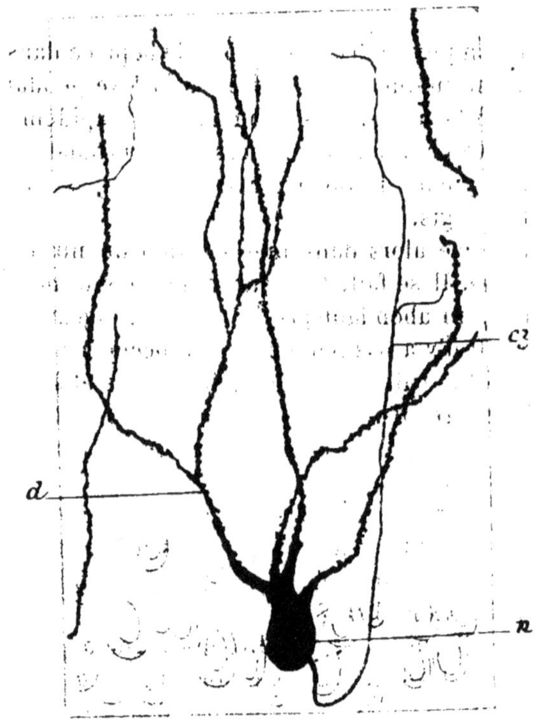

Fig. 44.
Méthode de Golgi (cellule des hémisphères cérébraux
de la grenouille).

n, noyau marqué par une teinte brun clair. — *d*, dendrites. — *cy*, cylindraxe.
Stiassnie, ocul. 2, object. 6.

pour une pièce mesurant 4 millimètres de côté. Le flacon renfermant la pièce est maintenu à la température de 20 à 25°, et on y laisse séjourner les pièces un temps variable suivant

que l'on désire imprégner les cellules névrogliques, les cellules
nerveuses ou les fines fibres nerveuses collatérales.

Voici, d'après Stöhr, un tableau indiquant la durée du séjour
dans chacun de ces cas : il faut

2-3 jours pour imprégner les cellules névrogliques
3-5   —   —   —   nerveuses
5-7   —   —   les fibres collatérales.

Lorsqu'on juge suffisant le séjour de la pièce dans le mélange
osmio-bichromique, on la retire, on la lave pendant quelques
secondes à l'eau distillée et on l'essuie rapidement avec un
papier filtre pour enlever l'excès de bichromate dont elle est
imprégnée, mais il faut avoir soin de ne pas trop la presser
entre les doigts.

On la porte alors dans une solution de nitrate d'argent à
0,75 p. 100. Il se fait, tant sur la pièce elle-même que dans
le liquide, un abondant précipité noir rougeâtre de chromate
d'argent. Il n'y a pas lieu de s'en préoccuper ; on place le vase
renfermant le bain de nitrate à l'obscurité et à la température
du laboratoire. Il n'est pas besoin de le maintenir à un degré
déterminé de chaleur, comme c'était le cas pour le bain osmio-
bichromique.

Les pièces peuvent être ainsi conservées dans le nitrate d'argent à l'obscurité pendant plusieurs jours et même pendant
plus d'un mois, mais en général la réduction est opérée au
bout de trente-six heures.

Au bout de ce temps on retire un fragment, on le passe pendant une demi-heure environ dans l'alcool à 90° qui le déshydrate et dissout l'excès du nitrate d'argent, puis on y fait à
main levée des coupes d'essai, pour voir si la réaction est
réussie. Dans ce cas on fait des coupes régulières suivant les
procédés indiqués plus loin (voy. ch. III, *Coupes*, puis la partie
spéciale de cette technique, *Tissu nerveux*). Si au contraire la
réduction n'est pas faite, on peut recourir à la *double imprégnation* (Cajal), c'est-à-dire que les fragments retirés du bain de
nitrate d'argent et rapidement essuyés avec du papier à filtre
sont portés de nouveau dans une quantité suffisante du liquide

de Cajal, comme au début de l'opération. On les y laisse séjourner deux ou trois jours, puis on les passe dans le nitrate comme la première fois. Cette seconde imprégnation ajoutée à la première donne souvent de bons résultats.

La méthode de Golgi ne teint jamais qu'un petit nombre de cellules dans un centre nerveux, et c'est justement pour cela que ces cellules se détachent très nettement sur le fond de la préparation. Lorsque les cellules sont imprégnées en grand nombre, les préparations sont beaucoup plus embrouillées et moins instructives. Du reste, il ne faut pas oublier que cette méthode ne colore pas en noir que les cellules nerveuses et leurs prolongements, elle teint aussi parfois en dehors de la névroglie les cellules du tissu conjonctif, les vaisseaux, voire même les fibres élastiques. Il en résulte des avantages et des inconvénients.

Des avantages, parce que la méthode n'est pas exclusivement applicable aux centres nerveux, mais qu'elle permet aussi de mettre en évidence les terminaisons nerveuses dans les divers tissus, et de colorer certains conduits glandulaires intercellulaires très fins, comme on le verra dans la partie spéciale.

Des inconvénients ; car elle colore parfois d'autres parties que les cellules de nature nerveuse, et un débutant qui s'attendrait à ce que les éléments nerveux seuls soient colorés pourrait tomber dans de graves erreurs d'interprétation. Aussi ne faut-il aborder l'étude de cette méthode que muni de sérieuses connaissances histologiques préalables.

La méthode de Golgi-Cajal réussit d'autant mieux qu'on l'applique à une période très voisine de la médullisation des fibres nerveuses (Ramon y Cajal), et c'est pour cela qu'il faut autant que possible s'adresser à des animaux jeunes ou nouveau-nés.

Le lapin de huit jours est particulièrement favorable et Ramon y Cajal conseille aux débutants d'essayer la méthode en employant d'abord les pièces suivantes : 1° la corne d'Ammon du lapin de huit jours ; 2° le cerveau du même animal ; 3° la moelle épinière d'embryon de poulet de sept à quatorze jours d'incubation.

On essaiera ensuite d'imprégner le bulbe olfactif et le cervelet d'animaux jeunes, chien, chat, etc., puis lorsqu'on se sera ainsi exercé avec des cas faciles, on pourra aborder l'imprégnation plus difficile des pièces prises sur des animaux adultes.

Le précipité de chromate d'argent qui se forme à la périphérie des pièces est quelquefois très épais et très gênant. Pour l'éviter, ATHIAS conseille le procédé suivant : On prend des lames de pain azyme que l'on clive en deux à l'aide d'un couteau à lame mince, un couteau de peintre par exemple. On humecte légèrement d'eau ou de bichromate ces fragments de pain azyme et on les applique contre les pièces par leur surface grenue et non par leur face lisse. Rendus mous par l'imbibition du liquide, ils se laissent mouler sur la pièce à laquelle on les fait mieux adhérer par une légère pression des doigts, puis par une courte dessiccation à l'air libre. Au moment des coupes ils se détachent aisément et entraînent avec eux la majeure partie du précipité qui s'est faite dans leur épaisseur et non dans la pièce.

Pour ne pas trop séparer les détails des opérations nécessitées par la méthode de GOLGI, nous dirons ici quelques mots du montage des préparations qui est tout à fait particulier. En effet les coupes traitées par cette méthode, une fois mises sur le porte-objet, ne doivent pas être recouvertes d'une lamelle, car si on les recouvre ainsi, elles ne tardent pas à se décolorer. Il faut simplement les recouvrir de baume qui se dessèche à l'air et les conserve en parfait état.

On pourrait déposer les coupes sur une lame, et les recouvrir de baume, mais l'épaisseur de la couche de baume empêcherait de se servir de forts grossissements parce que dans ces cas l'objectif toucherait le baume. Les inconvénients seraient encore plus grands si l'on voulait observer à l'aide d'un objectif à immersion, le liquide d'immersion étant alors en contact avec le baume, ce qu'il faut éviter. Aussi, au lieu de monter les coupes sur des lames on les monte sur des lamelles ; les lamelles rectangulaires de 30 × 20 millimètres, par exemple, conviennent parfaitement. La pièce étant mise au centre de la lamelle, déshydratée puis éclaircie à l'essence de girofle, est recouverte de baume au xylol. Lorsque le baume est sec, on insère la lamelle dans une ouverture pratiquée sur le centre d'un porte-objet en bois, la face revêtue de baume étant tournée du côté le plus épais de la planchette. On fixe alors la lamelle contre celle-ci à l'aide d'un peu de cire ou par tout autre procédé. On peut ensuite retourner le porte-objet: la préparation placée en dessous ne touche pas les surfaces sur lesquelles il repose, à cause de l'épaisseur même de la planchette, et d'autre part elle peut être conservée ainsi parfaitement à l'abri de la poussière.

Lorsqu'on veut étudier la préparation, on la place sur la platine du microscope exactement dans la position que nous venons de dire, c'est-à-dire la coupe étant tournée en bas, et on observe cette dernière à travers la lamelle.

L'épaisseur de celle-ci étant très faible, et la coupe reposant directement sur elle, parce qu'elle a été entraînée par son propre poids au moment où on a mis le baume (la lamelle était placée à ce moment en sens inverse), on peut employer de très forts grossissements et des systèmes à immersion.

3° Imprégnation au chlorure d'or. — Le chlorure d'or en solution aqueuse a la propriété de se réduire sur certains éléments anatomiques qu'il colore en violet foncé, et il a été, à cause de cette propriété, beaucoup employé en histologie. Cette réduction se fait particulièrement sur les fines terminaisons nerveuses, mais elle a lieu aussi sur les cellules du tissu conjonctif, les fibres musculaires lisses et striées et accidentellement sur la plupart des éléments. Il faut donc se rappeler que l'imprégnation par l'or ne se fait pas uniquement et seulement sur les nerfs, et qu'elle ne constitue pas une caractéristique exclusive pour le système nerveux.

Mode d'emploi. — On emploie habituellement la solution à 1 p. 100 dans l'eau distillée. C'est un liquide clair, jaune citrin. Les fragments de tissus à imprégner, découpés de manière à offrir un petit volume, sont placés pendant cinq à dix minutes dans le jus de citron fraîchement exprimé et filtré, dont l'action favorise la réduction ultérieure du sel d'or — les acides faibles ont en effet cette propriété —. On les lave ensuite rapidement à l'eau distillée et on les place pendant dix, vingt, trente minutes ou même une heure dans la solution à 1 p. 100 de chlorure d'or. On les retire de cette dernière et on les lave de nouveau à l'eau distillée pour enlever l'excès du

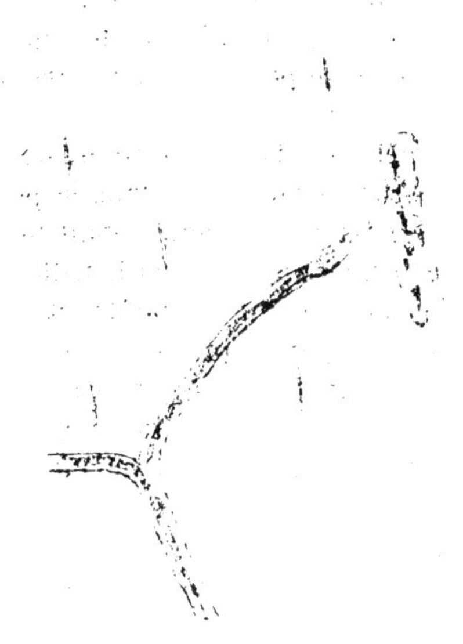

Fig. 45

Imprégnation au chlorure d'or (plaque motrice des muscles intercostaux du lézard gris).

Stiassnie, ocul. 2, object. 5.

sel non fixé sur le tissu, puis on les porte dans un flacon contenant de l'eau distillée, acétifiée par 4 gouttes d'acide acétique cristallisable pour 100 grammes d'eau, ou mieux dans une solution d'acide formique au quart. On laisse le flacon à la lumière diffuse. Au bout de vingt-quatre à quarante-huit heures la réduction est opérée, ce que l'on reconnaît à la teinte violette du fragment. On passe ce dernier dans l'alcool à 90° qui achève la fixation, et on fait ensuite les préparations définitives soit par dissociation, soit par coupes, ainsi qu'on le verra plus loin.

La réduction du sel d'or s'opère d'une manière très irrégulière, et il n'est pas rare de voir à côté de fragments bien réussis, d'autres, du même organe, traités simultanément de la même façon et qui ne présentent pas trace de réduction. Il ne faut donc pas se décourager et recommencer souvent l'opération pour être sûr d'avoir quelques résultats.

Peut-être est-ce à cause de l'insuccès fréquent de cette méthode que le chlorure d'or cède peu à peu le terrain devant les injections vitales de bleu de méthylène (voy. plus loin) et devant la méthode de Golgi, qui répondent à peu près aux mêmes indications que lui.

§ 11. — DISSOCIATION

La dissociation est une méthode fort employée en histologie et qui consiste à séparer les uns des autres, par des moyens mécaniques (tractions à l'aide d'aiguilles, etc.), les éléments anatomiques qui composent un tissu ou un organe. Pour que la dissociation puisse se faire sans entraîner la destruction irrémédiable des parties, il faut que celles-ci aient été préalablement fixées. Aussi, sauf une exception dont nous parlerons plus loin (la potasse), tous les réactifs qui servent à préparer la dissociation sont des fixateurs. A la vérité ce sont des fixateurs faibles, des solutions diluées des fixateurs ordinaires, qui paraissent en même temps donner une certaine consistance aux cellules elles-mêmes et dissoudre plus ou moins les substances qui les unissent les unes aux autres, et qui en tout cas facilitent la séparation des cellules. Pour obtenir cet effet, il importe de régler la proportion entre la quantité de liquide dissociateur employé et la grosseur de l'objet. Si l'on met en effet de tout petits fragments d'un tissu dans une quantité considérable de liquide, on les durcira au lieu de les dissocier.

Les principaux liquides dissociateurs sont l'alcool au tiers, le sérum iodé, les solutions chromiques très faibles, la potasse à 40 p. 100, l'acide azotique, etc.

1º Alcool au tiers. — Introduit dans la technique par RANVIER. C'est un réactif excellent que l'on prépare de la manière suivante : à un volume d'alcool à 90° on ajoute deux volumes d'eau distillée. Il faut mesurer dans des vases distincts les volumes d'eau et d'alcool, car au moment du mélange il y a contraction de la masse, et si l'on faisait le mélange dans une même éprouvette graduée, de façon à obtenir un volume triple du premier volume d'alcool, par exemple, les proportions ne seraient plus les mêmes.

L'alcool au tiers est un excellent dissociateur pour les éléments épithéliaux, les cellules glandulaires, les muscles striés, etc. Des fragments de tissus ou d'organes frais sont placés dans 20 ou 30 fois leur volume d'alcool au tiers, où on les laisse séjourner de vingt-quatre à quarante-huit heures. Au bout de ce temps on les lave à l'eau et on les dissocie aisément avec des aiguilles ou avec le diapason, ainsi qu'il sera dit plus loin. Pour la coloration et le montage des préparations faites par dissociation, voir troisième partie.

2º Sérum iodé. — Le sérum iodé, introduit par MAX SCHULTZE, a été très employé comme liquide dissociateur ou même comme liquide indifférent pour l'examen d'éléments frais. On le prépare ainsi : on recueille l'eau de l'amnios d'un embryon de ruminant pris à l'abattoir. La bête d'où provient l'embryon doit être fraîchement tuée et le liquide amniotique doit être parfaitement limpide et d'un jaune citrin. On ajoute au liquide des paillettes d'iode, et on agite le flacon fréquemment, en le retournant de manière à dissoudre parfaitement le métalloïde. On ajoute d'ailleurs de l'iode tant qu'il s'en dissout et on obtient ainsi un sérum fortement iodé qui se conserve bien.

C'est un réactif excellent pour permettre la dissociation des cellules épidermiques, glandulaires, etc.

Voici son mode d'emploi : Mettre un petit fragment (un demi-centimètre cube environ) dans un flacon bien bouché, avec 4 à 5 centimètres cubes de sérum. L'objet peut être dissocié dès le lendemain, mais si à ce moment il n'a pas encore suffisamment macéré, le laisser dans la même solution pendant plusieurs jours, même des semaines, en ayant soin toutefois d'ajouter au liquide qui se décolore, en cédant son iode au tissu, quelques gouttes de sérum fortement iodé chaque fois que cela devient nécessaire ; faute de ce soin la putréfaction apparaîtrait.

Lorsqu'on juge l'action du réactif suffisante, on porte la pièce sur une lame de verre dans du sérum faiblement iodé, on la dissocie avec des aiguilles ou suivant tout autre procédé mécanique (raclage, etc.) indiqué par sa nature même, on recouvre d'une lamelle et on observe.

3° Acide chromique faible. — En solution très étendue, 2 à 3 p. 10 000, l'acide chromique donne de bons résultats pour la dissociation des éléments du système nerveux central.

De même le bichromate de potasse à 1 p. 1000 peut être employé.

Après ces réactifs on lave à l'eau, et on dissocie soit dans de l'eau, soit dans de la glycérine diluée.

4° Acide azotique. — L'acide azotique qui, en solutions de divers titres, a été employé comme fixateur, peut aussi servir comme dissociant à la dose de 20 p. 100. Pour son emploi, (voy. p. 306).

5° Potasse à 40. — La potasse en solution à 40 p. 100 possède la propriété remarquable de dissoudre la substance unissante de certains éléments anatomiques sans altérer trop sensiblement la forme de ces derniers.

Ainsi, un fragment de muscle cardiaque, placé dans un verre de montre renfermant une certaine quantité de la solution de potasse à 40, se résout en une sorte de poussière fine, constituée par les segments musculaires séparés les uns des autres. On prend avec une pipette un peu de cette poussière, on la porte sur une lame de verre, on recouvre d'une lamelle et on peut voir les segments avec leur forme irrégulière.

De même la solution de potasse mise en contact avec une lame mince de tissu conjonctif dissoudra toute la substance de ce dernier, sauf les fibres élastiques qui restent seules et sont par là admirablement mises en évidence.

Employée à un titre inférieur à celui que nous indiquons, par exemple à 20 p. 100 et au-dessous, la potasse dissout non seulement les ciments, mais encore les corps cellulaires.

La dissociation par la potasse, très facile et très rapide, ne donne qu'un moyen d'étude imparfait et qu'il importe de compléter par les autres procédés sus-indiqués.

6° Dissociation mécanique. — Lorsque les tissus ont été traités par l'un des réactifs indiqués ci-dessus, il est aisé de les dissocier en leurs éléments constitutifs à l'aide de divers procédés mécaniques.

L'un des plus simples consiste à se servir des aiguilles spéciales dont il a été parlé page 42. Veut-on par exemple dissocier un tissu formé de fibres, tel qu'un nerf ou un muscle, après l'avoir retiré du liquide dissociateur, on le porte sur une lame de verre et on le recouvre d'une goutte d'eau, de matière colorante ou de glycérine, suivant que l'on désirera faire la dissociation dans l'un ou dans l'autre de ces liquides, ainsi que cela est indiqué dans la partie spéciale. On applique alors deux aiguilles tenues chacune dans une main à l'une des extrémités du fragment de muscle ou de nerf, puis on les écarte l'une de l'autre, séparant ce fragment en deux parties. On recommence sur chacune de celles-ci, et on continue ainsi de manière à les diviser en fibres de plus en plus fines. Il faut avoir soin d'appliquer toujours les aiguilles sur la même extrémité des fibres afin de ne pas multiplier sur toute la longueur de celles-ci les cassures ou les déchirures qu'elles peuvent produire.

De même, en agissant avec précaution à l'aide des aiguilles sur un fragment d'épithélium, on arrive à le dissocier aisément. Mais dans ce cas, comme le tissu est formé d'éléments non fibrillaires, et ne risquant pas par suite de s'embrouiller les uns dans les autres, on peut aussi obtenir une bonne dissociation en secouant fortement la pièce dans un tube à essai bouché et renfermant un peu d'eau.

Bovier-Lapierre a proposé pour ces cas un moyen de dissociation très commode et très efficace. On prend un diapason donnant 100 vibrations à la seconde, et disposé horizontalement. Sur l'une des branches on fixe avec de la cire un petit tube à essai contenant un fragment du tissu à dissocier plongé dans de l'eau. A l'aide d'un électro-aimant actionné par une pile, on fait vibrer le diapason pendant tout le temps nécessaire à la dissociation. Le liquide mis en mouvement entre en une sorte d'ébullition et le fragment de tissu constamment agité par ce mouvement se dissocie d'une manière parfaite. Pour plus de détails sur le dispositif de cet appareil, voyez Bovier-Lapierre : *D'un nouveau mode de dissociation*, etc. (*Comptes rendus Société de Biologie*, 1888, p. 797.)

CHAPITRE III

COUPES HISTOLOGIQUES

Pour étudier les organes ou les tissus il est indispensable de faire dans leur épaisseur des coupes minces qui, examinées au microscope, nous révèlent leur structure. Précieuses dans tous les cas, les coupes sont parfois le seul moyen d'étude que l'on possède, lorsqu'il s'agit d'organes que l'on ne peut dissocier ou disséquer, tels que le cerveau ; aussi leur importance est-elle grande en histologie. Recueillies en séries continues, les coupes ont permis d'étudier d'une manière complète la structure d'animaux tout petits ou d'embryons très jeunes dont la dissection était impossible ou ne donnait que des résultats très imparfaits.

Pour faire des coupes histologiques il faut tout d'abord durcir convenablement les parties dans lesquelles on fera ensuite des sections à l'aide d'un rasoir soit tenu à la main, soit fixé dans un microtome.

ARTICLE PREMIER

DURCISSEMENT, INCLUSIONS

Il y a plusieurs moyens de donner aux pièces la dureté nécessaire. Les principaux sont : 1° le durcissement simple obtenu par l'action des réactifs ou de la gomme ; 2° l'inclusion à la paraffine ; 3° l'inclusion au collodion. Enfin, 4° on peut encore signaler, à ce propos, la congélation.

§ 1. — DURCISSEMENT SIMPLE

Ce mode de durcissement, le seul employé autrefois, peut encore rendre des services. Il comporte divers procédés qui sont : 1° le durcissement par les réactifs fixateurs ; 2° le durcissement par la gomme et l'alcool.

1° Durcissement par les réactifs fixateurs. — Nous avons déjà fait remarquer que la plupart des fixateurs durcissent les pièces qui leur sont soumises. Quelques-uns même ont une action durcissante très marquée, tels sont l'alcool, l'acide chromique et ses composés (liquide de Flemming), le formol, le bichromate de potasse, etc. Après leur fixation dans ces réactifs, les pièces offrent en général une dureté assez grande pour que l'on puisse y pratiquer des sections minces en s'aidant d'un rasoir bien tranchant. Dans la pratique histologique courante on ne se contente pas de cette action des réactifs et on la complète par d'autres moyens. Cependant il faut savoir que l'on peut parfaitement couper des organes après le simple durcissement qui accompagne la fixation par les réactifs ci-dessus mentionnés, et les coupes ainsi faites offrent en général l'avantage de présenter une structure plus vraie, moins déformée que celles faites après l'emploi d'une technique compliquée. L'exemple suivant appuyé par les figures 46 et 47 le montrera : On fixe à la liqueur de Flemming la patte d'un fœtus de cobaye ; après fixation on partage la patte en deux moitiés droite et gauche dans l'une desquelles on fait immédiatement des coupes avec un rasoir mouillé d'alcool (voy.

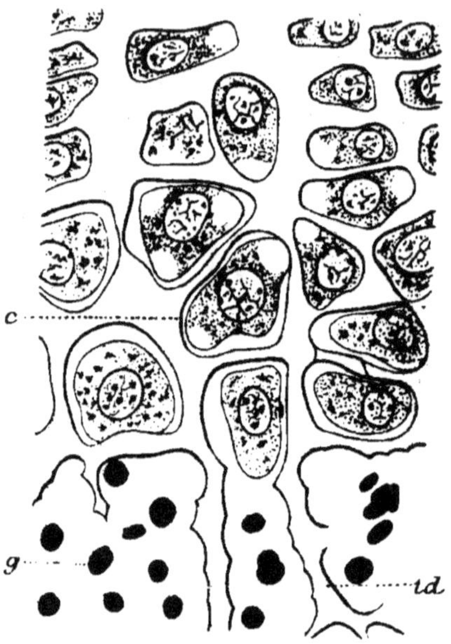

Fig. 46.

Cartilage d'ossification coupé sans inclusion préalable, (patte de fœtus de cobaye fixée au liquide de Flemming).

c, cellules cartilagineuses. — td, travées directrices. — g, globules rouges. Stiassnie, ocul. 2, object. 6.

plus loin). Dans ces coupes les cellules cartilagineuses volumineuses qui sont voisines de la ligne d'ossification sont bien conservées, leur protoplasma remplit à peu près exactement leur capsule, tandis que dans les coupes de l'autre moitié faites après inclusion à la paraffine, le corps de ces cellules est rétracté autour du noyau, et laisse vide la plus grande partie de la capsule. Il est bien entendu que les inclusions à la paraffine ne produisent pas toujours des déformations aussi marquées,

surtout si elles sont faites avec grand soin ; néanmoins il n'est
pas douteux que dans nombre de cas on aurait gagné à comparer des coupes faites après le simple durcissement des réactifs à celles faites après des inclusions à la paraffine ; l'on
aurait pu se rendre compte ainsi combien certaines prépara-

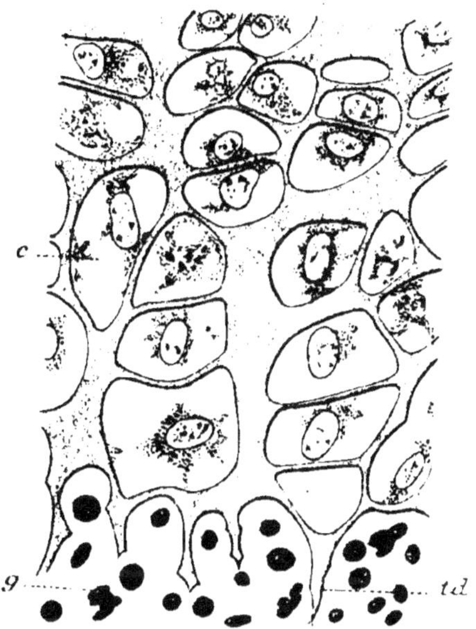

Fig. 47.

Même pièce, coupe faite après inclusion à la paraffine.

c, cellules cartilagineuses. — g, globules rouges. — td, travées directrices. Sliassnic,
ocul. 2, object. 6.

tions s'éloignent de la structure réelle de l'organe dont elles
proviennent.

Le durcissement donné par les réactifs fixateurs suffit pour
permettre de faire rapidement quelques coupes dans un tissu
ou dans un organe donné. Veut-on par exemple se rendre
compte si une pièce est bien fixée et intéressante, au lieu de
perdre du temps et des réactifs à l'inclure, on peut en se servant simplement d'un rasoir et à main levée (voy. plus loin) faire
quelques coupes, et l'on sait immédiatement à quoi s'en tenir.

2° Durcissement par la gomme et l'alcool. — Le durcissement obtenu par la seule action des fixateurs n'est pas suffisant, sauf de rares exceptions, pour permettre de faire d'une manière régulière des coupes très minces et très étendues, surtout si l'objet n'a pas une structure homogène et présente des parties de dureté différente. Aussi a-t-on imaginé depuis longtemps un mode de durcissement qui remédie à ces inconvénients, c'est le durcissement par la gomme et l'alcool.

On prépare une solution très sirupeuse de gomme arabique dans de l'eau chaude, on l'étend avec une quantité de glycérine suffisante (environ 1/3 du volume) pour lui donner une fluidité moitié plus grande, — la solution prise au bout d'un agitateur doit tomber goutte à goutte sans filer — ; on filtre sur une flanelle fine très propre, et on conserve dans des flacons bouchés au liège. Quelques cristaux de camphre ajoutés à cette solution permettent de la garder en bon état pendant des mois.

Lorsqu'on veut s'en servir, on en verse dans une boîte de verre la quantité suffisante pour recouvrir la pièce. Cette quantité ne peut servir qu'une ou deux fois ; au bout de ce temps il faut la jeter. Deux cas peuvent se présenter : 1° la pièce sort de l'eau ; 2° elle sort de l'alcool.

a. Gommage d'une pièce sortant de l'eau. — Il s'agit par exemple d'une pièce fixée par le liquide de Flemming ou par la liqueur de Müller, et qui vient, ainsi qu'il a été recommandé, d'être soigneusement lavée à l'eau. On la met dans une boîte de verre, de dimensions appropriées et remplie de la solution de gomme glycérinée. Au bout de douze à vingt-quatre heures, la pièce est entièrement pénétrée par la gomme ; on la retire avec des pinces, on la laisse un peu égoutter et on la suspend dans de l'alcool à 90°. Ce dernier coagule la gomme et donne à toute la pièce une dureté suffisante, son action est produite au bout de vingt-quatre ou quarante-huit heures au plus tard ; on peut dès ce moment faire les coupes ou laisser encore la pièce dans l'alcool pour la couper ultérieurement.

b. Gommage d'une pièce sortant de l'alcool. — Dans ce cas il convient d'hydrater la pièce avant de la passer dans la gomme, sans cela l'alcool qu'elle renferme précipiterait la gomme à sa périphérie en y formant une croûte isolante qui empêcherait la pénétration de la pièce. Pour hydrater cette dernière, on la plonge dans une solution aqueuse saturée d'acide picrique, qui se substitue à l'alcool dans l'épaisseur de la pièce, sans gonfler cette dernière, comme pourrait le faire de l'eau par exemple. Au bout de douze heures on retire de l'acide picrique le fragment que l'on veut gommer, on le plonge dans la solution de gomme qui le pénètre parfaitement, et après douze à vingt-quatre heures on le porte dans l'alcool à 90°. Le durcissement s'opère alors très régulièrement comme dans le cas précédent.

Très employé il y a quelques années, le durcissement par la gomme est bien abandonné aujourd'hui, et presque démodé ; il peut cependant rendre des services, par exemple dans certains cas indiqués dans la deuxième et la troisième partie de ce livre.

§ 2. — INCLUSIONS A LA PARAFFINE

Les inclusions consistent dans l'imbibition des objets par une substance qui devient ensuite assez dure pour se prêter aisément à la confection de coupes minces. Une des meilleures substances d'inclusion est la paraffine.

1° Manière de faire les inclusions. — On a vu que la paraffine, fusible à une température peu élevée est soluble dans le chloroforme, la benzine, le xylol et les huiles essentielles. Lorsqu'ils ont été imprégnés par un de ces dissolvants, les objets se laissent pénétrer par la paraffine en fusion qui s'y incorpore et forme avec eux, lorsqu'elle est refroidie, un bloc qui se laisse couper comme s'il était constitué par de la paraffine seule, et que l'on peut débiter en tranches très minces, de un à quelques µ d'épaisseur.

Toutes choses égales d'ailleurs, les coupes se font d'autant mieux que la paraffine a une dureté moyenne, ni trop grande ni trop faible. Avec une paraffine trop dure les coupes se brisent, avec une trop molle elles se plissent et s'écrasent sur elles-mêmes. D'autre part, le degré de fusibilité de la paraffine étant peu élevé, sa dureté varie avec la température ambiante ; aussi pour avoir une substance d'une bonne consistance en toute saison, est-on obligé de faire des mélanges de paraffine molle et de paraffine dure en proportion variable suivant le moment de l'année. En hiver et dans une salle peu chauffée on peut se servir d'un mélange à parties égales de paraffine molle et de paraffine dure, en été il faut employer de la paraffine dure pure. Chacun arrivera par la pratique à composer ses mélanges d'une manière convenable.

Pour inclure une pièce dans la paraffine, il faut avant tout qu'elle soit parfaitement déshydratée, ce qui s'obtient par un séjour de quelques heures dans de l'alcool absolu, renouvelé au besoin une ou deux fois si la pièce est grosse. — Il est entendu que cette dernière, avant d'être mise dans l'alcool absolu, a séjourné vingt-quatre heures au moins dans de l'alcool à 90°. Une déshydratation parfaite est nécessaire parce que les dissolvants de la paraffine que l'on doit employer maintenant ne sont miscibles qu'avec de l'alcool parfaitement absolu, et s'il restait dans la pièce la moindre trace d'eau, ils ne pourraient pas la pénétrer et l'imprégner convenablement de manière à permettre la pénétration ultérieure de la paraffine.

La déshydratation achevée, il faut imbiber la pièce par un dissolvant de la paraffine (xylol, toluène, essence de bergamote, essence de cèdre, chloroforme). Tous ces dissolvants ont leurs avantages et leurs inconvénients, leur emploi sera indiqué ultérieurement ; dans la pratique courante on emploie le xylol.

Quel que soit le dissolvant choisi, il faut éviter d'y porter directement l'objet au sortir de l'alcool, parce qu'il se produit des courants de diffusion énergiques qui peuvent disloquer certains éléments délicats. Aussi pour ménager la pièce, on emploie la méthode des mélanges ou celle de l'imbibition lente.

La méthode des mélanges consiste à mêler de l'alcool absolu avec le dissolvant choisi, dans diverses proportions. Par exemple, on mettra d'abord 1/4 de volume de xylol et 3/4 d'alcool absolu, puis 1/2 ou 3/4 de xylol, et après avoir fait passer la pièce dans ces différents mélanges, on la portera dans du xylol pur. Le temps pendant lequel on doit laisser séjourner la pièce dans ces différents liquides sera indiqué plus loin.

La méthode de l'imbibition lente se pratique de la manière suivante : on met dans un flacon bas un peu d'alcool absolu contenant la pièce que l'on veut pénétrer, puis avec une pipette on fait arriver avec ménagement sur le fond du flacon du chloroforme ou de l'essence de cèdre. Ces liquides, plus lourds que l'alcool, restent au fond du flacon et soulèvent l'alcool en même temps que la pièce qui repose sur le plan de séparation des deux liquides. Là, placée dans une couche où la diffusion se fait lentement, elle s'imbibe peu à peu et graduellement de l'essence de cèdre ou du chloroforme, et elle finit par tomber au fond du vase. Avec une pipette on enlève alors l'alcool qui surnage, puis on transporte la pièce dans le dissolvant choisi pur, où elle achève de se pénétrer de ce liquide.

Il est bon de connaître ces deux modes de traitement des pièces, pour s'en servir dans l'inclusion de certains objets délicats, toutefois dans la pratique ordinaire on peut employer non plus des mélanges gradués, mais simplement un mélange à parties égales de xylol et d'alcool absolu. C'est ce mélange qui sera indiqué dans le tableau récapitulatif des opérations nécessaires pour faire une inclusion.

La pénétration d'un objet par un dissolvant de la paraffine exige un laps de temps qui varie beaucoup suivant la nature de l'objet et celle du dissolvant lui-même. Nous ne pouvons ici fixer de règles précises. D'une manière générale on reconnaît que la pénétration est achevée lorsque la pièce tombe au fond du vase (sauf pour le chloroforme, très lourd, et dans lequel beaucoup de pièces ne s'enfoncent pas) ou bien alors qu'elle est devenue transparente ou tout au moins translucide. Il faut ensuite procéder à l'imbibition de la pièce par la paraffine. C'est un temps très délicat de l'inclusion, qui demande à être fait avec grand soin si l'on veut réussir. On porte d'abord la pièce au sortir du xylol dans un mélange à parties égales de paraffine molle et de xylol. Ce mélange est liquide à la température ordinaire des laboratoires (15-20°). La pièce que l'on y plonge y restera plus ou moins longtemps suivant sa grosseur, puis on la portera dans de la paraffine molle, pure, fondue, maintenue dans une étuve réglée exactement à la température de son point de fusion. Cette paraffine est placée dans des boîtes de verre, ou dans de petits godets en métal que l'on met sur les rayons de l'étuve. On a soin de remuer la pièce déposée dans ce bain, en se servant d'une spatule conforme à celle qui est représentée figure 28; cela favorise la pénétration de la paraffine. La durée du bain de paraffine en fusion varie d'un quart d'heure à six heures, suivant la grosseur de la pièce et sa pénétrabilité; chacun apprendra par la pratique le temps nécessaire dans les différents cas; il faut toujours se rappeler qu'il est inutile sinon nuisible de prolonger au delà du strict nécessaire le temps consacré à cette opération.

Lorsqu'on juge la pièce bien imbibée de paraffine molle, on la porte dans un bain de paraffine dure, ou du mélange de paraffine molle et dure choisi pour faire les coupes, et maintenu en fusion dans une étuve dont la température ne doit jamais dépasser 60° et peut même être en dessous de ce chiffre si le mélange choisi fond à une température moindre. Là, elle se pénètre de cette paraffine dure qui se substitue peu à peu à la paraffine molle qui l'imprégnait. Si l'on voulait attendre une pénétration absolument complète et parfaite de la pièce par la paraffine dure, il faudrait la laisser dans le bain aussi longtemps qu'on l'a laissée dans la paraffine molle, mais cela n'est pas nécessaire, et après un temps assez court la paraffine dure a suffisamment imprégné l'objet pour permettre de belles coupes, et comme l'action prolongée de la chaleur est nuisible à la bonne conservation des éléments, il vaut mieux abréger ce temps de l'opération. Pour un objet de très petit volume, on peut se contenter de le laisser dix minutes à un quart d'heure dans la paraffine dure, un objet volumineux n'a pas besoin d'y séjourner plus de quatre heures, et souvent il suffit de deux heures au maximum. Au bout de ce temps, on peut faire l'inclusion, c'est-à-dire couler dans un moule à

la fois la paraffine dure et la pièce. Le moule dont on se sert
consiste en un cadre métallique formé de deux moitiés et que
l'on place sur une lame de verre. Pour pouvoir orienter les
pièces on peut mettre sur un photophore (comme l'indique la
figure 48) la lame en verre qui forme le fond du cadre, la
lumière arrivant en dessous éclaire bien l'objet. Lorsque le
moule établi aux dimensions que l'on a choisies est placé sur
un photophore à portée de l'étuve renfermant la paraffine en

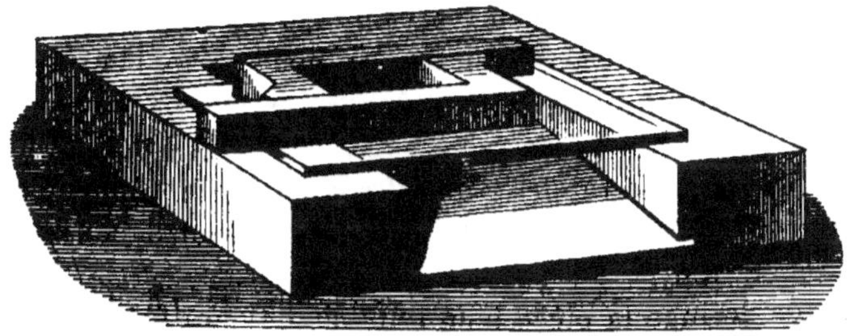

Fig. 48.

Moule à paraffine préparé sur un photophore pour une inclusion.

fusion, on y verse la paraffine et on y place la pièce à inclure. En
se servant de la spatule ou d'aiguilles chauffées, l'on oriente cette
dernière par rapport aux faces du moule, de manière à pouvoir
faire les coupes dans le sens que l'on désire. Il importe absolument que la pièce plonge entièrement dans la paraffine et
soit partout recouverte d'une couche assez épaisse de cette dernière. Si la paraffine est un peu dure et par suite se prend très
vite, on peut pour éviter cette prise rapide qui gêne l'orientation des pièces, en ne laissant pas le temps nécessaire pour la
mener à bien, chauffer légèrement le moule, ce qui retarde la
prise de la paraffine et laisse du temps pour placer la pièce
dans la position convenable. Dès que la paraffine s'est solidifiée et que la pièce suffisamment maintenue ne peut plus être
dérangée par les mouvements imprimés au moule, on porte
dans de l'eau froide ce dernier, avec la lame de verre sur
laquelle il repose, en ayant soin que l'eau n'atteigne pas sa
face supérieure ouverte, avant une solidification parfaite de

la paraffine. Sans cela l'eau pourrait former des cavités ou des bulles au sein de la paraffine encore molle. Au bout d'un séjour d'un quart d'heure ou d'une demi-heure dans l'eau, la paraffine est parfaitement durcie, et l'on peut démouler le bloc contenant la pièce sans crainte de le déformer. Il suffit pour cela d'écarter les pièces de fer qui constituent le moule. Le bloc de paraffine est dès lors prêt à être coupé, et on peut immédiatement le monter dans le microtome. Si l'on ne veut pas ou si l'on ne peut pas le couper immédiatement, il est bon de l'envelopper dans une feuille de papier blanc sur laquelle on écrit toutes les indications nécessaires se rapportant à la pièce incluse, puis les blocs ainsi étiquetés peuvent être conservés dans un flacon à large goulot. Un étiquetage soigneux des pièces ainsi conservées est absolument indispensable pour éviter des erreurs souvent très désagréables.

2° Avantages et inconvénients des inclusions à la paraffine, précautions à prendre. — Les avantages des inclusions à la paraffine sont considérables. C'est grâce à cette méthode d'inclusion que la confection de coupes en séries ininterrompues est devenue facile, et chacun sait les services que l'étude de ces séries a rendus à l'embryologie. L'inclusion à la paraffine permet seule jusqu'à présent de faire des coupes très minces et régulières On peut en effet obtenir des coupes d'un millième de millimètre d'épaisseur, ce qui est indispensable pour les études cytologiques. Enfin elle a mis à la portée de tous le moyen de faire des coupes fines d'une certaine étendue en un temps très court, et avec une sûreté absolue. C'est là un avantage très grand et qui a beaucoup contribué à la diffusion des recherches histologiques.

Malheureusement cette méthode a aussi quelques inconvénients. Si toutes les précautions n'ont pas été prises pendant la fixation, la déshydratation, l'imbibition par un dissolvant de la paraffine et enfin dans le cours de l'inclusion proprement dite, et notamment si l'on a laissé trop longtemps la pièce dans le bain de paraffine à 55-60°, les tissus sont plus ou moins ratatinés, les cellules séparées les unes des autres et les rapports des parties modifiés ou détruits comme le montre l'exemple du cartilage (fig. 47).

On sait du reste que l'inclusion à la paraffine détruit l'élasticité des tissus. Un élément anatomique placé dans la glycérine pure se ratatine, mais si l'action de la glycérine a été ménagée graduellement de façon à ne pas amener de rupture, il revient ensuite à son état primitif, parce que son élasticité n'a pas été abolie. Avec la paraffine il n'en est plus de même (voy. *Fixations*, p. 106).

En dehors de ce point, il est assez difficile d'établir quelle part peuvent avoir dans cette altération des tissus les différentes manipulations nécessitées par l'inclusion, ou encore les hydratations et les déshydratations successives par lesquelles les coupes passeront avant d'être définitivement montées (voy. plus loin), mais il est incontestable qu'on ne saurait donner trop de soin à la préparation des inclusions.

A ce propos nous signalerons les points suivants :

a. *Influence du fixateur.* — Tous les fixateurs ne permettent pas également bien l'inclusion dans la paraffine. Ainsi l'acide osmique employé seul, qui fixe très bien les tissus, ne leur donne pas une résistance suffisante pour supporter sans dommage ce mode d'inclusion. L'exemple suivant le montrera : un ganglion de Gasser du mouton est fixé par une injection interstitielle d'acide osmique à 2 p. 100 (Ranvier). Les cellules sont admirablement conservées, comme on peut s'en rendre compte en les dissociant partiellement dans l'eau, mais si l'on inclut dans la paraffine le reste de ce même ganglion, en prenant d'ailleurs toutes les précautions nécessaires, on voit que les cellules ont perdu leur forme globuleuse, sont revenues sur elles-mêmes et se sont inégalement rétractées dans leur enveloppe endothéliale en prenant une forme étoilée irrégulière. Nous avons donc ici un exemple très net d'altérations produites au cours de l'inclusion. Mais si, au lieu de fixer le ganglion par l'acide osmique, on emploie pour cela le liquide de Flemming, on obtient de bien meilleurs résultats et les cellules sont beaucoup mieux conservées. Il semble que l'acide chromique de ce dernier réactif, en se combinant avec les éléments anatomiques, leur ait communiqué une résistance plus grande à l'action déformante des manipulations exigées par l'inclusion. Le choix d'un fixateur n'est donc pas indifférent lorsqu'on veut ultérieurement inclure les pièces à la paraffine. La liqueur de Flemming m'a paru constituer sous ce rapport un fixateur de choix. Il faut tenir compte aussi de la valeur de la fixation elle-même, et quel que soit le fixateur choisi, une pièce supporte d'autant mieux l'inclusion qu'elle a été mieux fixée.

b. *Influence de la pénétration des pièces par la paraffine.* — Il arrive parfois que, faute d'une déshydratation suffisante ou d'une bonne imbibition par le xylol ou par un dissolvant quelconque de la paraffine, cette dernière ne pénètre pas l'objet. Dans ce cas les coupes sont impossibles, la pièce se détache du bloc de paraffine qui l'entoure, revient sur elle-même et se plisse, mais il peut arriver aussi que la pénétration, tout insuffisante qu'elle soit, permette cependant de faire des coupes, mauvaises du reste. Si l'on a alors la curiosité de les monter et de les examiner, on voit qu'elles sont considérablement détériorées. Or cette mauvaise pénétration de la paraffine se rencontre quelquefois. Certains tissus présentent une grande résistance à l'inclusion à la paraffine. Rawitz cite parmi eux le cartilage, l'os décalcifié, les faisceaux musculaires, les revêtements épidermiques; j'y ajouterai le tissu fibreux et en particulier le derme cutané. Il importe donc, toutes les fois que l'on a affaire à une pièce contenant une certaine quantité des tissus susnommés, de faire grande attention à sa bonne pénétration par la paraffine. Pour cela on veillera à la déshydrater complètement par l'alcool absolu, à la pénétrer convenablement par le xylol et par la paraffine, ce qui est en fin de compte une question de temps; il ne faut pas oublier toutefois qu'un séjour trop prolongé dans le bain de paraffine dure est nuisible aux bonnes conservations.

En somme, les précautions à prendre pour faire une bonne inclusion consistent à bien fixer les objets, en choisissant pour cela de préférence un fixateur très durcissant, tel que le liquide de Flemming, et à donner aux pièces une dimension convenable

pour permettre une pénétration complète et suffisamment
rapide, afin de ne pas être obligé de les laisser trop longtemps
dans le bain de paraffine fondant à une température élevée.
Cette pénétration dépend du reste étroitement de la déshydratation parfaite de l'objet et de son imbibition complète par
un bon dissolvant de la paraffine.

Ci-dessous un tableau indiquant la marche d'une inclusion
et la durée de chacun de ses temps. Il est inutile d'ajouter que
ces derniers chiffres n'ont rien d'absolu et qu'ils indiquent
simplement les limites dans lesquelles on peut se mouvoir.

ORDRE de succession des réactifs.	PIÈCES minces ou ayant au maximum 1 mm. de côté.	PIÈCES ayant au maximum 5 mm. de côté.	PIÈCES ayant au maximum 1 cm. de côté.	PIÈCES plus volumineuses ou difficilement pénétrables.
	Heures.	Heures.	Heures.	Heures.
1° Alcool absolu.	2	6	24	24 Renouveler l'alcool absolu 3 fois.
2° Mélange alcool absolu et xylol.	1	3	3	12
3° Xylol pur. . .	1 2	1	3	12
4° Xylol paraffine molle.	1 2	1	3	6
5° Paraffine molle	1 4	1/2	2	6 — La conservation laisse généralement à désirer.
6° Paraffine dure.	10'	10'	1 2	3

3° Inclusions dans le vide. — Dans les cas où on a affaire
à des pièces difficilement pénétrables, on peut recourir à l'inclusion dans le vide, ou mieux à basse pression. On se procure une petite cloche de verre à forte paroi et munie d'une
tubulure. On la place sur une plaque de verre rodée et garnie
de mastic si la fermeture n'est pas parfaite, on place sous

cette cloche le vase renfermant la paraffine et on porte le tout à l'étuve. Par la tubulure garnie d'un bouchon de caoutchouc on fait le vide au moyen d'une bonne seringue ou même d'un aspirateur de Potain, des bulles s'échappent de la paraffine et l'inclusion se fait assez rapidement.

§ 3. — INCLUSION AU COLLODION

Le collodion a été introduit dans la technique histologique par Mathias Duval. Il fournit une bonne matière à inclusion qui possède des avantages particuliers et répond à quelques indications spéciales. Schiefferdecker lui a substitué la celloïdine qui est une sorte de collodion livré sous forme de plaques ou de tablettes, et qui est actuellement très employée ; on peut néanmoins conserver le collodion pour les inclusions, et voici comment on fait ces dernières : Les pièces, au sortir de l'alcool absolu sont placées dans l'éther sulfurique pendant quelques heures, vingt-quatre heures au maximum, puis on les porte dans une solution étendue et très fluide de *collodion non riciné* dans l'éther ; on les y laisse vingt-quatre à quarante-huit heures, puis on les fait passer dans une solution plus épaisse de la même substance où elles restent vingt-quatre heures ; enfin on les met pendant quelques heures dans du collodion très sirupeux. C'est avec ce liquide que se fait l'inclusion. Pour cela on le verse avec la pièce dans une boîte en papier de dimensions appropriées, on laisse le collodion se concentrer encore un peu par évaporation, et on porte le tout avec précaution dans du chloroforme. Le collodion s'y durcit tout en devenant tout à fait transparent Au bout de vingt-quatre à quarante-huit heures, le bloc est suffisamment consistant pour être coupé. Si l'on ne veut pas le mettre en coupes de suite, on peut le conserver dans le chloroforme ou bien dans de l'alcool à 80°.

1° Avantages et inconvénients des inclusions au collodion. — Les inclusions au collodion ne permettent pas de faire des coupes aussi minces que celles à la paraffine. En revanche elles permettent d'employer des pièces de plus grandes dimensions, que l'on ne pourrait pas inclure sans dommages dans la paraffine, parce qu'il faudrait les laisser trop longtemps dans le bain à 55-60°; de plus, elles disloquent moins les tissus que ne le font ces dernières. Elles sont très employées pour l'étude du système nerveux. Elles ne se prêtent pas facilement comme les inclusions à la paraffine à la confection de séries ininterrompues, cependant avec des précautions on peut faire des coupes sériées (voyez p. 161). Elle sont très bonnes pour couper certains objets qui deviendraient trop durs dans la paraffine, tels que l'œil tout entier dont le cristallin prend dans cette substance une dureté très gênante pour les coupes. Enfin le collodion maintient en place les parties qui tendent à se séparer et à ce titre il sera employé avec succès dans les coupes de petits animaux dont les organes ne restent pas toujours en place sur les coupes et peuvent tomber hors des préparations lors des diverses manipulations que subissent ces dernières avant leur montage définitif.

Cette propriété est fort importante pour l'étude des animaux de petite taille ou des embryons, et dans certains cas où les organes mal reliés entre eux ont des tendances à ne pas rester en place dans la coupe à laquelle ils appartiennent, on emploie avec succès la double inclusion au collodion et à la paraffine.

2° Inclusion au collodion et à la paraffine. — On commence d'abord par faire l'inclusion de l'objet dans le collodion. On porte ensuite la pièce du chloroforme où elle se trouve dans le bain de paraffine molle ; le chloroforme étant un dissolvant de la paraffine, cette dernière pénètre parfaitement le collodion, et on fait l'inclusion comme s'il s'agissait d'une inclusion ordinaire dans la paraffine. On obtient un bloc de paraffine que l'on peut couper immédiatement.

§ 4. — CONGÉLATION

Il est encore un moyen de durcir suffisamment les tissus pour pouvoir y faire des coupes, c'est la congélation. On prend un tissu ou un organe frais qui vient d'être enlevé, on l'entoure de fragments de moelle de sureau pour permettre les coupes, et on projette sur lui le jet de chlorure d'éthyle qui s'échappe d'un tube de ce réactif préparé comme on les trouve dans le commerce. L'organe se durcit rapidement et on peut y faire des coupes. Il est clair que les coupes doivent être faites immédiatement, et il faut même faire agir le chlorure d'éthyle à plusieurs reprises pendant tout le temps que dure leur confection si l'on veut que la pièce conserve sa dureté.

Cette méthode n'est pas à recommander, elle fournit des coupes de tissus non fixés et son emploi est restreint en histologie à quelques cas très particuliers. Elle peut être employée avec avantage lorsqu'il s'agit de faire rapidement un examen d'une pièce anatomique. Ainsi un chirurgien enlève une tumeur; avec le procédé de la congélation, on peut en faire des coupes, les colorer et les examiner rapidement, de façon à pouvoir donner un diagnostic avant que l'opérateur ait fini ses sutures.

ARTICLE II

COUPES

Lorsqu'une pièce a été durcie, on peut y faire des coupes en se servant de procédés très variés. L'instrument tranchant est toujours un rasoir, mais il peut être tenu par la main même de l'opérateur ou bien porté par un microtome plus ou moins compliqué. Nous étudierons : 1° la manière de faire des coupes avec un rasoir simplement tenu à la main, ou en s'aidant du microtome de Ranvier; 2° l'emploi des microtomes automatiques après inclusion à la paraffine; 3° l'emploi des microtomes à plan incliné, après inclusion à la gomme ou au collodion.

§ 1. — COUPES A MAIN LEVÉE OU AU MICROTOME DE RANVIER

Ces coupes peuvent se faire avec des rasoirs de tous les modèles et même les rasoirs à barbe excavés sur leurs deux faces. On peut employer ce mode de section pour les pièces durcies par l'un quelconque des procédés indiqués plus haut, mais dans la pratique on ne s'en sert que pour les pièces durcies par les réactifs fixateurs, par la gomme et l'alcool ou par le collodion.

L'objet destiné à être ainsi coupé étant choisi, l'opérateur place sur sa table de travail, à sa droite, une soucoupe pleine d'alcool à 90° dans laquelle il plonge la pièce pendant les intervalles des coupes, à sa gauche un cristallisoir bas et large ou mieux la moitié d'une boîte de Pétri également pleine d'alcool à 90°. Si la pièce est assez grosse on peut la tenir simplement avec les doigts de la main gauche ; on prend le rasoir de la main droite et on le trempe dans la soucoupe de droite de manière à mouiller la lame d'une couche d'alcool qui doit rester pendant que l'on fait la coupe. Tenant le rasoir bien horizontalement, on fait une première section d'épaisseur quelconque, simplement pour aplanir la surface de la coupe. Cela fait, et la lame du rasoir bien chargée d'alcool, on fait une nouvelle coupe aussi mince que possible en tenant le rasoir bien horizontalement et en le tirant de droite à gauche, c'est-à-dire en coupant très obliquement et jamais perpendiculairement. Ceci est de toute importance ; un rasoir ne coupe bien qu'à la condition d'agir un peu à la façon d'une scie, ou tout au moins d'une scie qui n'aurait de mouvement que dans un seul sens. Pour réaliser ce mouvement il faut commencer la coupe par le talon du rasoir et l'achever par sa pointe, en d'autres termes utiliser, pour faire la coupe, toute la longueur du tranchant.

La coupe ainsi faite nage dans l'alcool qui recouvre la lame du rasoir et, doucement soutenue par le liquide, elle ne se déchire ni ne se plisse point. Si elle est bonne, c'est-à-dire suffisamment mince et étendue on plonge le rasoir dans la boîte de Pétri renfermant de l'alcool, dans lequel la coupe se trouve ainsi transportée sans avoir eu à subir de dommages. Si elle n'est pas bonne, on l'enlève avec le doigt et on recommence. Il faut avoir bien soin que la lame du rasoir soit toujours couverte d'alcool, et que la pièce ne se dessèche point. Il est facile d'y arriver en trempant fréquemment le rasoir dans la soucoupe de droite et en y plongeant aussi la pièce lorsqu'il en est besoin.

Parmi les coupes recueillies dans la boîte de Pétri il y en a de meilleures les unes que les autres. Pour les rechercher on place la boîte sur un fond noir si les coupes sont blanches (après fixation par l'alcool par exemple) ou bien sur un fond blanc si les coupes sont noires (fixation par l'acide osmique), et grâce à cela il est facile de distinguer les coupes les mieux réussies. On ne garde que ces dernières, les autres sont enlevées en se servant d'aiguilles à dissocier, et rejetées. Les coupes faites par ce procédé et recueillies dans l'alcool subissent ultérieurement des traitements différents suivant la nature du fixateur employé et la coloration que l'on désire leur donner, nous y reviendrons plus loin.

1° Calage des pièces dans la moelle de sureau. — Si la pièce est trop petite pour être tenue à la main, on la fixe dans un cylindre de moelle de sureau en procédant de la manière suivante. On fend longitudinalement en deux moitiés un cylindre de moelle en se servant d'une scie d'horloger fine ou d'une lime plate très mince (un scalpel casserait inégalement le sureau), puis on pratique sur la face plane de chaque moitié du cylindre une logette de forme et de dimensions appropriées à celles de la pièce à couper, ou mieux un peu plus petite. On place la pièce dans cette loge et on rapproche les deux moitiés du cylindre que l'on peut réunir l'une à l'autre par quelques tours de fils non serrés, placés en dessous de la pièce. Cette dernière est maintenue en place par le sureau qui la presse de toutes parts, et qui forme en même temps un cylindre facile à tenir dans la main gauche. On coupe alors le tout, pièce et sureau, du même coup de rasoir, en suivant exactement les règles indiquées ci-dessus. Les minces lames de sureau, coupées en même temps que l'objet, flottent dans l'alcool à 90° dans lequel on recueille les coupes, il est facile de les trier et de s'en débarrasser.

Pour faciliter l'exécution des coupes à la main, RANVIER a

imaginé il y a longtemps déjà son microtome décrit page 30.
Dans ce microtome on place le cylindre de moelle contenant
la pièce à couper, ou bien si
la pièce est grosse on se contente de la caler avec des fragments de moelle qui l'entourent complètement et la maintiennent solidement au milieu
de l'âme du microtome. On
coupe avec le rasoir à lame
plane mouillé d'alcool. Le plateau du microtome guide la
lame du rasoir qui doit être
étroitement appliquée sur lui.
La pièce une fois affranchie,
à l'aide de la vis placée à la
partie inférieure on peut faire
monter légèrement la pièce
et le sureau, on place alors la

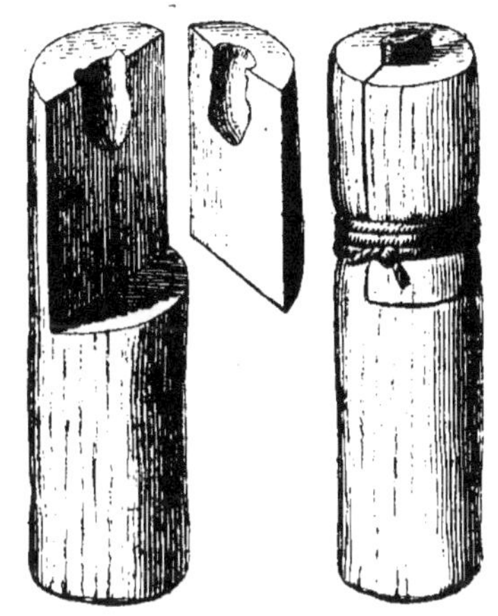

Fig. 49.
Calage d'une pièce dans la
moelle de sureau.

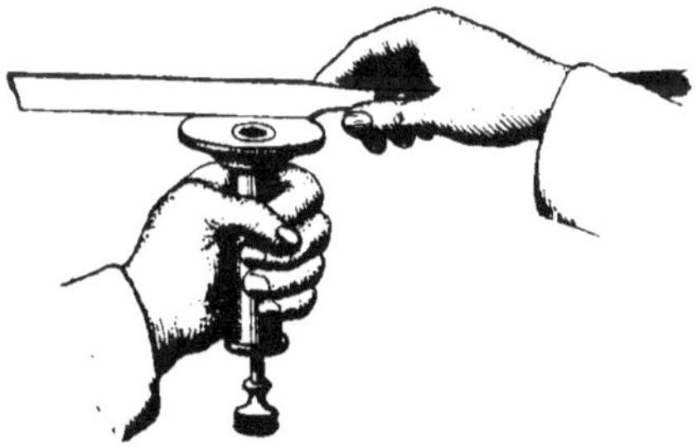

lame plane du rasoir sur le plateau du microtome et on
attaque la pièce toujours très obliquement. On fait ainsi une
coupe d'épaisseur égale
à la hauteur dont la
pièce a été soulevée par
la vis, on donne un nou-
veau tour de vis et l'on
recommence autant de
fois qu'il est nécessaire.

Pour bien faire les
coupes, il importe de
ne pas appuyer sur la
table ou contre son pro-
pre corps le bras gauche
qui tient l'instrument,

Fig. 50.
Manière de faire une coupe avec le
microtome de Ranvier.

mais de le garder libre à quelque distance du corps, le microtome étant tenu à peu près à la hauteur de l'estomac. Le bras
ainsi indépendant de tout point d'appui s'adapte mieux aux

mouvements de l'autre bras qui tient le rasoir et les coupes se font plus régulièrement. Les coupes sont portées dans l'alcool en trempant dans ce dernier la lame du rasoir sur lequel elles se trouvent. Il est utile de caler très soigneusement la pièce avec du sureau, pour éviter tout mouvement de latéralité sous l'influence du rasoir ; du reste le sureau se gonfle un peu en s'imbibant d'alcool et maintient de mieux en mieux la pièce.

Avec un peu d'habitude on arrive à faire avec le microtome de Ranvier des coupes assez étendues, assez minces et assez régulières. Il faut éviter de poser obliquement le rasoir sur le plateau du microtome, comme si l'on voulait entamer ce dernier, parce que l'on détériore beaucoup son tranchant. Pour maintenir celui-ci en parfait état, il est recommandé de passer fréquemment le rasoir sur le cuir pendant qu'on fait les coupes.

Il est certaines pièces très délicates qui souffriraient de la compression même légère exercée sur elles par la moelle de sureau, telles sont par exemple la rétine, la muqueuse olfactive, etc. Dans ce cas, pour maintenir la pièce on se sert soit de l'enrobage à la cire et l'huile, soit de l'enrobage au collodion.

2° Enrobage à la cire et l'huile. — On fait un mélange de cire vierge et d'huile d'olive que l'on fond à un feu doux. La quantité de chacune de ces substances est indiquée par le degré de dureté que l'on exige de leur mélange et qui varie nécessairement suivant les saisons. On creuse ensuite à la partie supérieure d'un cylindre de moelle de sureau une cavité de dimensions appropriées à celles de la pièce à enrober. On la remplit d'alcool à 90° qui se répand d'ailleurs bientôt dans tout le cylindre de moelle. On prend alors la pièce, déposée jusque-là dans de l'alcool à 90°, on la place convenablement dans la cavité préparée pour la recevoir en la maintenant avec de fines pinces, et on coule autour d'elle le mélange fondu de cire et d'huile. Ce dernier se prend en masse et soutient la pièce qu'il renferme sans la comprimer.

On porte dans le microtome de Ranvier le cylindre qui contient l'enrobage, ou on se contente de le tenir à la main et l'on fait les coupes comme il a été dit plus haut. Une fois celles-ci portées dans l'alcool, il est facile de les débarrasser de la cire qui les environne en se servant d'aiguilles à dissocier.

3° Enrobage au collodion. — Ce mode de contention des pièces peut être employé dans les mêmes cas que le précédent. Il est encore préférable, lorsqu'on veut faire dans un objet mince ou lamellaire comme l'iris par exemple, des coupes tangentielles ou parallèles à sa surface. Veut-on par exemple faire des coupes parallèles à la surface d'un iris, sans l'inclure dans la paraffine, on prend un bouchon de liège très fin et sans défauts ou un cylindre de moelle de sureau, on le trempe dans l'alcool à 90°, puis sur une de ses extrémités ainsi préalablement imbibée d'alcool, on coule une mince couche de collodion non riciné un peu épais, et sur laquelle on place l'iris à plat. On recouvre ce dernier de nouvelles couches de collodion qu'on laisse un peu évaporer; pour éviter tout déplacement on fait couler quelques gouttes de chloroforme sur la surface collodionnée qui se prend en masse, et on peut ensuite achever le durcissement en portant le tout dans du chloroforme. Au bout d'une heure ou deux le collodion est devenu solide et adhère parfaitement à son support, et on peut couper le tout soit à la main, soit au microtome de Ranvier avec le rasoir mouillé d'alcool à 90°. Les coupes sont reçues dans l'alcool à 90°, le collodion ne gêne pas pour leur étude. On pourrait d'ailleurs le dissoudre par l'essence de girofle après déshydratation absolue de la pièce.

Les coupes obtenues par les moyens que nous venons de décrire sont toujours reçues dans de l'alcool à 90°; au sortir de ce liquide elles devront subir des traitements variables suivant le mode de coloration que l'on voudra appliquer, et qui seront indiqués à propos des colorations; cependant les coupes faites après durcissement à la gomme doivent avant toute chose être débarrassées de cette dernière, comme nous allons l'indiquer.

4° Dégommage et lavage des coupes durcies à la gomme. — On choisit parmi les coupes recueillies dans l'alcool les meilleures, les plus régulières ; on les prend avec une spatule large, on fait égoutter l'alcool qui reste sur la spatule, et on transporte enfin la coupe dans un cristallisoir plein d'eau froide ou mieux tiède, 40°, ce qui active l'opération.

Le transport des coupes dans l'eau demande quelques précautions. Si en effet on se contente de les y porter directement, comme elles sont imbibées d'alcool fort, il se produit au contact de l'eau une diffusion énergique qui imprime à la coupe un tournoiement rapide. Ce mouvement n'a pas de grands inconvénients lorsque la coupe est homogène et constituée par des parties bien liées entre elles, mais il est désastreux lorsque la coupe est hétérogène et renferme des éléments libres, tels que les globules blancs ou les globules rouges, parce que ces derniers sont généralement entraînés hors de la coupe ; de même la tige d'un poil placée dans l'épaisseur du derme est généralement arrachée de sa gaine qui reste vide, etc. Pour éviter cet inconvénient, il est bon de souffler un peu sur les coupes retirées de l'alcool et portées sur la spatule. La vapeur de l'haleine se précipite sur l'alcool et l'hydrate peu à peu, si bien que lorsqu'on porte la coupe dans l'eau, la diffusion est beaucoup moins énergique et n'entraîne pas de mouvements giratoires. En outre, dans le cas où l'emploi du procédé de l'haleine serait insuffisant, ou trop pénible (si l'on avait par exemple beaucoup de coupes), on arriverait au même résultat en passant ces dernières dans des alcools de degrés décroissants, 70, 30°, avant de les mettre dans l'eau.

Au fur et à mesure que l'eau imbibe la coupe, celle-ci se gonfle, la gomme se dissout peu à peu et finalement la coupe tombe au fond du cristallisoir où on peut la recueillir pour la colorer et la monter. La disparition complète de la gomme s'effectue en quelques heures, on peut l'activer en changeant l'eau du cristallisoir et en employant l'eau tiède. Lorsque les pièces durcies à la gomme ont dû passer auparavant par l'acide picrique, elles abandonnent la couleur jaune qu'elles devaient à ce réactif en même temps qu'elles se dégomment, et lorsqu'elles tombent au fond du cristallisoir, elles sont devenues blanchâtres et sont prêtes pour les colorations ultérieures.

5° Manière de recueillir les coupes dans un liquide. — Nous avons souvent parlé de prendre les coupes dans un liquide, voici comment il faut procéder : On plonge dans le liquide où

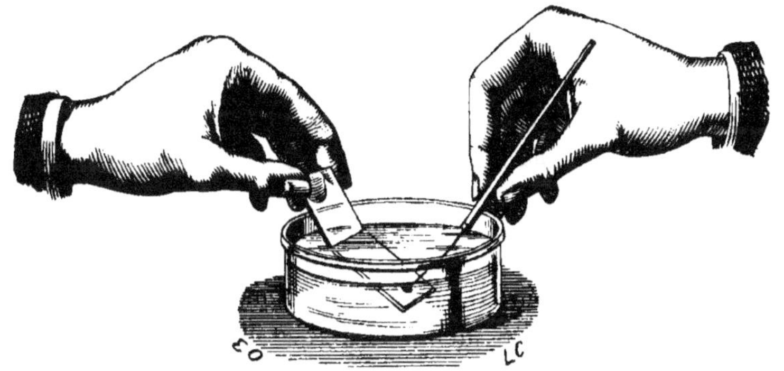

Fig. 51.
Manière de prendre une coupe dans un liquide.

elles se trouvent une lame de verre porte-objet parfaitement propre et que l'on tient obliquement. A l'aide d'une aiguille à dissocier plongée dans le liquide, on fait flotter une coupe et on l'amène sur la face supérieure du porte-objet. On la fixe sur ce dernier en la maintenant appliquée contre lui à l'aide de la pointe de l'aiguille placée à l'une de ses extrémités, et tenant toujours l'aiguille en place, on retire doucement la lame en lui conservant la même obliquité et en faisant attention que le mouvement imprimé à la lame tende à étaler parfaitement la coupe sur cette dernière, ce qui est très facile. On retire enfin complètement le porte-objet du liquide, et la coupe est parfaitement étalée. Si elle ne l'est pas, en la replongeant partiellement dans le liquide avec e porte-objet et en s'aidant de l'aiguille, on achève de l'étaler convenablement. On procède de même si, au lieu d'une lame, on emploie une spatule, le moyen de réussir à étaler consiste à retirer obliquement du liquide la lame sur laquelle on place la coupe.

§ 2. — COUPES AUX MICROTOMES A PARAFFINE

Les coupes à la paraffine peuvent se faire avec n'importe quel microtome, mais comme le plus souvent on désire obtenir ces coupes en séries ininterrompues, on se sert pour cela des microtomes automatiques tels que ceux de Dumaige ou de Minot, qui permettent d'obtenir de longs rubans de coupes, dans lesquels les différentes sections sont soudées les unes aux autres et régulièrement disposées, sans qu'il en manque une seule. Nous décrirons donc la manière de faire des coupes avec le microtome de Minot, nous réservant d'indiquer à propos du microtome à plan incliné comment on peut l'employer pour les coupes à la paraffine. Du reste, lorsqu'on sait faire un ruban de coupes, on sait à fortiori faire une coupe isolée.

Les coupes faites après inclusion à la paraffine sont très minces, elles ne peuvent être longtemps abandonnées à elles-mêmes, et il faut aussitôt qu'elles sont faites les mettre sur le porte-objet et les y fixer de telle manière qu'elles ne puissent plus être dérangées ultérieurement (collage des coupes), enfin il importe, une fois collées, de les débarrasser de la paraffine qui les imprègne. Nous étudierons donc successivement : 1° la manière de faire un ruban de coupes ; 2° le collage des coupes ; 3° l'extraction de la paraffine.

1° Manière de faire un ruban de coupes. — Le bloc de paraffine est d'abord fixé sur le support à ce destiné ; pour cela on chauffe légèrement ce dernier et on y applique une face du bloc qui entre en fusion et adhère fortement à lui après le refroidissement, à cause du système de rayures dont il est pourvu. Il faut avoir bien soin de ne pas trop chauffer le support pour éviter de fondre trop et inégalement le bloc de paraffine et pour tâcher de conserver autant que possible la surface d'implantation du bloc parallèle à la face qui a été

appliquée sur le support. En effet, on sait que l'orientation
de la pièce est fixe par rapport aux faces du bloc de paraffine
et permet de diriger les coupes dans un sens parfaitement
déterminé, il faut donc que la surface qui sert de base soit
parfaitement perpendiculaire aux autres. Le moindre changement de direction résultant d'une fusion inégale de la base
d'implantation entraînerait une obliquité très gênante. Pour
hâter la fixation du bloc sur le support et éviter la fusion, on
peut d'ailleurs refroidir le tout dans l'eau.

Ceci fait, avec un scalpel bien tranchant on enlève l'excé-
dant de la paraffine qui entoure la pièce, en ayant soin de
laisser toujours autour de cette dernière une bordure de paraffine d'un millimètre d'épaisseur au moins. Le mieux est de
couper la paraffine de manière que la surface de section présentée au rasoir soit un rectangle parfait, ce qui est très
important pour la formation du ruban.

On place alors le support du bloc dans la pièce destinée à le
maintenir, et qui est mobile dans les trois directions de l'espace. On manœuvre cette pièce de façon que la surface de
section du bloc soit parfaitement parallèle au fil du rasoir (il
est bien entendu que cette surface de section est représentée
par une face du bloc de paraffine, parfaitement plane elle-
même, et que la pièce est orientée convenablement par
rapport à cette face). Le bloc est avancé ou reculé, à l'aide
de la vis, de telle manière que le rasoir entame très peu sa
surface, car on doit absolument éviter pour affranchir la pièce,
de faire des coupes trop épaisses (1/2 millimètre par exemple),
parce qu'on risquerait de décoller le bloc du support ou de le
casser. La section du bloc doit se présenter au tranchant du
rasoir par un des grands côtés du rectangle, jamais par un
angle. Toutes les vis de la pièce mobile doivent être serrées
à fond pour éviter des déplacements dans le cours du travail.
On met le régulateur sur le chiffre choisi pour donner aux
coupes l'épaisseur voulue 1, 2, 3, etc., etc., et on met en mouvement l'appareil. Une première coupe est faite, elle reste
adhérente au fil du rasoir. On continue d'un mouvement régulier et de nouvelles coupes s'ajoutent à la première en se

plaçant à sa suite ; en effet lorsque le bord inférieur d'une coupe vient au contact du bord supérieur de celle qui a été faite avant elle, il se soude avec lui, la nouvelle coupe repousse l'ancienne, et ainsi de suite, de telle sorte que toutes les sections disposées en ligne et soudées entre elles forment un ruban comparable à un tænia.

On comprend maintenant pourquoi il faut que les bords du bloc parallèles au tranchant du rasoir soient aussi parfaitement parallèles entre eux. S'ils ne le sont pas, les coupes en se soudant les unes aux autres forment un ruban non plus droit mais courbe, dont la concavité est tournée du côté le plus étroit de la surface de section, comme le montre la figure ci-jointe. Il est facile de remédier à cela en enlevant un peu de paraffine du côté le plus large. On reçoit le ruban de coupes sur un morceau de carton, lorsqu'il est achevé on le découpe en fragments de dimensions appropriées aux porte-objets et aux lamelles dont on se servira pour faire les préparations, et pour cela on procède comme il est dit dans le paragraphe suivant.

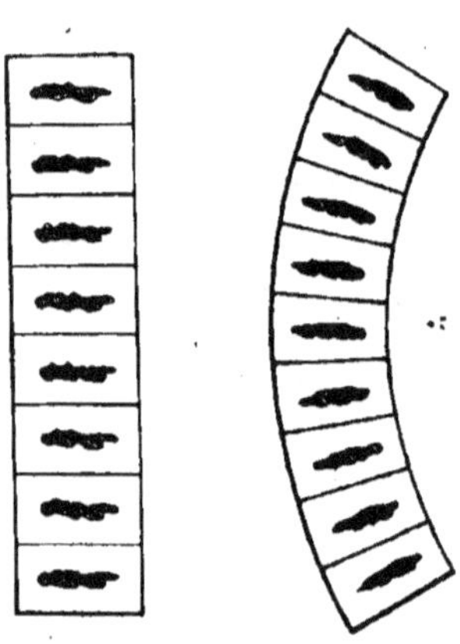

Fig. 52.
Rubans de coupes.

2° Collage des coupes. — Toute la valeur d'une série de coupes réside dans ce que celles-ci sont régulièrement rangées sur le porte-objet dans l'ordre même où elles ont été faites, puisque, en suivant cet ordre, on peut reconstituer l'animal ou l'organe entier. Il importe donc absolument qu'elles ne puissent plus abandonner leur place, être dérangées, une fois qu'elles ont été mises sur le porte-objet. Pour atteindre ce but on les colle sur ce dernier avec le mélange d'albumine indiqué page 70. Sur la surface des porte-objets bien nettoyés et très propres, on étend une couche aussi mince

que possible de ce mélange, en se servant d'une baguette de
verre promenée horizontalement ; on met ensuite sur le porte-
objet un peu d'eau distillée, sur laquelle on transporte les
fragments de ruban. Si la pièce est volumineuse, on ne peut
guère mettre sur le porte-objet qu'un seul fragment de ruban
comprenant 2 à 5 coupes au maximum. Si au contraire elle
est très petite (embryon) on peut y placer plusieurs fragments
disposés les uns au-dessus des autres comme les lignes d'un
livre. Le nombre des bandes du ruban de coupes ainsi placées
sur le porte-objet et leur longueur sont nécessairement en
rapport avec la dimension des couvre-objets dont on se sert ;
avec un peu d'habitude on arrive bien vite à savoir se tirer
d'affaire dans chaque cas. Pour ne pas dépasser les dimensions
du couvre-objet choisi il faut se rappeler que les coupes sont
toujours un peu plissées lorsqu'elles viennent d'être faites,
qu'elles occupent par suite tout d'abord moins de place, et
que le ruban en s'étalant s'allonge un peu. Beaucoup d'histologistes font d'abord un très long ruban de coupes et le divisent
ensuite en fragments de dimensions appropriées. Cette méthode
offre plusieurs avantages, et en particulier celui de donner
des coupes d'une épaisseur très régulière, mais elle présente
les inconvénients suivants : parfois le ruban de coupes est
enlevé par le moindre souffle, parfois aussi il peut être re-
tourné, et il en résulte des erreurs dans l'ordre des coupes ;
aussi peut-on faire des rubans courts, comprenant de 5 à
10 coupes, suivant leurs dimensions, et les transporter directement sur le porte-objet. Pour cela, on saisit le ruban par son
extrémité inférieure à l'aide de pinces fines, puis glissant un
pinceau très fin sous la dernière coupe adhérente au rasoir,
on l'en détache, et le ruban ainsi soutenu par les pinces et
par le pinceau est porté sur la lame recouverte d'eau distillée.

Si l'on doit mettre plusieurs rangées de coupes sur la
même lame, on place le premier ruban près du bord antérieur
de celle-ci, on met le second au-dessous du premier et ainsi
de suite en les rangeant le plus régulièrement possible. Ces
rubans flottent sur l'eau. Placés au contact les uns des autres,
ils n'ont guère de tendance à se déranger, néanmoins il faut

faire grande attention à éviter tout déplacement dans leur ordre, ce qui pourrait causer des erreurs graves dans la lecture des coupes. Lorsque le porte objet a reçu la quantité de coupes

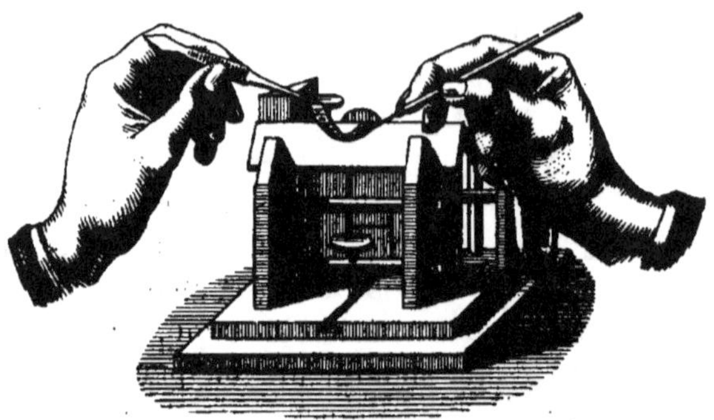

Fig. 53.
Manière d'enlever le ruban de coupes.

qu'il doit avoir, on le numérote avec un diamant dans le coin supérieur droit, comme la pagination d'un livre au recto. Ce numéro qui ne peut pas s'effacer indique sa place dans la série.

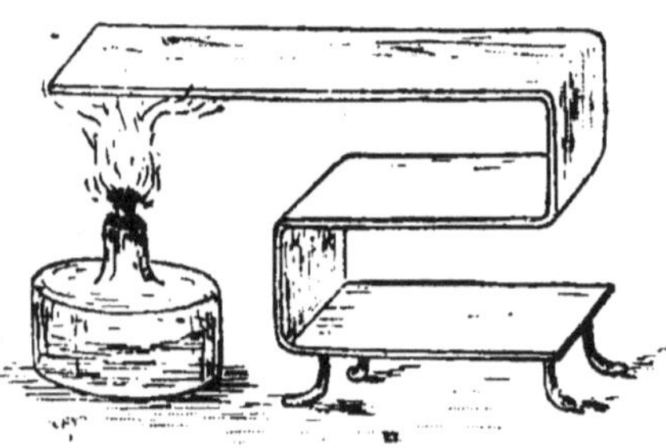

Fig. 54.
Plaque chauffante de Malassez.

Le porte-objet toujours recouvert de l'eau sur laquelle flottent les coupes est alors porté sur une plaque chauffante (voy. fig. 54) sous l'extrémité de laquelle brûle une lampe à alcool. L'eau en chauffant déplisse entièrement les coupes qui s'étalent d'une manière parfaite en gardant exactement leur place. Il faut avoir grand soin de ne pas chauffer jusqu'au point de fusion de la paraffine, ce qui gâterait irrémédiablement les préparations.

Les coupes étalées, on enlève l'excès d'eau en se servant d'un linge ou de papier buvard, et en prenant garde de ne pas

· déranger les coupes qui viennent alors reposer directement sur la lame de verre, en restant dans l'ordre où elles étaient. Si pendant ce temps de l'opération elles s'étaient déplacées, on les remettrait en place en faisant arriver au-dessous d'elles une certaine quantité d'eau qui en les soulevant permettrait de les disposer comme il convient à l'aide d'aiguilles ou de pinceaux. On sèche aussi bien que possible les porte-objets (sans toucher aux coupes), puis on les place sur une étuve à 35-40° où l'eau achève de s'évaporer, en même temps que les coupes adhèrent intimement au verre. Lorsque les lames sont bien sèches, on les passe dans une étuve chauffée à 55° au maximum, ce qui amène une adhérence parfaite sur la lame, en coagulant l'albumine. Au bout d'une demi-heure on peut les retirer, la paraffine s'est fondue, et les coupes sont collées d'une manière parfaite. On peut conserver pendant quelques heures les lames ainsi préparées, en ayant soin de les mettre à l'abri de la poussière. Lorsqu'on a recueilli toute la série de coupes se rapportant à un cas donné, on enlève la paraffine qui imprègne encore les sections en se servant du procédé indiqué dans le paragraphe suivant.

3° Extraction de la paraffine. — Les porte-objets parfaitement secs et portant les coupes sont placés sur des photophores en bois (voy. p. 51), et on les arrose de quelques gouttes de xylol ou de toluène en se servant d'un flacon compte-gouttes. On laisse pendant quelques minutes le xylol exercer son action dissolvante sur la paraffine, puis, prenant chaque porte-objet de la main gauche, on fait égoutter le xylol qui le recouvre dans un récipient quelconque pour le jeter plus tard. Tenant le porte-objet bien horizontalement, on fait de nouveau couler sur lui quelques gouttes du dissolvant de la paraffine, et en lui imprimant des mouvements, on fait circuler ce dernier sur toute sa surface de façon à bien la laver. On enlève encore le xylol et on recommence l'opération plusieurs fois de suite de façon à faire disparaître toute trace de paraffine. Le xylol qui sert à ces derniers lavages peut être recueilli pour être employé ultérieurement à différents usages et en particulier au lavage des lames et lamelles imprégnées de baume que l'on voudrait remettre en usage.

Pour débarrasser les coupes de la paraffine, on peut tout aussi bien mettre les lames qui les portent dans un récipient quelconque, tel qu'une boîte à rainures, contenant du xylol, dans lequel la paraffine se dissout aisément.

Dès que le lavage au xylol est achevé, on essuie l'excès de ce liquide sur les bords de la lame, en dehors du champ occupé par les coupes et on verse immédiatement sur celles-ci en évitant de les laisser dessécher (le xylol s'évapore très vite), quelques gouttes d'alcool absolu. La préparation qui était restée transparente dans le xylol devient alors opaque, on lave une fois à l'alcool absolu et on recouvre les coupes d'alcool à 90° en ayant bien soin de les tenir constamment couvertes de ce liquide jusqu'au moment où on s'apprêtera à les colorer. L'alcool dont on se sert immédiatement après le xylol doit être parfaitement absolu, sans cela il ne se mêle pas bien avec le xylol et il se forme de petites gouttelettes blanchâtres qui ruinent la préparation. Les coupes parfaitement dépouillées de la paraffine par le xylol et imprégnées d'alcool sont prêtes à recevoir une coloration et suivant que le colorant choisi sera en solution alcoolique ou aqueuse, on pourra les y plonger de suite, ou seulement après une hydratation préalable comme nous l'expliquerons au chapitre des *Colorations*.

4° Précautions à prendre pour faire les coupes à la paraffine. — En dehors des précautions que nous avons indiquées dans le cours de cette description, il en est quelques autres dont il convient de parler ici. Et d'abord pour faire de bonnes coupes il faut avoir des inclusions parfaites, c'est-à-dire dont la paraffine ait complètement pénétré la pièce en s'incorporant avec elle, et possède en même temps une dureté convenable.

On reconnaît que l'inclusion est bien faite lorsque la surface d'une section faite à travers la pièce est aussi brillante au niveau de cette dernière que sur la paraffine elle-même, et présente un aspect glacé. Si la coupe de la pièce est au contraire ternie, c'est que la paraffine a mal pénétré cette dernière. Dans ce cas les coupes se font mal, elles sont épaisses, incomplètes, inégales, il est même parfois impossible d'en faire. La pièce peut aussi se détacher du bloc de paraffine dans lequel elle est mal incluse.

Cette mauvaise pénétration de la pièce peut tenir à une imbibition imparfaite de cette dernière par le dissolvant de la paraffine, ou à un séjour insuffisant dans le bain de paraffine fondue. Dans ce dernier cas, il est facile de remédier au mal en remettant la pièce dans le bain de paraffine à l'étuve, mais si l'imbibition par le dissolvant a été mal faite, comme cela peut tenir en partie à une déshydratation incomplète, il est difficile de réparer le mal et la pièce est le plus souvent perdue.

Pour ce qui a trait à la dureté de la paraffine, on a dit plus haut comment on l'obtenait par la méthode des mélanges, mais il peut arriver pendant les grandes chaleurs de l'été qu'un bloc formé même de paraffine dure pure, fondant à 58°, soit trop mou pour permettre de faire de bonnes coupes. Dans ce cas on peut placer le bloc dans un peu de glace avant de commencer les coupes, et l'y reporter avec son support de temps à autre pendant le travail ; on peut aussi le placer sous un robinet d'eau très froide, mais malgré cela les coupes se font mal et l'on est parfois obligé de renoncer à en faire.

Le meilleur moyen d'avoir des coupes régulières est de ne pas s'interrompre ou de s'interrompre le moins possible pendant la confection du ruban. Si l'on devait suspendre l'exécution des coupes pour quelques heures, il serait bon de recouvrir la surface de section d'un peu de paraffine fondue pour la mettre à l'abri de la dessiccation. En effet, malgré la présence de la paraffine qui les imprègne, les pièces renferment encore assez de liquide (xylol ou autre dissolvant de la paraffine) pour se dessécher et se rétracter si on les expose à l'air.

§ 3. — COUPES AU MICROTOME A PLAN INCLINÉ
APRÈS INCLUSION A LA GOMME, A LA CELLOÏDINE, A LA PARAFFINE

Les microtomes à plan incliné permettent de faire des coupes après tous les modes de durcissement que nous avons indiqués.

Ils se prêtent donc à des usages plus nombreux que les microtomes à paraffine, lesquels ne sont applicables qu'aux pièces incluses dans cette substance, et si l'on ne peut avoir dans un laboratoire qu'un seul microtome, il vaut mieux prendre un microtome à plan incliné qu'un autre, mais pour la confection des coupes en série après inclusion à la paraffine, ils sont moins commodes et moins parfaits que les microtomes automatiques que nous avons cités. Les séries sont beaucoup plus longues à faire et on n'obtient pas facilement des coupes aussi minces qu'avec les microtomes de Minot ou de Dumaige. Nous étudierons l'emploi du microtome à plan incliné dans différents cas.

1° Coupes après durcissement par les fixateurs, ou par la gomme et l'alcool. — Les pièces entourées et soutenues par des morceaux de moelle de sureau sont collées avec de la gomme ou du collodion sur un bloc de liège ou de bois destiné à être saisi par les mors de la pince mobile. Il faut avoir bien soin de les coller très solidement sur ce support pour éviter leur arrachement au cours de l'opération. On serre le bloc de liège dans la pince et on oriente la pièce de la manière convenable en donnant à la pince mobile les inclinaisons nécessaires. On a soin d'amener la surface destinée à être coupée juste à la hauteur du rasoir alors que le chariot porte-objet est au bas de sa course. On y arrive en élevant ou en abaissant le support dans les mors de la pince, ou bien, si cela ne suffit pas, en élevant la pince mobile sur la tige verticale disposée à cet effet.

Le rasoir est placé de manière à attaquer la pièce très obliquement, et de préférence par un de ses angles. On arrose la lame d'alcool à 90° en se servant d'un flacon compte-gouttes. Le chariot porte-rasoir étant au bout de sa course, on le tire vers soi de la main droite, en saisissant le corps du chariot et sans appuyer sur lui, puis on l'amène régulièrement à soi, jusqu'à l'autre extrémité de la glissière. Rencontrant la pièce sur son chemin, le rasoir y a fait une coupe. Celle-ci flotte dans l'alcool, on la cueille avec un pinceau ou une aiguille, et on la porte dans une soucoupe pleine d'alcool où elle séjourne jusqu'au moment où l'on veut s'en servir (voy. pour cela p. 163, *Colorations*).

On repousse alors le rasoir à l'extrémité de la glissière ; on tourne la vis micrométrique de la quantité voulue, on fait une nouvelle coupe et l'on continue ainsi en ayant soin de tourner la vis micrométrique après chaque course du rasoir alors qu'on l'a ramené à son point de départ. Quelques accidents peuvent se produire pendant la marche de l'opération et la troubler plus ou moins. Comme ils tiennent à la nature même du microtome et peuvent se produire après les divers modes de durcissement, nous en reparlerons après avoir étudié tous les cas. Cette manière de faire les coupes ne se prête pas à la confection de séries ininterrompues à cause des sections manquées par suite du durcissement toujours imparfait.

2° Coupes après inclusion à la celloïdine. — Le bloc de celloïdine ou de collodion est collé sur le support avec du collodion, on dispose l'instrument comme il a été dit plus haut, on arrose la lame d'alcool à 90° et on fait les coupes.

On peut conserver toutes les sections et les arranger en série. en suivant le procédé un peu compliqué que voici (WEIGERT) : On place les coupes suivant leur rang sur des bandelettes de papier mince non collé (papier de closets) imbibées d'alcool. Pour éviter leur dessiccation, on étend ces bandelettes sur du papier Joseph imbibé d'alcool et placé sur une assiette plate, puis lorsqu'une bandelette est couverte de coupes on la porte sur une lame de verre collodionnée en la renversant de manière à mettre les coupes en contact avec la lame. Les coupes adhèrent au collodion encore humide. et on peut enlever le papier sans qu'elles se déplacent. On les recouvre d'une seconde couche de collodion et elles sont dès lors solidement maintenues en place, pourvu que l'on n'emploie pas dans les traitements ultérieurs de dissolvants du collodion tels que l'essence de girofle. Ainsi fixées, les coupes peuvent être colorées comme on le verra plus loin.

3° Coupes après inclusion à la paraffine. — On peut faire très aisément au microtome à plan incliné des coupes après inclusion à la paraffine ; on obtient ainsi des séries régulières, mais moins rapidement et moins bien qu'avec les microtomes automatiques. Voici comment on procède : le bloc de paraffine est fixé sur le support de bois et mis à une hauteur convenable ; le rasoir est placé obliquement, il doit être absolument sec. On commence la première coupe en attaquant la pièce par un de ses angles, on l'achève et on recommence après avoir ramené le rasoir à son point de départ. Les coupes ainsi faites ont une tendance naturelle à s'enrouler sur elles-mêmes, et si l'on ne s'y oppose pas, elles forment de petits cylindres qu'il est ensuite assez difficile de dérouler pour étaler la coupe sur la lame de verre.

Pour éviter cet enroulement, on se sert d'un pinceau très fin qui, tenu de la main gauche, appuie légèrement sur le coin de la pièce par lequel le rasoir commence la coupe. Le pinceau applique ainsi la coupe contre la lame du rasoir, tandis que cette dernière glisse au-dessous d'elle, et il l'empêche de s'enrouler. Lorsque la coupe est achevée, elle adhère aux poils du pinceau, et il est facile de la transporter à l'aide de ce dernier sur une lame de verre convenablement préparée. Les coupes se font ainsi assez régulièrement, et avec un peu d'habitude on arrive vite à n'en pas manquer une seule. Si donc on les a rangées sur le porte-objet dans l'ordre où elles ont été faites, on aura une série continue comme avec le microtome automatique, et beaucoup d'histologistes font ainsi leurs coupes sériées.

Si l'on veut faire un ruban avec le microtome à plan incliné, on le peut aussi de la manière suivante : au lieu de disposer le rasoir obliquement par rapport à la pièce, on le met bien perpendiculairement, on attaque le bloc non plus par un angle, mais par une de ses faces et on fait une première coupe ; la seconde se présentant aussi par son bord se collera à la précédente et on obtiendra ainsi un ruban qui reposera sur la lame du rasoir. Si l'on veut donner à ce ruban une certaine longueur, il est bon de munir la lame du rasoir d'une plaque de

carton fixée par une pince métallique au dos de ce dernier,
de façon à fournir un support pour le ruban au fur et à
mesure qu'il s'allonge.

Nous avons indiqué ce procédé pour mettre à même de
faire un ruban alors qu'on ne posséderait qu'un microtome à
plan incliné, mais il faut reconnaître qu'il n'est pas très pratique et qu'il vaut mieux employer pour cela un microtome
automatique.

Le microtome à plan incliné, quel qu'ait été le mode de durcissement préalable de la pièce que l'on débite en coupes, présente l'inconvénient de donner assez souvent des sections
d'épaisseur inégale, voici pourquoi : le rasoir glisse parfois
au-dessus de la pièce qu'il entame à peine ou même pas du
tout. Cela se produit surtout lorsqu'on désire faire des coupes
très fines et que l'exhaussement produit par la vis micrométrique est très faible. Dans ce cas il peut se faire, si la
pièce est molle, qu'elle se comprime légèrement sous le rasoir,
ou bien, si la pièce est dure, que le rasoir lui-même plie et se
soulève légèrement. On ramène alors le rasoir à son point de
départ, on tourne la vis micrométrique comme si la coupe
avait été bien faite et on en recommence une autre. Cette
coupe aura forcément une épaisseur plus grande que celle
désirée, puisqu'elle comprend, outre la section d'épaisseur normale due au jeu régulier de l'instrument, une partie de la
coupe précédente qui n'a pas été enlevée par le rasoir, et
comme cela se reproduit assez fréquemment, il en résulte une
certaine irrégularité dans l'épaisseur des coupes.

CHAPITRE V

COLORATIONS

On a déjà vu que les colorations sont rendues nécessaires
par la transparence des tissus, qui ne permettrait pas de distinguer suffisamment leur structure ; cependant leur utilité ne

consiste pas seulement dans le fait de donner une teinte appréciable à des objets trop transparents pour être bien visibles, mais elle réside surtout dans cette propriété qu'ont certaines matières colorantes de teindre différemment les différentes parties de la cellule, et par suite de mettre en relief la structure de celle-ci.

Bien que cela n'ait rien d'absolu, on peut dire que certaines couleurs se fixent exclusivement sur les noyaux : ce sont les *colorants nucléaires*, tandis que d'autres teignent diffusément tout ce qui entre dans la composition des tissus, noyaux, protoplasma, fibres, etc. : ce sont les colorants diffus. Comme après l'action des colorants nucléaires on peut encore employer les colorants diffus pour teindre les corps protoplasmiques, on appelle ces colorants, par opposition aux premiers, *colorants plasmatiques* ou colorants du fond de la préparation.

En dehors de ces propriétés générales, tous les colorants, qu'ils soient nucléaires ou plasmatiques, présentent des affinités spéciales pour certains éléments des tissus, qu'ils colorent de préférence ou auxquels ils donnent un ton spécial. C'est ce que l'on appelle l'action élective d'une couleur. Les colorants nucléaires ont une électivité très marquée pour les noyaux, et plus exactement pour la chromatine de ces derniers ; les colorants diffus, bien qu'ils colorent tout, teignent cependant avec élection certains éléments, ainsi l'éosine colore d'une manière particulière les fibres élastiques. Il ne faut donc pas croire, lorsqu'on emploie l'expression de colorants diffus ou de colorants de fond, que ces réactifs donnent au fond des préparations une coloration absolument uniforme, on veut simplement dire que leur électivité est moins précise et moins limitée que celle des colorants nucléaires.

On trouve ces deux sortes de colorants aussi bien parmi les couleurs fournies par les êtres organisés, telles que le carmin et l'hématoxyline, que parmi les couleurs d'aniline. Le carmin aluné, l'hématéine, la safranine, le violet de gentiane sont des colorants nucléaires. L'éosine, l'orange G., l'acide picrique sont des colorants diffus.

Pour faire une bonne analyse histologique des pièces que

l'on a préparées, il importe de les colorer à la fois par un colorant nucléaire et par un colorant diffus. En effet, si l'on emploie un colorant nucléaire seul, les noyaux sont seuls mis en évidence, des particularités de structure des cellules, telles que la présence de ponts intercellulaires, de réticulums, etc., peuvent passer inaperçues, tandis qu'elles sont nettement marquées après l'emploi d'un colorant diffus. Aussi dans la plupart des cas emploie-t-on des colorations successives, combinées pour teindre les noyaux et le fond des préparations. Il existe du reste certaines solutions colorantes composées, qui réalisent d'emblée cette indication : telles sont le picro-carmin et le bleu de méthylène polychrome.

Les solutions colorantes employées dans la technique histologique sont très nombreuses. Mais beaucoup d'entre elles ne répondent à aucune indication particulière et peuvent être remplacées par d'autres sans le moindre inconvénient. Pourvu que l'étudiant possède sur sa table de travail les quelques substances nécessaires pour colorer convenablement les préparations dans *tous les cas possibles* et *quel que soit le fixateur employé*, il est suffisamment armé, et il est inutile d'essayer toute la gamme des couleurs connues. Nous ne citerons donc ici que les matières colorantes strictement nécessaires et suffisantes pour toutes les recherches courantes, nous réservant d'en indiquer d'autres à propos de leurs applications à certains cas spéciaux.

Les colorations produites par certains agents (coloration des terminaisons nerveuses par le chlorure d'or, par le bleu de méthylène), sont des phénomènes particuliers, très différents de ceux des colorations ordinaires, et il en est traité ailleurs (voy. *Imprégnations et colorations vitales*).

Parmi les couleurs indiquées ici, toutes ne répondent pas aux mêmes usages et surtout aux mêmes indications, ainsi les couleurs d'hématoxyline et de carmin ne permettent de colorer aisément que les tissus fixés par l'alcool, le sublimé, le formol, la liqueur de Kleinenberg, la liqueur de Muller, elles conviennent mal aux tissus fixés par le liquide de Flemming qu'elles ne parviennent pas toujours à colorer d'une manière suffisante même après un temps assez long, tandis que les couleurs d'aniline donnent à ces préparations des teintes magnifiques. Le mode de teinture varie un peu suivant les couleurs, afin de le faire connaître d'une manière suffisante, nous l'étudierons pour chacune des matières colorantes citées plus haut, nous mentionnerons ensuite les propriétés et les indications de cette couleur, puis nous donnerons quelques règles générales pour les colorations, enfin nous exposerons la méthode de coloration en masse et les colorations sous lamelle. En raison de la nécessité démontrée plus haut d'employer à la fois les colorants plasmatiques et les colorants nucléaires, nous donnerons comme exemples des cas de double coloration.

§ 1. — Coloration a l'hématéine et a l'éosine

1° Mode d'emploi. — Supposons que l'on veuille colorer une série de coupes collées sur le porte-objet après inclusion à la paraffine.

On a dissous la paraffine par le xylol, ainsi que cela a été dit dans le chapitre précédent, et l'on a chassé le xylol par l'alcool absolu. Les coupes sont actuellement recouvertes d'alcool à 90°.

Avant de faire agir la matière colorante il faut hydrater les coupes, car la solution aqueuse d'hématéine précipiterait au contact de l'alcool. Pour faire cette hydratation, on remplace l'alcool à 90° par de l'alcool à 70°, puis ce dernier par de l'alcool à 30° ; enfin l'alcool à 30° étant enlevé, on lui substitue de l'eau distillée. Ces passages successifs dans des alcools de titre progressivement décroissant avant d'arriver à l'eau distillée, ont pour but de préparer l'hydratation, c'est-à-dire d'éviter les désordres qu'un changement brusque d'état (hydratation succédant sans transition à la déshydratation produite par l'alcool) ne manquerait pas d'amener, à cause des courants de diffusion très forts qui se formeraient au contact de l'eau et de l'alcool à 90°.

Au bout d'une ou deux minutes, les coupes sont suffisamment hydratées et on peut commencer la coloration. On enlève l'eau en la faisant couler dans un récipient quelconque, on replace la lame sur le photophore, et on la recouvre d'une couche de la solution d'hématéine indiquée page 64. Comme il est bon de filtrer cette dernière, on la tient dans un flacon surmonté d'un petit entonnoir de verre à bec taillé en biseau et garni d'un filtre ; on verse quelques gouttes d'hématéine sur le filtre, et à l'aide de l'extrémité de l'entonnoir formant compte-gouttes on dépose la couleur sur la lame. En quelques minutes, de cinq à quinze, la matière colorante a produit son action. Mais comme on ne peut indiquer une durée fixe pour le temps pendant lequel l'hématéine doit agir, il est bon de s'habituer à surveiller la coloration au microscope. Dans ce but, le microscope étant muni d'un objectif faible, à foyer assez long pour qu'il n'y ait pas à craindre de toucher le liquide avec la lentille frontale, on enlève la matière colorante et l'on met à sa place quelques gouttes d'eau distillée. On porte alors la lame sur la platine du microscope, et l'on observe sans recouvrir d'une lamelle. Il est facile de voir si les noyaux sont bien colorés ou s'ils ne le sont pas. Si la coloration est insuffisante, on enlève l'eau, on remet de l'hématéine et on attend ; au bout de quelques minutes on regarde de nouveau, il est rare que cette fois, la coloration ne soit pas complète. Lorsque celle-ci est reconnue suffisante, on lave soigneusement à l'eau distillée jusqu'à ce qu'il n'y ait plus de nuages violets d'hématéine dans l'eau de lavage, puis, après l'addition d'une dernière goutte d'eau distillée pour enlever toute trace de matière colorante libre, la coloration par l'hématéine est achevée. Les lavages minutieux à l'eau sont nécessaires pour enlever la matière colorante non fixée sur les tissus, et restée libre dans leurs interstices. Si cette dernière persistait, elle nuirait par sa présence à la transparence de la coupe, elle pourrait en outre être précipitée par les réactifs ultérieurs et détériorer ainsi les préparations. Au contraire, lorsque le lavage a été bien fait, les parties colorées tranchent très nettement sur le fond absolument incolore et montrent bien leurs détails.

La coloration nucléaire est alors terminée, et si l'on s'en contentait, on pourrait monter la préparation dans le baume ou dans la glycérine, comme on le verra à l'article suivant, mais il vaut mieux faire aussi la coloration plasmatique.

On procède alors ainsi : on enlève l'eau qui recouvre le porte-objet que l'on essuie soigneusement tout autour des coupes, en prenant bien garde de toucher à ces dernières, puis, avec le flacon compte-gouttes, on verse un peu d'alcool à 70° qui commence la déshydratation. On ajoute ensuite une petite quantité de la solution alcoolique d'éosine (p. 66) qui colore la préparation et continue en même temps la déshydratation. On laisse agir cette solution pendant un certain temps, un quart d'heure ou davantage, suivant les besoins, en ayant soin de ne pas laisser les coupes se dessécher, ce à quoi l'on arrive facilement en ajoutant de temps à autre une goutte de la solution alcoolique d'éosine. Lorsque la coloration du fond est suffisante, on mêle à l'éosine qui recouvre la lame un peu d'alcool absolu qui achève la déshydratation. On enlève enfin l'éosine et on lave rapidement à l'alcool absolu. Les coupes sont colorées et prêtes à être montées au baume (voy. chapitre suivant). Ce procédé de coloration est excessivement commode et rapide.

On peut aussi, au lieu de colorer rapidement à l'éosine, colorer lentement. Après avoir fait agir l'hématéine, lavé à l'eau et passé à l'alcool à 70°, on porte les lames pendant quelques heures ou même pendant toute une nuit dans une boîte de porcelaine à rainures renfermant de l'alcool à 90° additionné de quelques gouttes de la solution alcoolique d'éosine à 1 p. 100. On a ainsi un bain légèrement coloré (couleur fleur de pêcher) qui suffit amplement à teindre les coupes. Le lendemain on lave à l'alcool absolu et on monte au baume. Les préparations ainsi colorées lentement se décolorent moins (voy. plus loin).

L'éosine qui teint le fond des préparations est très soluble dans l'alcool, aussi il arrive que si l'on ne se presse pas un peu dans le dernier lavage à l'alcool absolu, on enlève une grande partie de cette couleur. Cet accident est d'autant plus

fâcheux que certaines essences telles que l'essence de girofle
employées au montage des préparations (voy. plus loin) dissolvent énergiquement l'éosine, de sorte que la coloration du
fond peut devenir insuffisante. On évitera cet inconvénient en
colorant fortement à l'éosine, en lavant très rapidement à
l'alcool absolu et en employant de l'essence d'origan à la
place d'essence de girofle. Cette double coloration peut servir
également pour des coupes non collées sur le porte-objet,
comme celles qui proviennent de pièces durcies à la gomme et
à l'alcool. Dans ce cas, les coupes bien débarrassées de la gomme
et lavées à l'eau, sont placées sur une lame, on les recouvre
d'hématéine et on les traite exactement comme il a été dit
pour les coupes collées à l'albumine. Il importe seulement de
bien faire attention à ne pas les enlever de dessus la lame
pendant les lavages successifs ou les substitutions de liquides
qui sont nécessaires pour la coloration.

2° Coloration à l'éosine aqueuse. — Pour la double coloration à l'hématéine et à l'éosine on peut encore employer la
solution aqueuse d'éosine indiquée page 66, que l'on fera
agir d'une manière rapide ou lente. Si l'on veut colorer rapidement, après le lavage à l'eau consécutif à l'emploi de l'hématéine, on arrose la préparation de quelques gouttes de la
solution, qui agit en quelques minutes. Si l'on veut au contraire colorer lentement, on met la préparation dans un bain
de cette même solution plus ou moins diluée. Une fois la
coloration faite, on lave rapidement à l'eau distillée, on
déshydrate par l'alcool, et on monte au baume. La coloration
du fond ainsi obtenue se laisse moins facilement enlever
pendant la déshydratation que celle due à la solution alcoolique, et c'est là un avantage que l'on a quelquefois à rechercher.

3° Propriétés de l'hématéine. — L'hématéine est un colorant nucléaire très net. Elle teint cependant aussi la substance fondamentale du cartilage, celle des os, etc. Elle colore
rapidement, il arrive parfois que si on la laisse plusieurs heures

en contact avec la préparation, même sous la chambre humide à l'abri de l'évaporation, elle peut précipiter, ou la surcolorer, c'est-à-dire lui donner une teinte bleu-noir opaque qui nuit à sa beauté et à sa transparence. S'il y a surcoloration, on lave avec de l'eau distillée renfermant 0,02 p. 100 d'acide chlorhydrique. Il arrive parfois alors que les noyaux primitivement violets passent au rouge, on peut les faire virer au vjolet et même au bleu en lavant la préparation avec de l'eau distillée contenant une goutte d'ammoniaque pour 100 centimètres cubes.

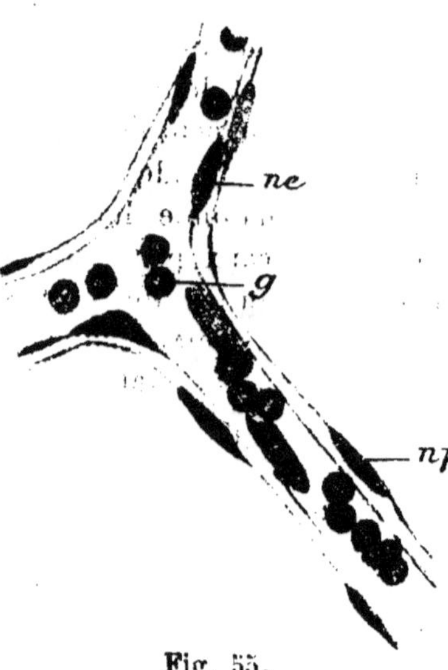

Fig. 55.

Coloration à l'hématéine et à l'éosine (capillaire sanguin de l'épiploon).

g, globule rouge. — *np*, noyau du périthélium. — *ne*, noyau de l'endothélium. Stiassnie, ocul. 2, object. 8.

4° Propriétés de l'éosine.
— L'éosine est un excellent colorant plasmatique. Elle possède en effet certaines propriétés électives donnant lieu à des colorations spéciales tranchant sur le fond. Ainsi elle colore l'hémoglobine des globules rouges en un rouge brique très différent de la teinte rose qu'elle donne au fond, de même elle teint les fibres élastiques en un rouge foncé facile à distinguer du rose plus pâle qu'elle donne aux fibres connectives. Elle teint vivement les muscles striés lisses, et permet de reconnaître aisément ces derniers au milieu du tissu conjonctif. Il ne faut pas oublier que cette électivité est d'autant mieux marquée que la coloration donnée par le réactif est moins intense, et cela se comprend, car elle se manifeste simplement par des tons qui se distinguent bien sur un fond peu coloré, mais disparaissent au contraire dans une coloration trop intense.

A cause de sa couleur rose qui contraste fortement avec le violet de l'hématéine, l'éosine est le colorant de choix à associer à cette dernière pour obtenir les effets les plus tranchés et les préparations les plus nettes.

5° Indications de la double coloration à l'hématéine et à l'éosine. — Nous avons déjà dit que cette coloration ne peut pas s'appliquer aux pièces fixées par la liqueur de FLEMMING, (elle exige alors en effet un temps trop long et donne des préparations peu satisfaisantes), en revanche on peut l'employer après toutes les autres fixations, même après l'acide osmique. Elle sert surtout dans les recherches d'anatomie microscopique, pour mettre en évidence les vaisseaux par la teinte que prennent leurs globules rouges, ou bien les fibres lisses. Ainsi dans l'iris, l'éosine colore à peine le stroma conjonctif tandis qu'elle teint fortement le sphincter et le dilatateur, et les met tous deux bien en relief dans les coupes.

En somme cette double coloration est d'un emploi très général et très facile, et on peut toujours la mettre en usage pour les diverses préparations d'organes et de tissus, sauf indications contraires que l'on trouvera dans la partie spéciale de cet ouvrage.

§ 2. — COLORATION AU CARMIN ALUNÉ ET A L'ÉOSINE

1° Mode d'emploi. — Le carmin aluné s'emploie exactement comme l'hématéine, c'est-à-dire qu'on le met sur les coupes, après hydratation, puis on lave à l'eau, on déshydrate, et on colore à l'éosine. On se sert de la solution indiquée page 61. Le carmin aluné agit moins rapidement que l'hématéine, il faut souvent plusieurs heures pour que la coloration soit achevée, aussi doit-on mettre les lames à l'abri de l'évaporation dans la chambre humide, ou bien les plonger dans une cuvette de porcelaine à rainures, renfermant le bain de carmin aluné.

2° Propriétés du carmin aluné. — C'est un colorant

nucléaire parfait qui teint la chromatine du noyau en violet ou en rouge violacé. Par exception à sa nature de colorant nucléaire, il colore les fibres musculaires lisses et striées, la substance fondamentale des os et même dans certains cas la mucine.

Il ne surcolore jamais et ne précipite pas. La couleur qu'il donne aux tissus est absolument inaltérable.

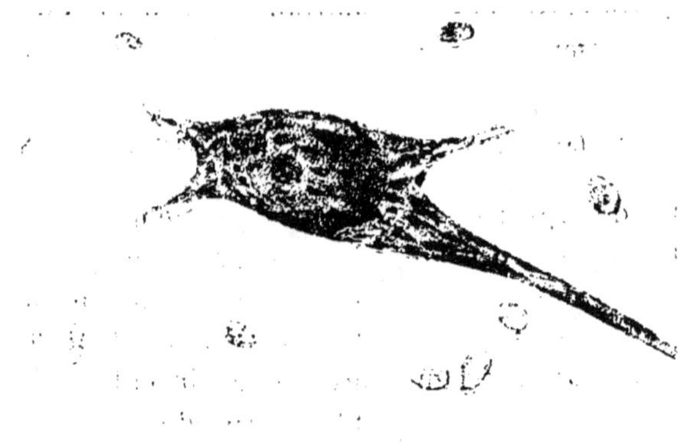

Fig. 56.
Coloration au carmin aluné (cellule nerveuse avec grains chromophiles).
Stiassnie, ocul. 2, object. 8.

3° Indications. — Le carmin aluné peut être employé dans tous les cas où l'on se sert de l'hématéine. Si même on peut avoir un bon carmin à teinte violette, il est préférable à cette dernière parce qu'il ne surcolore pas et qu'il est inaltérable. Avec l'éosine il donne d'excellents résultats, à la condition que sa teinte se rapproche de celle de l'hématéine, sans cela les noyaux ne tranchent pas assez sur le fond. Comme il **agit** plus lentement que l'hématéine, les manipulations sont **un peu** plus longues, et par suite il est moins fréquemment **employé** lorsqu'on a à colorer de nombreuses préparations **qui deman**dent beaucoup de temps.

4° Carmin aluné et acide picrique. — Après avoir coloré

les noyaux au carmin aluné, et bien lavé à l'eau, quelques histologistes emploient l'acide picrique comme colorant de fond. Pour cela ils déshydratent les coupes avec de l'alcool picriqué qui teint fortement le fond en jaune citron.

L'acide picrique est un détestable colorant diffus, sa teinte est si vive qu'elle ne donne aucune élection, et en dehors des noyaux tout est uniformément coloré, on ne distingue même pas les fibres élastiques qui pourtant sont si nettement indiquées par le picro-carmin.

§ 3. — COLORATION AU PICRO-CARMINATE D'AMMONIAQUE

1° Mode d'emploi. — La solution de cette matière colorante se prépare comme il a été dit, page 62. Supposons que l'on veuille colorer des coupes en série collées sur lames, ou bien des coupes isolées faites après durcissement dans la gomme et recueillies sur une lame après en avoir enlevé soigneusement la gomme. Voici comment on procède : Avec un entonnoir muni d'un filtre on fait tomber sur les coupes quelques gouttes de picro-carmin filtré, puis on place la lame sur le photophore et on attend. Au bout d'un quart d'heure la coloration est généralement achevée, cependant elle peut demander plus de temps. Dans ce cas on met les lames dans la chambre humide et on surveille la coloration, en enlevant le picro-carmin et en examinant rapidement à un faible grossissement sans recouvrir d'une lamelle. Il faut bien se garder de mettre de l'eau, car on voit suffisamment à travers la mince couche de picro-carmin qui reste sur la coupe si la coloration est achevée. Dans ce cas on ajoute quelques gouttes de glycérine que l'on place sur le bord des coupes et qui se substituent peu à peu au picro-carmin. Lorsque cette glycérine a bien imbibé les sections, on l'enlève et on la remplace par de la glycérine nouvelle destinée à laver les préparations, c'est-à-dire à enlever la partie du colorant non fixée sur les éléments et restée libre dans les interstices de chaque coupe. Ce lavage dure assez longtemps parce que le picro-carmin en excès diffuse lentement dans la glycérine ; au fur et à mesure qu'il s'effectue, la préparation examinée

au microscope devient de plus en plus belle et les différenciations qu'elle présente s'accusent davantage. Dans certains cas
cette différenciation est facilitée par l'emploi de glycérine
formiquée; après avoir commencé le lavage par de la glycérine
ordinaire, on remplace cette dernière par la glycérine
formiquée qu'on laisse agir pendant quelques heures. Lorsque
les lavages à la glycérine sont achevés, c'est-à-dire lorsqu'on
ne voit plus de nuages de picro-carmin diffuser autour de la
préparation, la coloration est terminée et on monte dans la
glycérine picro-carminée ou bien dans la glycérine formiquée
(voy. les indications dans la partie spéciale) en suivant les
règles indiquées au chapitre v.

Le picro-carmin ne donne *toutes* les élections très délicates
dont nous parlerons plus loin que si les coupes sont montées
dans la glycérine. Lorsqu'on les monte dans le baume, un
certain nombre des réactions de la matière colorante peuvent
disparaître pendant la déshydratation. Mais surtout il faut
éviter de laver à l'eau : en effet celle-ci dissout inégalement
l'acide picrique et le carmin qui entrent dans la composition
du mélange, elle enlève beaucoup plus d'acide picrique que de
carmin, et c'est ainsi qu'après son action on ne distingue plus
par exemple la coloration jaune des fibres élastiques, qui est
due à cet acide. En même temps la teinte générale de la préparation devient plus uniforme.

Lorsqu'on veut monter au baume une préparation au picro-
carmin, il ne faut pas la laver à l'eau mais bien à la glycérine,
comme il a été dit plus haut. Le lavage achevé, on enlève la
plus grande quantité possible de glycérine, sans toucher à la
coupe, et on y substitue de l'alcool à 90°. On déshydrate aussi
vite que possible à l'aide de ce dernier puis d'alcool absolu et
on monte au baume. L'alcool dissout bien un peu d'acide
picrique, mais son action est moins marquée que celle de
l'eau, et si l'on va vite, on peut arriver à conserver à peu près
toutes les réactions colorées dues au picro-carmin, sans toutefois les maintenir aussi bien que dans la glycérine. On a proposé pour éviter la dissolution de l'acide picrique de déshydrater avec de l'alcool picriqué, mais cela ne donne pas de

bons résultats, on n'arrive qu'à superposer une teinte jaunâtre
sur toute la préparation, sans obtenir d'élection vraie. Il vaut
mieux s'en tenir à la manœuvre indiquée plus haut.

2º Propriétés du picro-carminate. — Le picro-carminate
donne d'emblée des colorations multiples très remarquables.
Les noyaux sont teints en rose vif, le protoplasma en orangé ou

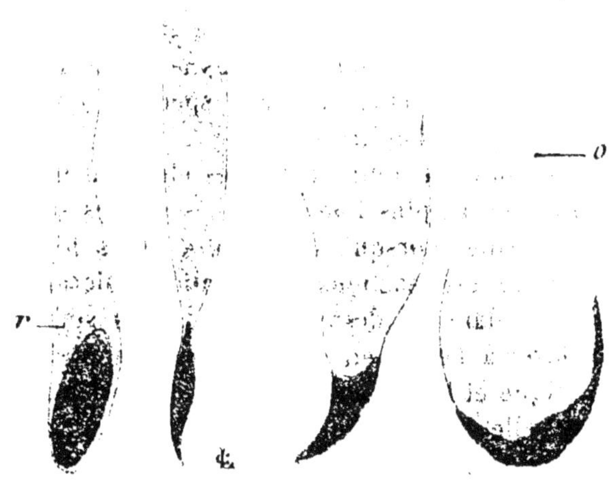

Fig. 57.

Coloration au picro-carmin (Epithélium du pharynx de la grenouille,
cellules caliciformes ; alcool au tiers, picro-carmin, glycérine).

o, orifice d'une cellule vide. — r, réticulum d'une cellule remplie de mucus.
Stiassnie, ocul. 2, object. 8.

en jaunâtre, les fibres musculaires lisses et striées en rouge-
orangé très caractéristique, les substances cornées et les fibres
élastiques en jaune citron vif, les faisceaux connectifs en rose
pâle.

Il importe de bien se rappeler ce que nous avons dit plus
haut à propos de l'action de l'eau et de celle de l'alcool sur ce
réactif.

Toutefois il ne faut pas oublier que lors même qu'il ne
donne pas toutes les différenciations que l'on peut en attendre,
il constitue un excellent carmin que l'on peut employer à

ce titre seul de colorant carminique, donnant aux objets des teintes rouges variables. Il est fréquemment employé ainsi par RANVIER après fixation par la liqueur de Müller ou par l'acide chromique. Dans ce cas, la coloration une fois faite, on lave à l'eau et on peut monter dans le baume (voy. particulièrement les résultats de cette méthode de coloration à propos du tissu nerveux, p. 347).

3° Indications du picro-carmin. — Ce réactif donne les meilleurs résultats après les fixations par l'alcool. On peut aussi l'employer après le liquide de Kleinenberg, le sublimé, les vapeurs osmiques, le formol, mais il convient moins bien après la liqueur de Müller et le liquide de Flemming. Pour l'étude de la peau il fournit des colorations vraiment admirables à cause de la multiplicité des teintes qu'elles présentent; c'est sur de telles préparations que l'on peut le mieux se rendre compte des réactions ordinaires de cette matière colorante et des altérations qu'y apportent l'eau ou l'alcool.

Le picro-carmin donne aux tissus des teintes un peu plus pâles que les autres colorants cités ici, aussi lorsqu'on a affaire à des coupes très minces, faut-il colorer aussi fortement que possible, si l'on veut pouvoir les observer facilement. Pour les préparations plus épaisses, telles que celles que l'on fait après durcissement à la gomme ou au collodion, la coloration est toujours assez vive.

§ 4. — COLORATION A LA SAFRANINE

Pour colorer à la safranine on se sert de la solution indiquée page 64 (safranine alcoolique et eau anilinée).

1° Mode d'emploi. — Comme le temps pendant lequel le colorant doit agir est long, on met ce dernier dans les cuvettes de porcelaine à rainures dont nous avons parlé. Les coupes collées sur la lame, débarrassées de la paraffine et du xylol, lavées à l'alcool à 90°, peuvent être portées directement dans la cuvette, sans hydratation préalable, la safranine étant soluble dans l'alcool ne précipite pas à leur contact.

On les laisse dans le bain de safranine pendant vingt-quatre ou quarante-huit heures, puis on les retire de ce bain de matière colorante qui peut servir plusieurs fois de suite. On les lave à l'alcool à 90°, qui enlève de grandes quantités de safranine, on essuie la lame et l'on achève la coloration en lavant les coupes avec de l'alcool à 90° légèrement acidulé (1 ou 2 gouttes d'acide chlorhydrique pour 100 centimètres cubes). L'acide a la propriété de fixer définitivement la safranine sur les parties qu'elle doit colorer, de la localiser, et de faire disparaître l'excès de matière colorante. Après ce lavage à l'alcool acidulé on lave de nouveau à l'alcool pur, puis on monte dans le baume, si l'on veut se contenter de la seule coloration donnée par la safranine. Il importe de bien enlever par l'alcool toute trace de l'acide employé auparavant, sans quoi la préparation se décolorerait ultérieurement.

2° Propriétés. — La safranine est un colorant nucléaire très net qui donne à la chromatine une teinte d'un rouge brillant, très agréable et très lumineuse. Elle colore les globules rouges du sang. Elle donne à certains mucus une teinte brune plus ou moins foncée.

3° Indications. — On peut employer la safranine après tous les fixateurs, mais comme son action est assez lente, on la réserve plutôt pour les cas où elle est pour ainsi dire indispensable, par exemple pour les pièces fixées par l'osmium et l'acide chromique, ou par le liquide de Flemming; du reste cette remarque n'a rien de restrictif pour son emploi.

Le plus souvent on fait avec la safranine une double coloration, en employant comme couleur de fond l'acide picrique, l'éosine l'orange G ou le vert lumière. L'acide picrique est à rejeter (voy. plus haut), l'éosine se rapproche trop par sa couleur de la safranine pour donner de bien bons résultats. L'orange G donne une teinte de fond assez agréable, mais sur laquelle la safranine ne tranche pas assez. La meilleure couleur à combiner avec la safranine est certainement le vert lumière, ainsi que l'a proposé Benda.

§ 5. — Coloration a la safranine et au vert lumière

Les coupes sont colorées comme il vient d'être dit par un séjour de vingt-quatre à quarante-huit heures dans le bain de safranine. Retirées de ce bain, elle sont lavées à l'alcool à 90°. Il ne faut pas les laver à l'alcool acidulé, et dès qu'elles ont dégorgé dans l'alcool la plus grande partie de la safranine qu'elles renfermaient, on les recouvre de quelques gouttes de la solution hydro-alcoolique de vert lumière. On laisse cette solution en contact avec elles pendant un temps très court, une demi-minute à deux ou trois minutes au maximum, puis on l'enlève, on lave à l'alcool absolu, on éclaircit par l'essence de bergamote et on monte au baume.

Cette coloration est assez difficile à bien réussir, car le vert lumière, qui est acide, peut, s'il agit trop énergiquement, enlever toute trace de safranine, mais en allant vite et avec un peu d'habitude on arrive à obtenir de bons résultats.

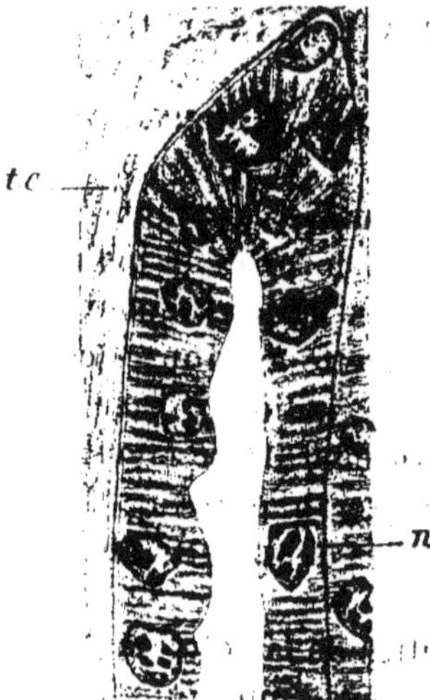

Fig. 58.
Coloration par la méthode de Benda (rein de la salamandre).

tc, tissu conjonctif. — *nr*, noyaux des cellules rénales. Stiassnie, ocul. 2. object. 5.

a. *Propriétés de la coloration de* Benda. — Cette coloration est excellente, le fond vert qu'elle donne met en relief le rouge brillant de la safranine, et offre lui-même certaines différences de tons importantes pour l'analyse. Ainsi le tissu conjonctif est coloré en vert brillant, les fibres musculaires lisses et striées offrent une teinte lilas plus ou moins nette, le protoplasma est vert terne, et les fines structures cellulaires sont bien mises en évidence.

b. *Indications de cette coloration.* — Cette double coloration est d'un usage très recommandable, et l'on devrait toujours l'essayer sur les coupes colorées à la safranine parce que l'opposition du vert et du rouge donne de très bons résultats.

§ 6. — COLORATION A LA SAFRANINE
AU VIOLET DE GENTIANE ET A L'ORANGE G

Cette triple coloration a été proposée par FLEMMING; voici comment on l'obtient :

Les coupes sont colorées pendant vingt-quatre à quarante-huit heures dans le bain de safranine suivant le procédé indiqué ci-dessus. Au sortir de ce bain, les coupes lavées simplement à l'alcool à 90° sont portées dans une cuvette à rainures contenant la solution de violet de gentiane indiquée page 65, où on les laisse une heure ou deux. Au bout de ce temps on retire les lames de la solution qui peut servir plusieurs fois, et on lave les coupes à l'eau distillée. Elles ont pris une teinte d'un violet foncé uniforme assez opaque.

On verse alors sur elles quelques gouttes de la solution concentrée d'orange (p. 66), auxquelles, au bout d'une minute, on ajoute de l'alcool absolu; immédiatement des nuages violets apparaissent dans le mélange d'alcool et d'orange qui baigne les coupes, et ces dernières se décolorent. On prend la lame de la main gauche et on lui imprime divers mouvements qui ont pour but de promener le liquide sur les coupes. On lave rapidement à l'alcool absolu; dès que les coupes n'abandonnent plus de nuages violets la coloration est achevée, et on peut monter au baume, en éclaircissant par l'essence de bergamote et non par celle de girofle, qui décolore trop.

a. *Propriétés de cette coloration.* — Lorsque cette coloration est réussie, et cela n'arrive pas toujours, la chromatine des noyaux est colorée en violet, certains nucléoles en rouge, le fond de la coloration est jaune mais avec des teintes variées, ainsi le tissu conjonctif est jaune-orangé brillant, le protoplasma cellulaire offre toutes les teintes du brun très clair au brun acajou, les muscles sont bruns, la substance fondamentale des os est d'un jaune-orangé très vif.

b. *Indications.* — Cette méthode peut être employée couramment. A vrai dire il est très difficile de la réussir complètement, mais lorsque l'action de la safranine ne se montre pas, le seul

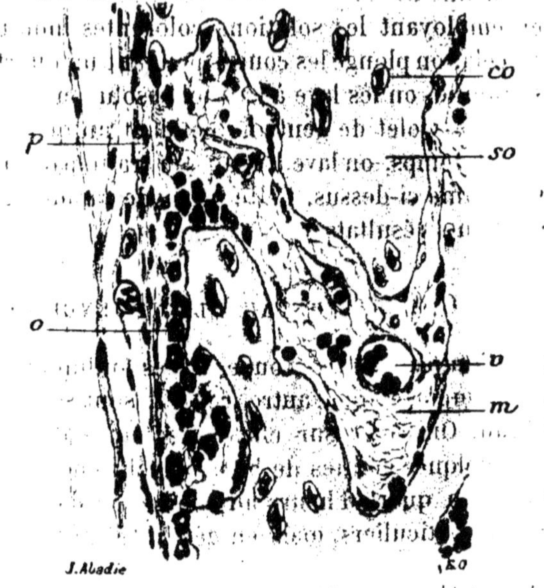

Fig. 59.
Coloration par la méthode de Flemming (coupe longitudinale d'un os long en voie d'ossification).

p. périoste. — o, ostéoblastes à la surface de la substance osseuse. — co, cellules osseuses. — so, substance osseuse. — m, moelle. — v, vaisseaux. Stiassnie, ocul. 2, object. 5.

fait de la coloration nucléaire par le violet de gentiane et du fond par l'orange donne une coloration double qui répond aux desiderata ordinaires. Si l'on est très pressé, on peut supprimer le passage dans la safranine et porter les lames, après lavage dans l'alcool, directement dans le bain de violet de gentiane où elles resteront deux heures, puis après lavage à l'eau on les traitera par l'orange comme il a été dit plus haut, on aura double coloration à la gentiane et à l'orange, mais il

vaut mieux suivre toute la série des matières colorantes indiquées, parce que la safranine alors même qu'elle ne se montre
pas isolément sur certains éléments des cellules, contribue à
donner des teintes variables aux parties. Cette coloration est
en effet plutôt une coloration mixte qu'une coloration triple.

On peut d'ailleurs obtenir cette coloration d'une manière
rapide, en employant les solutions colorantes indiquées plus
haut. Pour cela, on plonge les coupes pendant un quart d'heure
dans la safranine, on les lave à l'alcool absolu, puis à l'eau ; on
les met dans le violet de gentiane pendant un quart d'heure.
Au bout de ce temps, on lave à l'eau, on traite par l'orange, et
on achève comme ci-dessus. Cette méthode rapide donne souvent d'excellents résultats.

§ 7. — COLORATION AU BLEU POLYCHROME

1º Mode d'emploi. —Des coupes fixées au liquide de Flemming ou à n'importe quel autre réactif, sont soigneusement
lavées à l'eau. On verse sur elles, avec un entonnoir muni
d'un filtre, quelques gouttes de bleu polychrome. On le laisse
agir pendant un quart d'heure au moins, ou davantage dans
quelques cas particuliers, mais en général il suffit d'un quart
d'heure à une demi-heure. Au bout de ce temps on l'enlève, on lave à l'eau distillée, les coupes sont colorées uniformément en violet foncé. On dépose alors sur elles quelques
gouttes de la solution étendue de glycerinæthermischung (eau
distillée 20 centimètres cubes, glycerinæthermischung V gouttes)
qui dissout certaines parties de la couleur, et laisse les autres
en place en modifiant leur teinte (différenciation). On peut
suivre la différenciation sous le microscope avec un objectif
faible, lorsqu'elle paraît achevée on enlève le glycerinæthermischung, on lave soigneusement à l'eau distillée, on enlève
cette dernière et on déshydrate rapidement par l'alcool absolu.
L'alcool décolore encore beaucoup les pièces, et complète la
différenciation de la matière colorante ; à cause de la décoloration qu'il produit il importe de surveiller son action et
d'aller vite. Dès que la déshydratation est obtenue, ce qui pour

des coupes très minces ne demande pas plus de deux minutes,
pourvu qu'on ait soin de renouveler l'alcool absolu, on peut
monter au baume. Pour cela on emploiera après l'alcool absolu
l'essence de bergamote qui décolore moins que l'essence de
girofle. Si même on craignait de trop décolorer les coupes on
pourrait employer au lieu d'essence du xylol (voy. pour plus
de détails au chapitre suivant).

2° Propriétés du bleu polychrome. — Le bleu polychrome
donne à lui seul, comme le picro-carmin, des colorations mul-

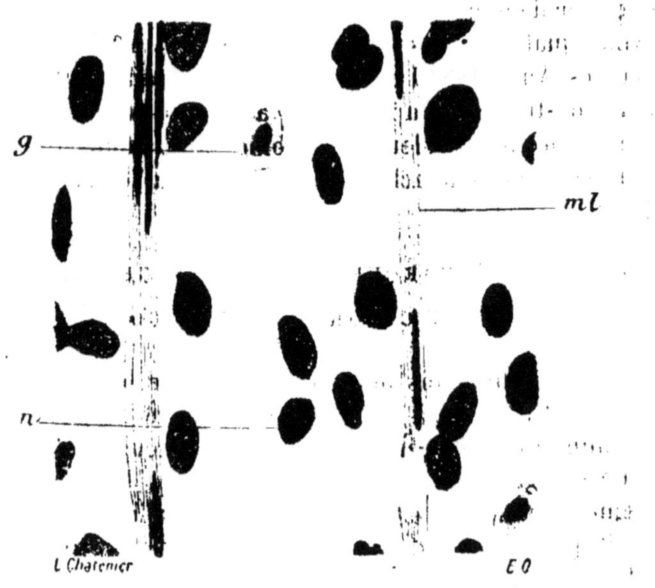

Fig. 60.

Coloration au bleu polychrome (mésentère de la salamandre).

ml, muscles lisses. — *g*, globule rouge nucléé. — *n*, noyau. Stiassnie, ocul. 2,
object. 8.

tiples très belles. Il colore les globules rouges **du sang en vert**
brillant, les noyaux en bleu pur, les granulations chromophiles des cellules nerveuses (granulations de Nissl) en bleu, les
granulations du protoplasma de certaines cellules (mastzellen,

cellules plasmatiques, clasmatocytes) en rouge-violet, les fibres musculaires lisses et striées en vert, la mucine en rouge violacé.

3° Indications du bleu polychrome. — Cette matière colorante est très précieuse, elle est indispensable pour la recherche des cellules à granulations (clasmatocytes), et en dehors de ce cas où elle a une véritable valeur spécifique, elle peut être employée avec avantage pour toutes sortes de préparations. Elle donne d'excellents résultats pour l'étude du système nerveux central. Enfin elle offre la commodité très grande de colorer d'emblée des préparations qui demanderaient plus de vingt-quatre heures pour être teintes à la safranine et à ses mélanges. Aussi quand on veut examiner rapidement pour faire un diagnostic des coupes fixées à la liqueur de Flemming, on les colore par le bleu polychrome, et en moins d'une heure les préparations sont achevées et prêtes pour l'examen.

§ 8. — Remarques et règles générales
pour la coloration des coupes

Le lecteur aura sans doute remarqué que le mode de coloration n'est pas tout à fait le même, suivant que l'on emploie le carmin et l'hématéine ou bien les couleurs d'aniline. Les premiers teignent en effet certaines parties de la préparation seulement, et n'ont pas de tendance à surcolorer (l'hématéine ne fait pas exception à proprement parler); la coloration s'obtient par action directe du colorant sur les éléments, et elle arrive d'elle-même au point convenable. C'est ce que l'on appelle la *coloration progressive*. Les lavages (eau, glycérine) que l'on fait subir à la préparation n'ont pour but que d'éloigner la couleur libre, non fixée.

Les secondes colorent au contraire diffusément toute l'étendue de la préparation et ne se localisent comme il convient qu'après l'action de certains réactifs. Ainsi la safranine n'est parfaitement localisée sur les noyaux qu'après les lavages à l'alcool acidulé ou bien au vert lumière (acide), le violet de gentiane après l'orange (acide), le bleu polychrome après le **gly-cerinæthermischung**.

Par ces traitements consécutifs, la coloration est en quelque sorte ramenée en arrière, en même temps qu'elle se localise et se précise, c'est ce que l'on appelle *une coloration régressive*.

Les règles générales suivantes peuvent rendre des services pour la coloration des coupes.

1° Il faut **prendre pour faire les solutions colorantes des** matières premières aussi pures que possible et que l'on a éprouvées soi-même. Toutes les fois qu'un produit ne donne pas satisfaction, il faut le rejeter et en faire venir un autre. S'adresser pour cela à des marques connues.

2° Les solutions doivent être faites bien exactement au titre indiqué. Celles qui renferment de l'eau anilinée (safranine, violet de gentiane) ne peuvent servir pendant plus d'un mois. Toutes doivent toujours être conservées à l'abri de la poussière et des moisissures.

3° On doit toujours éviter de mettre une solution colorante à base d'eau au contact d'une coupe imprégnée d'alcool parce qu'il pourrait se former un précipité ; il faut hydrater d'abord la coupe. De même, la coloration une fois faite, il faut laver à l'eau si la matière colorante est dissoute dans l'eau, à l'alcool si la solution colorante est alcoolique.

4° Les lavages simples à l'eau, ou ceux qui donnent une différenciation (couleurs d'aniline) doivent toujours être faits avec le plus grand soin, jusqu'à ce qu'il ne s'échappe plus de nuages de couleur. Sans cela il y aura des précipités, ou bien des nuages se formeront plus tard dans la préparation et la gâteront.

5° Il faut toujours colorer les coupes d'une même pièce par différentes méthodes. Le mieux est d'employer l'hématéine et l'éosine, la coloration de Benda, celle de Flemming et celle au bleu polychrome. Ces colorations se complètent les unes par les autres et donnent d'excellents résultats. On est souvent frappé en opérant ainsi des facilités que cela donne pour l'analyse histologique, et ces facilités tiennent à de petits détails en apparence insignifiants, comme les teintes particulières que prennent les tissus, et qui par leur combinaison ou par leur opposition dans ces différentes colorations permettent de trancher des questions difficiles.

§ 9. — Coloration en masse et sous lamelle

Au lieu de colorer des coupes, on peut d'abord colorer la pièce en masse, puis l'inclure et la couper ensuite. Les colorants qui conviennent le mieux pour cet usage sont le carmin aluné et le carmin boracique.

1° Coloration en masse au carmin aluné. — La pièce après fixation à l'alcool, à la liqueur de Kleinenberg, à la liqueur de Müller, au sublimé, est hydratée convenablement après passage dans des alcools de titre décroissant. Lorsqu'elle est bien imbibée d'eau on la porte dans une boîte de verre renfermant du carmin aluné en quantité suffisante pour la recouvrir. On l'y laisse pendant vingt-quatre heures au moins, puis on la porte dans l'eau. Elle laisse échapper des nuages de carmin et se lave peu à peu. On change l'eau fréquemment, et lorsque la pièce n'abandonne plus du tout de matière colorante, on la retire de l'eau. La coloration est achevée dans toute son épaisseur, et grâce au lavage, le carmin est fixé seulement sur les éléments qu'il doit teindre.

On déshydrate alors la pièce en la passant dans des alcools successifs à 70, 90°, puis dans l'alcool absolu, après quoi on l'inclut à la paraffine en suivant le procédé ordinaire. Les coupes sont étalées sur l'eau chaude, collées sur la lame et séchées. On enlève alors la paraffine par le xylol et si l'on se contente de la coloration donnée par le carmin aluné, on peut mettre du baume sur les coupes imbibées de xylol, recouvrir d'une lamelle, et la préparation est achevée. La longue série de manipulations exigées pour la coloration est supprimée.

Si l'on veut faire agir, en outre du carmin, un colorant plasmatique, on choisira l'alcool éosiné, et voici comment on l'appliquera. Les coupes une fois débarrassées de la paraffine par

le xylol, sont bien lavées à l'alcool absolu. On les recouvre
d'alcool éosiné ou on les plonge dans un bain de ce colorant,
contenu dans la cuvette à rainures. La coloration faite, on les
lave à l'alcool absolu, on ajoute une essence, puis on monte
au baume.

Le carmin aluné est un excellent colorant en masse parce
qu'il est très pénétrant et qu'il ne surcolore jamais. On peut
employer avec fruit la méthode que nous venons de décrire
pour l'étude de coupes d'embryons ou de petits animaux,
chez lesquels on s'occupe plutôt d'anatomie microscopique
que d'histologie. Elle est très rapide et supprime bien des
opérations pendant le cours desquelles les coupes peuvent
toujours être détériorées.

2° Coloration en masse au carmin boracique. — Dans
ce cas la pièce n'a pas besoin d'être hydratée, il suffit de la
passer dans un alcool de titre voisin de celui de la solution
colorante. L'alcool à 70° convient très bien. Au sortir de cet
alcool la pièce est portée dans un bain de carmin boracique
dans lequel elle reste de quelques heures à un jour, suivant
sa grosseur, mais en général trois ou quatre heures suffisent. Au
bout de ce temps elle est colorée en rouge ou en rose foncé uniforme. On la porte alors dans une boîte de verre contenant de
l'alcool à 70° légèrement acidulé par l'acide chlorhydrique (2 à
3 gouttes p. 100 centimètres cubes d'alcool) et on la remue
fréquemment avec la spatule de platine pour faciliter la diffusion des liquides. La pièce émet de très faibles nuages de carmin, sa couleur devient plus brillante et comme transparente.
On remplace alors l'alcool acidulé par de l'alcool à 70° dans
lequel on lave la pièce à plusieurs reprises afin d'enlever toute
trace d'acide, puis on la porte dans de l'alcool à 90° et on
achève la déshydratation par l'alcool absolu. On inclut dans
la paraffine, on coupe, on étale les coupes sur l'eau chaude,
on sèche et on enlève la paraffine au xylol, puis on peut
monter *directement* dans le baume. En effet, le carmin boracique est un colorant un peu diffus, le lavage à l'alcool acidulé a justement pour but de remédier à cet inconvénient en

fixant plus énergiquement la couleur sur les noyaux et en l'enlevant en partie du fond des tissus sur lequel elle est moins solidement fixée, mais la coloration reste toujours double, plasmatique et nucléaire. Une seconde coloration est donc inutile.

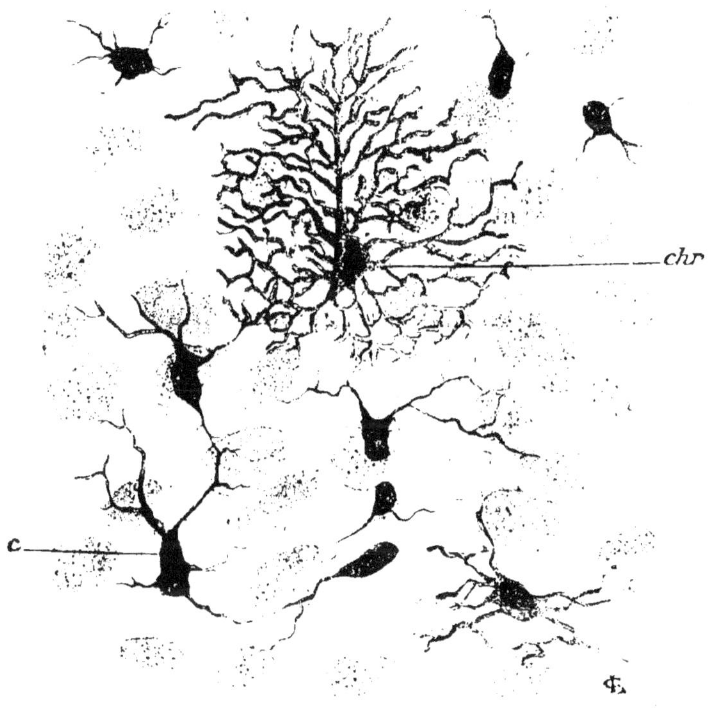

Fig. 61.

Coloration au carmin boracique (tissu muqueux de la queue d'une larve de triton).

c, cellules étoilées du tissu. — *chr*, chromoblaste. Stiassnie, ocul. 3, object. 6.

a. *Propriétés du carmin boracique.* — Le carmin boracique colore en rouge brillant la chromatine des noyaux, il teint moins fortement le protoplasma, mais le colore cependant assez dans la plupart des cas pour permettre de suivre ses prolongements. Comme il donne au protoplasma des diverses espèces de cellules des tons un peu différents, il permet de distinguer assez bien les organes ou les différents groupes cellulaires les uns des autres, et cette propriété est particulièrement importante pour les préparations de blastodermes dont il est parlé ci-dessous et page 414.

b. *Indications de la coloration au carmin boracique.* — Par ce

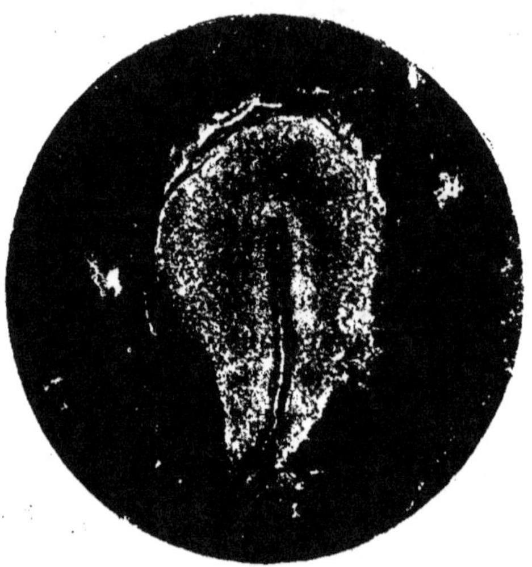

Fig. 62.

Blastoderme de poulet de 23 heures (ligne primitive, photographie).

fait même qu'elle teint les noyaux plus vivement que le fond des coupes, la coloration au carmin boracique réalise une double coloration, et cela suffit pour que son emploi soit recommandé dans nombre de circonstances. Mais il est un cas particulier dans lequel cette coloration donne des résultats si précieux que je lui consacrerai un paragraphe spécial : **il s'agit** de la coloration d'embryons ou de petits animaux destinés à être montés entiers sur une lame de verre.

c. *Coloration d'embryons ou de petits animaux.* — A côté des coupes il y a grand avantage à posséder des préparations d'êtres assez petits pour être conservés entiers, et suffisamment transparents pour permettre d'étudier leur structure. On peut ainsi faire des collections d'embryons de vertébrés ou d'animaux invertébrés de petite taille, montés en préparations permanentes que l'on pourra examiner même à l'aide de grossissements assez forts, et qui constituent des matériaux d'étude inappréciables.

Le meilleur réactif colorant pour ces sortes de préparations est le carmin boracique, sa transparence se prête bien à l'examen de pièces souvent épaisses; d'autre part, grâce à ses propriétés de colorant plasmatique il teint les cellules de manière à bien indiquer leur groupement en organes, et mieux que tout autre il permet de se rendre compte à un faible grossissement de l'anatomie d'un être quelconque. Je possède une collection d'embryons de poulet sériés depuis la seizième heure jusqu'au troisième jour de l'incubation, colorés au carmin boracique et sur lesquels les détails de la structure se voient admirablement.

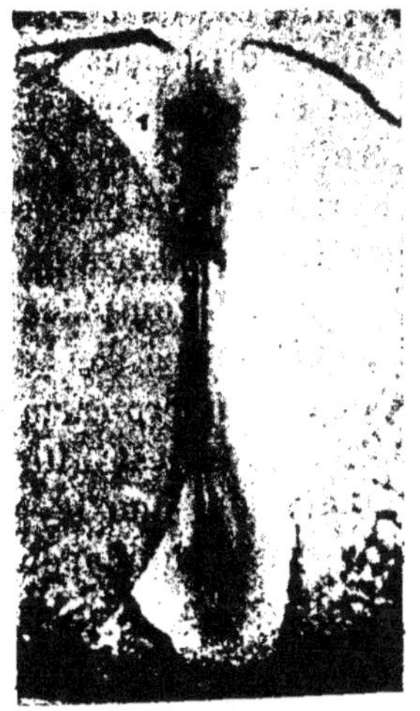

Fig. 63.
Embryon de poulet de 40 heures (photographie).

On montera de même en entier après coloration au carmin boracique la queue des larves de batraciens pour étudier les vaisseaux (pointes d'accroissement), l'iris incolore du lapin albinos, le mésentère du lapin, du chat et toute une série d'organes minces qu'il est utile d'observer dans leur ensemble. La limite de l'épaisseur que l'on peut donner à ces préparations est indiquée par ce fait qu'un embryon de poulet de trois jours ainsi préparé peut être encore facilement étudié.

Pour faire ces préparations, les embryons ou les animaux choisis sont fixés par le liquide de Kleinenberg et colorés au carmin boracique exactement comme il a été dit plus haut. On suit au microscope la décoloration par l'alcool acidulé.

lorsqu'elle est achevée on lave plusieurs fois à l'alcool à 70°, on déshydrate par l'alcool à 90° puis par l'alcool absolu, on passe dans l'essence de girofle et on monte au baume. Dans le cas où la préparation est un peu épaisse, il est bon de mettre sous les angles de la lamelle de petites cales en papier ou en carton mince qui soutiennent cette dernière et l'empêchent de basculer.

3° Coloration sous lamelle. — Il peut être utile dans certains cas de colorer des animaux de petite taille ou des cellules dissociées placés dans du sérum artificiel ou dans l'eau et recouverts d'une lamelle, et cela sans enlever cette dernière de peur de détruire la préparation. Dans ce cas on emploiera de préférence comme matière colorante le picro-carmin et on agira de la manière suivante : Sur un des côtés de la lamelle on place un petit carré de papier filtre qui enlève le liquide placé sous elle. On détermine ainsi un courant par lequel du picro-carmin qu'on a préalablement placé sur le bord opposé est attiré sous la lamelle et vient baigner les cellules. Lorsque le picro-carmin s'est entièrement substitué au premier liquide, on place la préparation dans une chambre humide et on attend que la coloration se fasse. Quand celle-ci est suffisante, on enlève le picro-carmin par le même procédé du carré de papier filtre, et on le remplace par de la glycérine. On fait passer la quantité de glycérine nécessaire pour bien laver, en établissant un courant à l'aide de l'aspiration par le papier Joseph, puis la préparation est achevée, on peut la luter. Pour plus de détails sur cette phase de l'opération, voyez page 198.

CHAPITRE V

MONTAGE DES PRÉPARATIONS

Le montage est la dernière des opérations nécessaires pour faire une préparation histologique. Il a pour but de rendre la préparation permanente en la mettant à l'abri des causes ordinaires de destruction, et de donner aux coupes la transparence nécessaire pour les étudier au microscope.

Les principes suivants régissent la question du montage des préparations : 1º il faut que les objets préparés soient placés dans un milieu d'une réfringence appropriée à leur degré de transparence ; 2º il faut que ce milieu soit susceptible de les mouiller et de les imbiber ; 3º il faut enfin qu'il soit conservateur, c'est-à-dire qu'il maintienne les objets dans l'état où ils étaient au moment où on les a montés, en s'opposant à la putréfaction ou à toute autre modification physique ou chimique.

Les objets qui ont une certaine épaisseur et ceux qui présentent une certaine opacité naturelle ou résultant d'une coloration devront être montés dans un milieu d'une réfringence élevée et voisine de celle du verre, tel que le baume ou les résines. La nécessité de cette haute réfringence résulte de ce que l'ensemble de la préparation doit, dans ce cas, pour se trouver dans les meilleures conditions optiques, représenter un milieu sensiblement homogène au point de vue de la réfraction. On sait en effet que, lorsque les rayons lumineux traversent un milieu composé d'éléments divers d'inégale réfringence, ils éprouvent des déviations nombreuses qui les écartent les uns des autres et les dispersent dans différents sens, de telle sorte que la quantité de ceux qui sont recueillis par la lentille frontale de l'objectif se trouve notablement diminuée et ne peut donner naissance, avec les préparations peu transparentes, qu'à des images peu éclairées et mal définies. Au contraire, lorsque les rayons traversent un milieu à peu près homogène, ils se poursuivent sans grands changements de direction ni pertes appréciables, et arrivent en grand nombre à l'objectif qui les condense en images qui sont alors claires, lumineuses et bien déterminées. Or, comme il entre dans la constitution d'une préparation deux éléments indispensables, la lame et la lamelle, qui ont une réfringence déterminée, on est bien obligé, si l'on veut réaliser les conditions d'homogénéité nécessaires avec les corps fortement colorés dont nous nous occupons, de choisir un liquide d'in-

terposition d'une réfringence se rapprochant de la leur, c'est-
à-dire de celle du verre.

Pour les objets fins, déliés, très transparents et non colorables, dont les détails se perdraient dans l'abondante lumière
transmise par les milieux précédents, il convient de choisir
des milieux plus faiblement réfringents, tels que l'eau, l'albumine, la gélatine, diverses solutions aqueuses, etc., qui, en
modérant la quantité de lumière qui parvient à l'objectif, pla-
cent ces objets dans des conditions de visibilité plus favorables
que les premiers milieux.

Quel que soit d'ailleurs le degré de transparence des pièces,
il faut que le liquide dans lequel elles seront montées soit susceptible de les mouiller et de les imbiber complètement en
s'insinuant jusque dans leurs moindres lacunes, sans quoi il
se produirait dans leur intérieur même, et sur la limite qui
les sépare du milieu qui les entoure, des réflexions totales de
rayons et des pertes de lumière qui gêneraient l'observation.

Mais en même temps le milieu employé doit conserver les
pièces. En effet, l'observation histologique est assez délicate
pour que l'on ait besoin de revoir les préparations à plusieurs
reprises; de plus, il serait très fâcheux de ne pouvoir conserver
des pièces qui forment une précieuse collection anatomique.

On a trouvé un grand nombre de substances qui répondent
plus ou moins bien aux desiderata indiqués ci-dessus. Beaucoup
de formules ont été données dont quelques-unes peuvent rendre
des services dans certains cas, mais, en fait, on ne se sert
couramment que de deux sortes de milieux. Ce sont les résines
et la glycérine.

Nous étudierons d'abord le montage dans les résines.

§ 1. — MONTAGE DANS LES RÉSINES OU DANS LE BAUME DU CANADA

Les résines sont des substances transparentes, solubles dans
le chloroforme, le xylol, les huiles essentielles, insolubles
dans l'eau et précipitées par l'alcool sous la forme d'une
substance blanchâtre. Celles que l'on emploie en histologie

sont le baume du Canada (qui malgré son nom de baume est une résine) et la résine dammar.

Le baume du Canada s'emploie dissous dans le xylol ou dans le chloroforme ; sous cette dernière forme (baume au chloroforme) il est particulièrement utile pour monter les préparations renfermant des graisses teintes par l'acide osmique.

La résine dammar est dissoute dans la térébenthine et dans la benzine (voy. la formule p. 68).

Quelle que soit la résine choisie, sa solution doit être parfaitement limpide et d'une fluidité telle, que prise au bout d'une baguette de verre, elle tombe lentement goutte à goutte sans s'étirer en filament. Si, à la longue, cette fluidité disparaissait par suite de l'évaporation, on la ramènerait au point voulu en ajoutant un peu du dissolvant qui a servi à faire la solution.

L'emploi des résines comme milieu réfringent et conservateur nécessite une série d'opérations que l'on peut grouper en trois temps : 1° déshydratation des pièces ; 2° pénétration par une essence, — éclaircissement ; 3° montage proprement dit.

1° Déshydratation. — Toute pièce que l'on veut monter dans une résine doit être au préalable parfaitement déshydratée par des passages successifs dans des alcools de titre progressivement croissant, puis dans l'alcool absolu. La déshydratation doit être complète, sans quoi la pièce ne se laissera pas pénétrer par l'essence au temps suivant, et se ratatinera ou se déformera.

Les coupes minces sont déshydratées après quelques minutes de séjour dans l'alcool absolu, les pièces un peu épaisses, un blastoderme de poulet au troisième jour de l'incubation, par exemple, demandent au moins une heure de séjour dans le même liquide.

2° Pénétration par une essence, éclaircissement. — Les pièces déshydratées par l'alcool absolu ne peuvent pas être mises en contact avec les résines, car l'alcool qu'elles renferment précipiterait ces dernières. Elles doivent être au préalable baignées dans un liquide qui se substitue à l'alcool et qui soit miscible à la résine. Plusieurs liquides possèdent ces propriétés, ce sont entre autres le xylol et les huiles essentielles. Parmi ces dernières nous ne citerons que les essences de girofle, de bergamote et d'origan qui sont plus particulièrement employées.

Nous indiquerons d'abord leurs propriétés.

L'essence de girofle a la propriété de ne pas trop s'étaler sur la lame de verre et de rester ramassée en une goutte à la place où on l'a mise ; à cause de cela elle baigne facilement les coupes sur lesquelles on l'a déposée et les pénètre aisément. Elle a le défaut de décolorer parfois les préparations, et notamment celles qui ont été colorées avec l'éosine ou avec d'autres couleurs d'aniline. Toute essence de girofle qui décolore fortement les pièces doit être rejetée. Lorsque celle que l'on possède ne décolore pas trop énergiquement, on peut s'en servir avec avantage, car c'est un excellent réactif. Si l'on craint que son action décolorante se prolonge après le montage, on peut l'arrêter en chassant l'essence par du xylol lorsqu'elle a bien pénétré les coupes.

L'essence de bergamote s'étale sur les lames de verre en formant une couche très mince, on ne pourra donc pas l'employer pour pénétrer un objet un peu épais qu'elle ne recouvrirait pas. Elle décolore moins que l'essence de girofle, et à ce titre doit lui être préférée toutes les fois que l'on redoute une décoloration trop forte, par exemple dans les colorations au bleu polychrome.

L'essence d'origan reste ramassée sur la lame comme l'essence de girofle, elle ne décolore pas du tout l'éosine, et à cause de cette propriété elle doit être employée dans la double coloration à l'hématéine et à l'éosine.

Ces trois essences sont également utiles. Avec les indications ci-dessus il est facile de décider laquelle on doit employer dans un cas donné.

Quelle que soit celle que l'on a choisie, le mode d'emploi est le même. Lorsque les coupes sont bien déshydratées, on enlève l'excès d'alcool sans les toucher, on verse sur elles quelques gouttes de l'essence et l'on attend quelques minutes au bout desquelles celle-ci s'est entièrement substituée à l'alcool et imprègne parfaitement les coupes.

Non seulement les essences permettent la pénétration de la pièce par la résine, mais encore elles lui donnent une grande transparence qui les a fait dénommer souvent *agents éclaircissants*.

L'éclaircissement qu'elles produisent s'explique aisément par leur réfringence qui est comme on sait, très élevée. En pénétrant la pièce et en s'incorporant à elle, elles suppriment les réflexions totales qui se produisaient par le passage des rayons lumineux à travers les éléments histologiques et l'alcool interposé, doué d'une réfraction beaucoup plus faible que la leur, par suite, elles donnent à la préparation une clarté qui frappe tout d'abord. Aussi les auteurs désignent-ils cette phase du montage des pièces sous le nom d'éclaircissement. En réalité, il n'y a pas à envisager que l'éclaircissement seul, mais encore le fait de rendre possible le montage dans la résine, ce qui est en somme le but cherché. D'autre part, l'éclaircissement produit par les essences est assez grand pour rendre suffisamment transparent un objet aussi épais qu'un embryon de poulet de 3 jours, il a donc une réelle importance et rend de grands services dans l'étude des préparations.

A la rigueur, les essences dont nous venons de parler pourraient constituer le milieu réfringent et conservateur nécessaire au montage des pièces, mais à cause de leur fluidité il serait assez difficile de les emprisonner sous la lamelle et surtout de les y maintenir. Il est donc préférable d'employer comme milieu définitif un corps jouissant des mêmes propriétés, mais susceptible de se solidifier autour de la pièce de manière à ne plus permettre ni déplacement de la lamelle ni pénétration de bulles d'air sous cette dernière. Les solutions résineuses sus-indiquées répondent parfaitement à ce but.

Remarques pour le traitement par les essences des coupes au collodion. Dans ces coupes, il faut éviter de déshydrater avec l'alcool absolu qui dissout le collodion, et surtout d'employer l'essence de girofle qui le dissout bien plus énergiquement encore. Voici comment on procède. On déshydrate par un long séjour dans l'alcool à 90°, puis on éclaircit par l'essence de bergamote qui ne dissout pas le collodion, mais qui a l'inconvénient de rétracter un peu la pièce. Aussi on peut employer encore le procédé de WEIGERT. Après déshydratation dans l'alcool à 90°, on traite les coupes par un mélange de trois parties de xylol et d'une partie d'acide phénique anhydre, ou encore de deux parties d'huile d'aniline et d'une partie de xylol, puis par le xylol pur, et on monte dans le baume au xylol.

3° Montage. — Lorsque l'essence a parfaitement pénétré les coupes, on l'enlève, en la faisant couler sur la lame convenablement inclinée. Si l'on veut arrêter net son action décolorante avant de monter la préparation, on verse sur les coupes quelques gouttes de xylol qui se substituent à elle, mais en général cela n'est pas nécessaire, et aussitôt l'essence écoulée, on la remplace par une ou deux gouttes de la solution résineuse choisie portées sur la lame de verre à l'aide d'un agitateur plongé dans le flacon de baume ou de résine.

On a essuyé d'avance une lamelle de dimensions appropriées à celles de la préparation à recouvrir. On la prend de la main gauche par la tranche afin d'éviter de la ternir avec les doigts, et on dépose sur sa face tournée en haut, une goutte de la résine. Prenant alors la lamelle de la main droite, et toujours par sa tranche, on retourne en bas le côté sur lequel est déposée la résine, et on la rapproche de la lame, en la maintenant parallèlement à cette dernière. Bientôt la résine placée à la face inférieure de la lamelle touche celle qui recouvre la coupe, et on peut laisser la lamelle tomber doucement à plat sur la lame. La résine placée entre elles deux s'étale régulièrement à partir du centre en chassant devant elle l'air qui pourrait exister entre les deux lames. Ainsi est évitée, dans la majeure partie des cas, la formation des bulles d'air, qui, lorsqu'on n'a pas pris les précautions indiquées, se produisent souvent au sein de la résine ou sur la coupe. Du reste, en employant des solutions résineuses fluides, on n'a guère à craindre les bulles d'air; si quelques-unes se forment, malgré toutes les précautions prises pour les éviter, il est facile de les chasser en inclinant convenablement la préparation, de plus, si elles sont petites, elles disparaissent généralement d'elles-mêmes, en se dissolvant dans la résine.

La résine placée entre la lame et la lamelle se sèche peu à peu, devient solide et maintient suffisamment les deux verres en place pour qu'il ne soit pas nécessaire de mettre autour de la lamelle une bordure ou un lutage, comme on doit le faire si l'on monte à la glycérine. Il importe de surveiller les préparations, surtout celles qui sont épaisses, pendant quelques jours, parce que la résine en séchant se rétracte et par suite entraîne la pénétration de flaques d'air sous la lamelle. Pour remédier à cet inconvénient on dépose une goutte de résine sur le bord de la lamelle, au voisinage de la bulle d'air, elle pénètre par capillarité et remplit exactement le vide.

Le plus souvent on n'attend pas que la résine sèche lentement, et l'on active sa dessiccation en chauffant les coupes sur une étuve portée à 40° environ. Au bout de quelques heures la résine est parfaitement dure et les lamelles bien fixées ne peuvent plus être déplacées. Cette manœuvre doit être employée toutes les fois que l'on désire étudier de suite avec un objectif à immersion des préparations que l'on vient de faire ; si on ne desséchait pas ainsi la résine, la lamelle resterait mobile pendant plusieurs jours, et comme elle doit être essuyée après l'immersion, ce moyen d'étude ne pourrait être employé.

Les préparations montées au baume sont d'une conservation indéfinie.

4° Avantages et inconvénients du montage des coupes dans une résine. — Le montage dans les résines offre des avantages considérables, aussi se généralise-t-il de plus en plus. Il assure une conservation indéfinie des préparations, sans qu'il y ait besoin de surveiller ces dernières, tandis que les imperfections des luts employés pour border les préparations faites à la glycérine oblige à une surveillance continuelle, qui ne sauve pas toujours les pièces.

Les préparations montées au baume sont au contraire très

solides, on peut les transporter, les faire voyager sans crainte d'accidents. Elles supportent bien mieux que celles qui sont montées dans la glycérine l'essuyage de la lamelle nécessaire après observation à l'aide d'un objectif à immersion.

Enfin le montage dans les résines donne aux coupes une très grande transparence, à cause de la grande réfrangibilité du milieu. C'est même là, sous certains rapports, un inconvénient, car souvent des structures très fines, si elles ne sont pas fortement colorées, disparaissent dans la résine, comme y disparaît un bâton de verre, par suite de l'identité presque complète entre leur propre indice de réfraction et celui du milieu.

Lorsqu'on monte dans une résine dissoute par le xylol ou l'essence de térébenthine des coupes contenant de la graisse imprégnée en noir par l'acide osmique, le dissolvant de la résine dissout aussi la graisse osmiquée. Cette dernière se répand dans la préparation sous la forme de nuages noirs, plus ou moins épais, qui obscurcissent les coupes au point de les rendre parfois inutilisables. On peut éviter cet inconvénient en se servant de baume dissous dans le chloroforme, ou bien d'une solution au xylol très épaisse, ou encore de baume rendu liquide par la chaleur. La quantité de dissolvant libre étant alors nulle ou très petite ne peut dissoudre la graisse.

§ 2. — MONTAGE A LA GLYCÉRINE

On peut employer comme milieu réfringent la glycérine; dans ce cas, la série des opérations nécessaires est plus courte et ne comprend que deux temps : 1° le montage, 2° le lutage.

1° Montage. — Les coupes montées dans la glycérine n'ont pas besoin d'être déshydratées préalablement et on peut les recouvrir du milieu conservateur dès qu'elles ont été lavées à l'eau, ou bien à la glycérine s'il s'agit d'une coloration au picrocarmin.

En fait, pour ces dernières que l'on peut prendre comme exemple, le montage succède immédiatement aux lavages dont il a été parlé plus haut (voy. p. 173). Dès que ces lavages à

la glycérine sont terminés, on enlève soigneusement l'excès de
ce liquide, et on essuie la lame tout autour de la coupe, sans
toucher à cette dernière. Comme il importe pour la solidité du
lutage, dont il va être question ci-après, que la lame n'offre
pas la moindre trace de glycérine aux points sur lesquels reposera le lut, il est bon, en enlevant la glycérine, de laver la lame
avec un linge trempé d'alcool qui la nettoie parfaitement.

On ne laisse sur la coupe qu'une très petite quantité de
glycérine, juste ce qu'il faut pour remplir avec une goutte de
glycérine qu'on mettra sur la lamelle (absolument comme on
le fait avec le baume) l'espace compris sous cette dernière. En
effet, lorsqu'on a placé le couvre-objet sur la préparation
exactement comme il a été dit plus haut à propos de la résine,
si la glycérine dépasse trop la lamelle, on aura de la peine à
faire le lutage, et c'est pourquoi il faut s'habituer de bonne
heure à reconnaître la quantité de glycérine nécessaire et suffisante pour monter la préparation. Dès que la lamelle est en
place on procède au lutage.

2° Lutage. — Le lutage consiste à recouvrir les bords de
la lamelle d'une substance solidifiable, le lut, qui s'appuyant
à la fois sur la lame et sur la lamelle les unit l'une à l'autre
et enferme entre elles le liquide conservateur. Il y a une
infinité de luts, et aucun n'est parfait, mais cela a perdu
beaucoup d'importance depuis la généralisation du montage
dans les résines. Nous employons depuis longtemps les deux
procédés de lutage suivants : *a*, lutage à la paraffine et à la cire ;
b, lutage au baume du Canada.

a. *Lutage à la paraffine et à la cire.* — La lame et les
bords de la lamelle mise en place sont avant tout parfaitement
nettoyés, parce que la moindre trace de glycérine empêche
une bonne adhérence du lut. Pour cela on peut se servir d'un
linge très fin ou d'un pinceau trempés dans l'alcool qui dissout
bien la glycérine, et laisse le verre parfaitement sec. On promène avec soin ce linge ou ce pinceau sur les bords de la
lamelle en ayant grande attention de ne pas la déranger, et
comme c'est là une opération délicate, il est bon d'avoir bien

mesuré la quantité de glycérine, afin qu'elle ne déborde pas. L'essuyage fait, on prend le fer à luter (voy. fig. 32), on le chauffe sur une flamme et on le place sur un morceau de paraffine qu'il fond en partie. On l'enlève alors avec la paraffine liquide qui y adhère, et on l'applique sur le bord de la lamelle, parallèlement à ce dernier, mais reposant à la fois sur la lame et sur la lamelle. La paraffine se porte sur le verre et s'y fixe par le refroidissement. On recommence sur les trois autres bords, et l'on obtient ainsi tout autour de la lamelle une bordure plus ou moins continue, à cause des divers temps qu'il a fallu pour la constituer. Mais alors, réchauffant le fer à luter, on le promène sur la paraffine, qui entre à nouveau en fusion, et dont on peut ainsi régulariser la distribution, de façon à faire une bordure parfaitement continue. Il faut pour cela employer peu de paraffine et faire un cadre bien régulier.

Si l'on ne désire pas conserver longtemps la préparation, ce lutage à la paraffine suffit, mais dans le cas contraire on le complète par l'adjonction d'une bordure de cire. On se sert d'une solution de cire à cacheter dans l'alcool à 90° qu'on étend régulièrement avec un pinceau sur le cadre de paraffine, de manière à le recouvrir complètement en dépassant un peu ses bords. La solution de cire ne doit pas être trop fluide parce qu'elle s'étendrait sur la lamelle et la recouvrirait en partie. La cire, une fois durcie par évaporation de l'alcool, protège bien la paraffine et fait un assez bon lut, néanmoins il faut surveiller les préparations qui sont souvent envahies par l'air. Dans ce cas on enlève une petite quantité de la bordure vers le point où l'air a pénétré, on y place de la glycérine qui passe par capillarité sous la lamelle, et remplit le vide; on enlève l'excès de glycérine, on nettoie et on lute à nouveau.

b. *Lutage au baume.* — On peut aussi luter rapidement au baume. Il faut employer une solution un peu consistante dont une goutte prise au bout d'une baguette de verre s'étire un peu avant de tomber. A l'aide de la baguette de verre on étend une petite quantité de cette solution sur le bord de la lamelle et on fait la bordure. Le baume en se desséchant forme un cadre solide, qui se craquèle quelquefois, ce à quoi on remédie en ajoutant un peu de solution sur les fentes ainsi produites. Ce mode de lutage est plus rapide que le précédent. Il est peut-être un peu moins sûr.

3º Avantages et inconvénients du montage à la glycé-rine. — Ce mode de montage est indispensable, avons-nous dit, après la coloration au picro-carmin, si l'on veut avoir toutes les réactions de cette matière colorante. Il est rapide, très pratique lorsqu'on veut simplement examiner une préparation qui n'est pas destinée à être conservée. Dans ce cas il n'est pas besoin de luter à la paraffine, et si l'on craint de voir glisser la lamelle, on dépose simplement aux quatre angles de celle-ci une goutte de paraffine qui la fixe suffisamment. On a ainsi des préparations temporaires (*volantes*, GARBINI) que l'on peut observer pendant quelques jours et transformer au besoin en préparations permanentes. La glycérine offre le grand avantage, à cause de sa réfringence moindre que celle du baume, de permettre de voir certaines structures très fines et peu colorées, qui seraient pour ainsi dire *noyées* dans la grande clarté donnée par le baume et resteraient invisibles. Cet avantage doit même être recherché dans un certain nombre de cas, par exemple lorsqu'on a affaire à des objets très transparents et non colorables. Il est préférable alors d'employer des milieux beaucoup moins réfringents que le baume ou que le verre, tels que l'alcool, l'eau et divers mélanges aqueux.

L'inconvénient de ce milieu, c'est que par suite de l'imperfection des luts, les préparations sont moins solides.

§ 3. — ÉTIQUETAGE DES PRÉPARATIONS

Une fois les préparations montées et lutées, s'il y a lieu, on met à chacune une étiquette sur laquelle on écrit le nom de l'organe, sa provenance et quelques indications générales sur la fixation, la coloration, et les points intéressants que peut présenter la préparation. Ces dernières indications sont particulièrement utiles. Toutes les préparations d'un organe ne présentent pas en effet avec la même netteté certaines particularités de sa structure, et lorsqu'on veut revoir une préparation où elles sont bien marquées, un mot placé sur l'étiquette facilitera beaucoup les recherches. On possède, par exemple, parmi de nombreuses préparations de peau, une coupe sur laquelle les longs filaments unitifs de Ranvier se voient particulièrement bien dans le corps muqueux. Il sera bon de l'indiquer sur l'étiquette pour pouvoir la retrouver instantanément.

Ce mode d'étiquetage est bien supérieur à l'emploi d'un simple numéro d'ordre, dont on ne peut comprendre la signification qu'en se reportant à un cahier qui est exposé à être perdu ou détruit, et sans la possession duquel les préparations numérotées ne peuvent être utilement consultées dans une collection publique ou dans celle d'un laboratoire, destinée à être transmise de mains en mains.

Les étiquettes gommées ordinaires adhèrent très mal aux porte-objets dont elles se détachent souvent. On a proposé de les coller avec le mélange suivant, plus résistant que la gomme : on fait dissoudre 100. grammes de gomme arabique dans 250 grammes d'eau, et l'on ajoute 2 grammes de sulfate d'alumine cristallisé, dissous dans 20 centimètres cubes d'eau, Bolles Lee et Henneguy.

Au lieu d'étiquettes qui se détachent parfois, on peut employer l'inscription directe sur le porte-objet à l'aide de l'encre de vitrier.

§ 4. — Récapitulation des manipulations

Comme les différentes opérations nécessaires pour faire une préparation sont très nombreuses et que leur description a été très longue, il est bon d'en placer sous les yeux un tableau récapitulatif.

J'ai choisi pour faire ce tableau le cas où les manipulations sont le plus nombreuses, c'est-à-dire celui où l'on a fait l'inclusion à la paraffine et le montage au baume. Chacun verra aisément quelles sont les opérations à supprimer ou à modi-

fier dans les autres modes de préparation (durcissement à la
gomme, à la celloïdine etc.).

TABLEAU DES OPÉRATIONS NÉCESSAIRES POUR FAIRE UNE PRÉPARATION
HISTOLOGIQUE

1° Fixation.	Liqueur de Flemming. Lavage à l'eau. Alcool à 70°. Alcool à 90°.	Liqueur de Kleinenberg. Lavages à l'alcool à 70°. Alcool à 90°.	Sublimé. Lavages à l'alcool à 70°. Alcool iodé. Alcool à 90°.	Liqueur de Müller Lavage à l'eau. Alcool à 70°. Alcool à 90°.

2° Inclusion à la paraffine.	Alcool absolu. Alcool absolu et xylol. Xylol. Xylol paraffine. Paraffine à l'étuve. Mise dans le moule.
3° Coupes.	Confection des coupes. Encollage des lames. Étalement des coupes à l'eau. Enlèvement de l'eau. Collage des coupes. Séchage.
4° Extraction de la paraffine.	Xylol. Alcool absolu. Alcool à 90°.
5° Coloration après ou sans hydratation préalable.	Matière colorante. Lavage à l'eau ou à la glycérine ou à un différenciateur. Coloration du fond.
6° Déshydratation pour permettre l'emploi du baume.	Alcool à 70°. ＂ 90°. ＂ absolu.
7° Éclaircissement.	Essence de girofle, de bergamote ou d'origan.
8° Montage.	Baume (résine). Lamelle.

Ce tableau énumère toutes les opérations nécessaires à partir
de la fixation, sauf pour la coloration à propos de laquelle, pour
rester dans les généralités j'ai dû omettre le détail des manipulations qui est différent pour chaque matière colorante prise
en particulier. Tel qu'il est, il indique suffisamment la marche
de l'opération et rappelle tout ce qui est essentiel.

On a remarqué que, soit dans le cours de l'inclusion à la paraffine, soit dans le cours du montage dans les résines, on arrive

à faire passer une coupe ou une pièce de l'eau dans un corps insoluble dans l'eau tel que la paraffine ou la résine. Ce passage ne peut se faire qu'à deux conditions : 1° la déshydratation de la pièce par l'alcool ; 2° l'imbibition de la pièce déshydratée par un corps miscible à la fois à l'alcool et à la paraffine ou à la résine, tel que le xylol, le chloroforme ou les huiles essentielles. Pour que ces passages s'effectuent d'une manière convenable et sans nuire à la pièce, il faut absolument qu'ils soient faits dans un ordre régulier auquel on doit toujours se soumettre.

Ainsi la série des passages est la suivante : eau ↠ alcool ↠ essence ↠ résine ou paraffine ; on peut la commencer par l'une ou l'autre extrémité, la suivre par exemple dans le sens ascendant de l'eau à la résine, — c'est ce que l'on fait pour monter une coupe dans le baume — ou dans le sens descendant de la paraffine à l'eau, — comme lorsqu'on débarrasse les coupes de la paraffine pour les colorer par l'hématéine, mais, *sous peine de tout gâter*, il faut suivre rigoureusement l'ordre de succession indiqué, sans en omettre un seul terme, la solubilité de ces corps les uns par rapport aux autres l'exige absolument.

CHAPITRE VI

INJECTIONS

La méthode des injections intra-vasculaires est une des plus importantes et des plus délicates : il faut pour la réussir une grande habitude et beaucoup de soins.

La matière à injection consiste en des substances fortement colorées qui donnent une teinte vive aux vaisseaux qu'elles remplissent, et permettent ainsi de les suivre aisément dans leurs plus fines ramifications. Comme l'on observe au microscope à l'aide de la lumière transmise, il faut avant tout que ces substances soient transparentes, sans quoi la préparation

serait opaque, les vaisseaux étant très rapprochés les uns des
autres. Il faut d'autre part que ces substances soient très
fluides pour pouvoir pénétrer dans les capillaires les plus fins
sans s'y arrêter. Enfin elles doivent être solidifiables. Ces trois
conditions sont parfaitement remplies par des solutions de
gélatine colorées au bleu de Prusse ou au carmin. Voici deux
formules de masses à injection, données d'après RANVIER.

1° Masse au bleu de Prusse. — On se procure du bleu de
Prusse dit soluble. C'est une matière d'un bleu foncé, qui
résulte de l'action du sulfate de peroxyde de fer sur le prussiate
jaune de potasse. Le bleu dit soluble livré par les fournisseurs n'est pas toujours soluble dans l'eau et voici comment il
faut s'y prendre pour lui donner cette propriété (RANVIER). On
met le bleu dans une chausse de feutre. Au dessous de celle-ci
on dispose un entonnoir de verre avec un filtre. On verse de
l'eau distillée dans la chausse, et le liquide qui la traverse
coule d'abord incolore ; au bout de quelque temps il est légèrement teinté, mais se décolore en traversant le filtre de papier.
Il faut encore attendre et ajouter de nouvelles quantités d'eau
distillée. Lorsque celle-ci reste colorée en dessous du second
filtre, on peut considérer que le bleu est devenu soluble. On
retourne alors la chausse, on la lave dans de l'eau distillée qui
dissout le bleu. Comme il est plus commode d'avoir la matière
colorante sous un petit volume, on évapore à l'étuve la solution de bleu ainsi obtenue et l'on a un résidu semi-liquide,
ou de la consistance d'une pâte, que l'on conserve dans des
flacons bien bouchés.

Pour préparer une masse à injection on fait d'abord une
solution saturée de bleu dans l'eau distillée, en laissant un excès
de bleu au fond du flacon, on la filtre, puis on mélange 25 parties de cette solution à 1 partie de gélatine préparée de la manière suivante.

On pèse une partie de gélatine, sèche, en plaques, dont on
a au préalable enlevé les rognures ou bords irréguliers qui
renferment toujours des impuretés. On prend par exemple
8 grammes de gélatine si l'on veut employer 200 centimètres

cubes de la solution de bleu. On met les lames de gélatine dans l'eau distillée pendant une demi-heure ou une heure. Au bout de ce temps on retire la gélatine qui s'est fortement gonflée et on la porte dans un vase de verre cylindrique maintenu dans un bain-marie par un flotteur de liège (fig. 64). La gélatine fond dans l'eau qu'elle a absorbée. Le bleu de Prusse est alors versé dans un autre vase placé dans le même bain, lequel ne doit pas dépasser la température de 40°. Lorsque le bleu a atteint la même température que la gélatine, on le verse doucement dans cette dernière en remuant constamment avec un agitateur de verre. Il se fait un précipité qui disparaît d'ailleurs en partie. On filtre alors la masse sur une flanelle mouillée d'eau à la température du bain, et on reçoit le produit de la filtration dans un vase pareil aux autres et maintenu comme eux dans le bain-marie. La masse est alors prête à être employée.

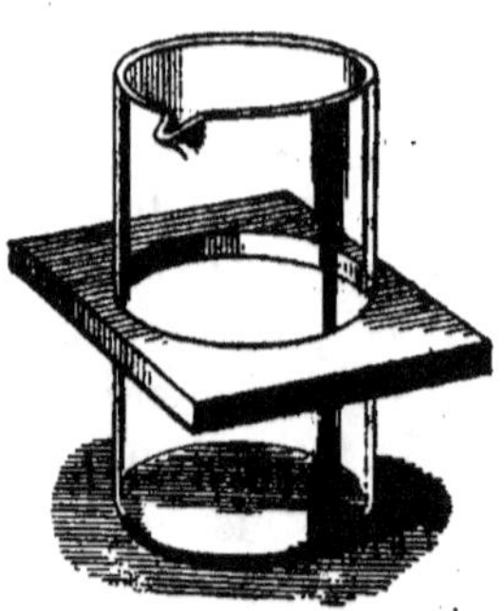

Fig. 64.
Verre pour fondre les
masses à la gélatine.

2° Masse au carmin. — Cette masse est bien plus difficile à réussir que la précédente, nous en donnons le mode de préparation d'après la deuxième édition de la *Technique* de RANVIER, car il ne suffit pas d'avoir à sa disposition la seule masse au bleu, il peut être utile de posséder aussi celle au carmin, si l'on veut par exemple injecter les vaisseaux sanguins et les lymphatiques d'un même organe, à l'aide de deux masses de couleur différente.

On met un peu de carmin dans un flacon à large ouverture, et on l'humecte d'eau distillée jusqu'à ce qu'il fasse une boue épaisse. Le lendemain on ajoute de l'ammoniaque en quantité suffisante pour dissoudre le carmin. On place alors de la gélatine dans l'eau distillée, puis on la fait fondre au bain-marie, et l'on ajoute une quantité de la solution ammoniacale de carmin

suffisante pour donner une coloration très forte. Il se fait
ainsi une masse fortement ammoniacale, et si on l'injectait telle
qu'elle, le carmin diffuserait hors des vaisseaux et irait colorer les tissus, ce qui nuirait à la netteté de la préparation. Pour
éviter cette diffusion il faut neutraliser l'excès de l'ammoniaque par l'acide acétique. Pour cela on fait un mélange de
deux parties d'eau distillée et d'une partie d'acide acétique
cristallisable, que l'on verse goutte à goutte dans la masse en
remuant constamment. Il faut bien se garder de pousser la
neutralisation jusqu'au bout, parce que le carmin précipiterait
et donnerait une masse granuleuse et opaque inutilisable.
Pour éviter cet inconvénient il importe de prendre les plus
grandes précautions au moment où l'opération touche à sa fin,
et de n'ajouter alors que très lentement l'acide, en cherchant
de temps à autre soit par l'odorat, soit à l'aide de papier de
tournesol sensibilisé s'il se dégage encore de l'ammoniaque.
On cesse d'ajouter de l'acide avant que l'ammoniaque soit
entièrement dégagée, d'ailleurs il n'y a pas d'inconvénient à
ce qu'il en reste un peu dans la masse, si la proportion de gélatine est très forte (RANVIER), parce qu'alors la masse est très
colloïde et ne diffuse pas. La masse est filtrée sur de la flanelle
comme il été indiqué plus haut, et est prête à être injectée.
Cette masse au carmin ne fond qu'à une température plus
élevée que celle au bleu de Prusse.

3° Manière de faire l'injection. — Les masses à la gélatine
n'étant liquides qu'à une température donnée doivent être
employées à chaud, et injectées dans des organes ayant au
moins la température de leur point de fusion. Il faut donc
réchauffer dans l'eau jusqu'à la température voulue les animaux ou les organes à injecter, ou bien, surtout si l'on se
sert de la masse au bleu qui est liquide à une température peu
élevée, 25° environ, on peut l'injecter directement dans un animal à sang chaud qui vient d'être sacrifié et qui n'est pas encore
refroidi. On fait des injections totales ou des injections partielles. Les injections totales ne peuvent être employées que sur
des animaux de petite taille, tels que le rat, le cobaye, le lapin.

Pour faire une injection totale on prépare d'abord la masse
en quantité suffisante. Il faut environ 250 à 300 centimètres
cubes pour injecter un lapin entier (RANVIER), il va sans dire
que l'on préparera une quantité de masse un peu plus considérable, et l'on choisira une seringue de capacité convenable
pour permettre de faire l'injection en une seule fois, sans être
obligé de recharger la seringue et de la remettre en place. On
aura soin aussi de chauffer dans l'eau la seringue avant de la
remplir de l'injection pour éviter le refroidissement et la prise
de cette dernière.

Tout étant prêt, on fixe l'animal sur une planchette, on l'anesthésie au chloroforme, on découvre une de ses carotides, on
l'isole bien et l'on passe sous elle un ou deux fils, en prévision
des ligatures, puis on l'ouvre d'un coup de ciseau sans la
couper entièrement. L'animal est saigné, et l'on place dans
le bout central de l'artère une canule sur laquelle on lie
l'artère à l'aide du fil préalablement placé. Après avoir lié le
vaisseau sur la canule on ramène les deux bouts de fil le long
de cette dernière et on les lie de nouveau sur sa gorge. De
cette façon elle est bien fixée et l'artère ne peut glisser. La
canule a été préalablement chauffée et remplie de masse à
injection. On l'unit à la seringue à l'aide d'un ajutage en
caoutchouc également rempli de la masse à injection, et l'on
a grand soin d'éviter l'interposition de toute bulle d'air sur le
trajet de l'injection, car l'air arrivé dans les vaisseaux cons-
tituerait un obstacle très grave à la marche de cette dernière.
On pousse alors doucement sur le piston de la seringue en évitant les à-coups et en s'arrêtant si l'on sent une trop grande
résistance. L'injection pénètre, comme le montre la coloration
que prennent les muqueuses visibles, puis elle revient par les
veines et bientôt on la voit couler par la veine jugulaire qui
a été ouverte. On pose alors une ligature sur ce vaisseau. On
maintient la pression pendant quelques secondes, puis on lie
la carotide en dessus et en dessous de la canule et l'injection
est achevée. On met l'animal à refroidir à l'air extérieur en
hiver et l'été dans un endroit frais.

Les injections partielles sont limitées à un organe ou à un

membre. On pousse alors l'injection par l'artère principale, et lorsqu'elle ressort par les veines on lie celles-ci en continuant de pousser l'injection doucement, pour bien remplir le réseau vasculaire.

Traitement des pièces injectées. — Lorsque la masse à injection est solidifiée dans les vaisseaux, par suite du refroidissement, on ouvre l'animal de façon à mettre ses viscères à nu, et on le plonge dans un liquide fixateur qui varie suivant que l'on a choisi la masse au bleu ou la masse au carmin. Dans ce dernier cas on emploiera l'alcool à 90°, si au contraire on s'est servi de la masse au bleu on fixera les organes par le liquide de Müller. On laisse les pièces dans ces liquides jusqu'à ce qu'elles aient atteint une dureté suffisante, ce qui est facile, car il n'est pas besoin de faire des coupes très minces, il vaut mieux avoir des coupes un peu épaisses, dans lesquelles on peut suivre les différentes inflexions des vaisseaux.

Les sections déshydratées et éclaircies par l'essence de girofle sont montées dans le baume. Elles fournissent d'admirables objets d'étude : les vaisseaux seuls sont colorés, le fond est incolore si l'on s'est servi d'alcool, ou à peine teinté en brun clair ou en jaune si l'on a employé le liquide de Müller.

Les coupes ainsi préparées ne laissant voir que le mode de distribution des vaisseaux, si l'on veut étudier leurs rapports avec les autres éléments histologiques, on fera des coupes très minces que l'on colorera par le carmin aluné ou par l'hématéine et l'éosine et que l'on montera ensuite au baume.

CHAPITRE VII

PHOTOGRAPHIE DES PRÉPARATIONS
MICROSCOPIQUES

La photographie des préparations microscopiques peut rendre de grands services, bien qu'on ne puisse songer à la substituer au dessin à la chambre claire, pour la représenta-

tion des objets. En effet, tandis que le dessin permet de représenter les détails en les mettant au point et en leur donnant
par suite leur forme exacte et nette, la photographie reproduit
fidèlement tout ce qui se trouve dans l'épaisseur de la préparation, et les images seules des parties qui sont au point sont
nettes : celles des parties qui sont en dessous ou en dessus
sont indécises, mal limitées et contribuent par leur présence
à donner à l'ensemble de la figure un caractère d'in-
détermination assez désagréable. Ces inconvénients n'existent pas pour les pré-
parations très minces, dont tous les points sont pour ainsi dire au foyer en même temps; il en est de même si l'on emploie seulement de faibles grossissements avec lesquels toute l'épaisseur de la préparation est au point.

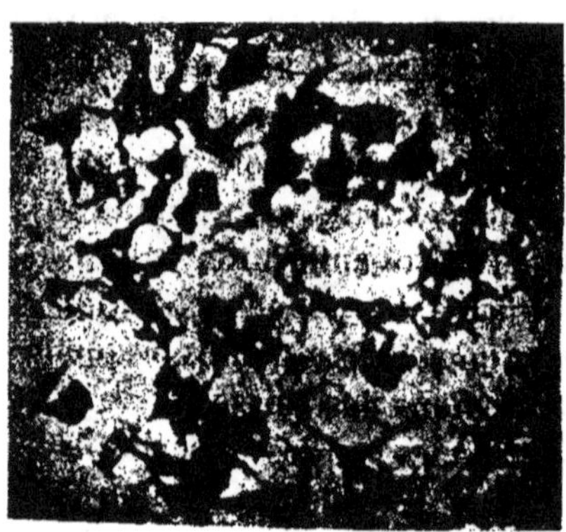

Fig. 65.

Cellules pigmentaires de la choroïde
de l'homme (photographie).

En ce cas, on peut obtenir des images très suffisantes et qui rendent de réels services, soit pour l'étude des
séries de coupes, soit pour la démonstration. Telles sont les
photographies reproduites ici ou dans la troisième partie. Il
faut ajouter cependant que la reproduction par la gravure a
un peu nui à ces photographies en diminuant leur netteté.

Dans les travaux pratiques, on peut faire examiner aux
élèves des préparations d'embryons, et leur indiquer en même
temps sur les photographies de ces préparations les détails
importants. On obtient ainsi une compréhension beaucoup plus
rapide des choses; une grande perte de temps en explications
souvent mal comprises est évitée, et je crois qu'en étendant
cette méthode on arriverait à des résultats très heureux. Enfin,
la possession d'une série de photographies peut rendre de
rands services au cours de recherches embryologiques.

1° Appareils photographiques. — Il existe divers appareils pour la photographie microscopique. Les uns, très compliqués et très coûteux sont destinés à photographier des préparations à un très fort grossissement, je n'en parlerai pas, et je décrirai seulement un des appareils simples, et peu coûteux, qui permettent d'obtenir des clichés répondant aux besoins énumérés plus haut.

Je prendrai pour exemple celui de Nachet représenté dans la figure 68. Il consiste en une chambre noire à soufflet, portée sur deux tiges métalliques fixées elles-mêmes sur une planchette quadrangulaire. Les tiges métalliques portent à une certaine hauteur une articulation à genouillère qui permet d'incliner la chambre noire et de la disposer horizontalement. C'est là une manœuvre inutile que je ne conseille pas pour beaucoup de raisons, et notamment parce qu'il est plus difficile de parcourir ensuite la préparation, le microscope étant lui-même incliné horizontalement, lorsqu'on veut au cours des opérations chercher un point nouveau de la coupe, ou diverses coupes faisant partie d'une série placée sur la même lame.

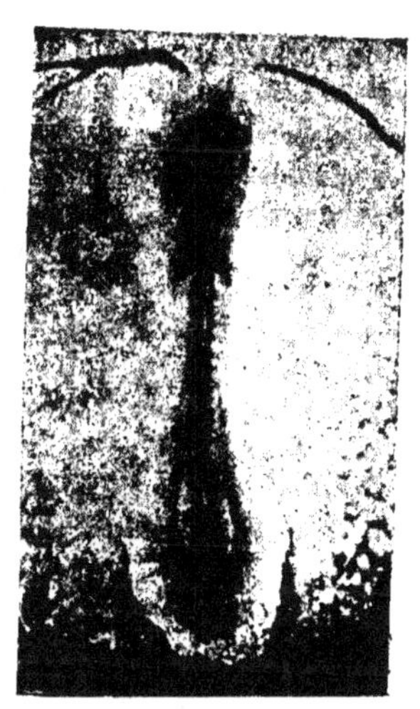

Fig. 66.
Embryon de poulet de
40 heures (photographie).

Le microscope repose sur la planche qui supporte l'appareil. Pour lui donner plus de stabilité, M. Combres, chef des travaux à la Faculté de Montpellier, a imaginé de faire disposer sur cette planche une planchette creusée de façon à recevoir le pied du microscope qui y pénètre à frottement, de telle manière qu'une fois entré il ne peut plus être déplacé en aucun sens. Cette planchette placée exactement au centre de l'appareil, est mobile d'avant en arrière entre deux règles métalliques, de sorte que l'on peut avancer ou reculer le microscope.

La chambre noire est maintenue par deux supports, l'un supérieur, l'autre glissant le long des deux montants verticaux et qui permettent de l'abaisser ou de l'élever pour la mise au point. On peut aussi la faire tourner autour du montant de droite, de manière à l'écarter de l'axe de l'appareil et à en débarrasser le microscope pour examiner la préparation. Pour cela on élève le support supérieur qui porte le châssis de

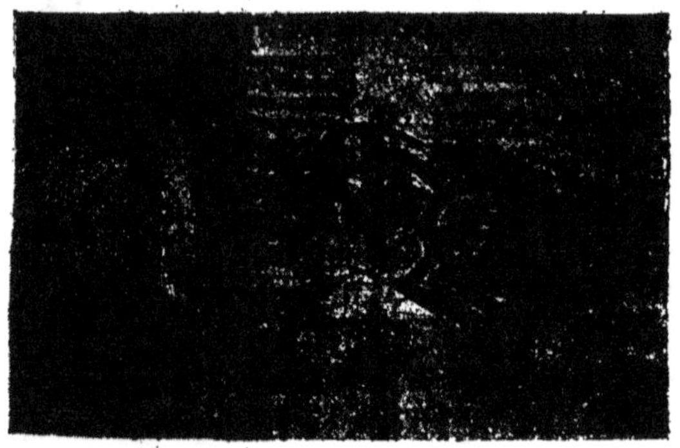

Fig. 67.

Embryon de poulet de 48 heures (coupe transversale de la région dorsale ; photographie).

la chambre noire, puis le support inférieur qui vient embrasser le manchon extérieur, à l'extrémité du soufflet, et le soutient, et l'on fait tourner la chambre autour du montant.

L'union entre la chambre noire et le microscope est obtenue à l'aide d'un manchon représenté dans la figure 69. Ce manchon se compose d'une pièce A destinée à être vissée sur le tube extérieur du microscope et qui porte un tube de laiton C, lequel s'emboîte dans un tube un peu plus large B, rattaché à l'extrémité du soufflet et qui se fixe à la partie inférieure du manchon par une articulation en baïonnette. En dedans de ces deux tubes est placé un troisième tube en carton D doublé intérieurement de velours noir, et destiné à absorber tous les rayons lumineux qui pourraient arriver dans l'intérieur du manchon.

La figure représente en outre sur l'axe même du manchon un
tube muni d'un oculaire. C'est une pièce qui n'est pas livrée
d'habitude avec l'appareil et qui a été imaginée par Combres

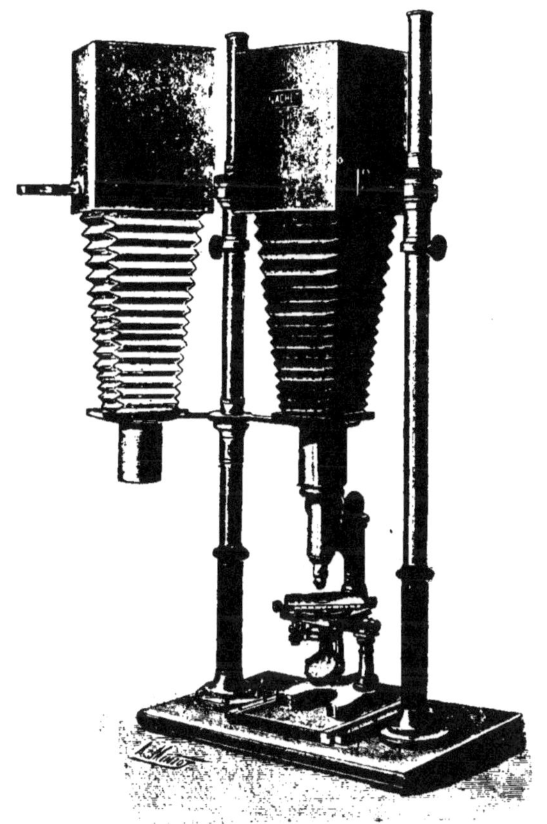

Fig. 68.

Appareil micro-photographique.

Sur la gauche de la figure on voit la chambre noire dans la position qu'elle
occupe lorsqu'elle est rejetée de côté pour permettre l'observation microscopique.

pour permettre d'observer la préparation. Le manchon étant
en place et vissé sur le tube du microscope, le tube B étant
enlevé et rejeté avec la chambre, on place alors ce tube porte-

oculaire qui s'emboîte dans l'ouverture de la pièce, et permet d'examiner la préparation sans enlever le manchon. Lorsqu'on veut opérer, on enlève ce tube porte-oculaire et on le remplace par un tube porte-diaphragme, lequel admet des diaphragmes de diamètres différents interchangeables qui permettent d'obtenir des images beaucoup plus nettes. Ce tube de même que le précédent n'est pas livré avec l'appareil, mais on peut se les procurer aisément tous les deux. Il importe absolument qu'aucun rayon lumineux ne puisse pénétrer dans le manchon, et que la face interne du tube à diaphragme soit absolument noire, sous peine de voir se produire des reflets de lumière qui altéreraient les clichés.

Pour fixer le manchon sur le microscope, on commence par dévisser et par enlever le tube interne de ce dernier (ce tube n'est pas représenté enlevé dans la figure 69), puis on visse la pièce A sur le tube extérieur du microscope.

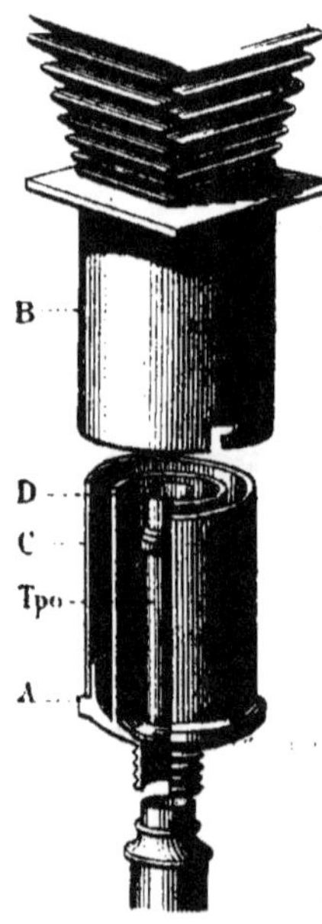

Fig. 69.

Manchon pour l'appareil microphotographique.

A, pièce basale. — B, tube externe. — C, tube interne. — D, tube de carton. — T_{po}, tube porte-oculaire.

2° Mode d'éclairage. — Une des questions les plus importantes en photographie microscopique, c'est celle de l'éclairage. Il est inutile de chercher à employer la lumière du jour qui est trop variable, et il vaut mieux s'adresser à une source lumineuse constante. J'ai obtenu de très bons résultats à l'aide d'une lampe à gaz munie du bec Auer et pouvant être mise en *veilleuse*. Cette lampe portée sur un support peut être élevée ou abaissée à volonté. Elle est placée au-devant du microscope à une distance qui varie suivant l'intensité de la lumière dont on a besoin; pour apprécier cette distance on peut placer la lampe sur une large règle graduée fixée en avant du support de l'appareil photographique et le long de laquelle on la promènera, l'arrêtant à tel ou tel point suivant la quantité de lumière nécessaire.

3° Manière d'opérer. — Ces détails connus, voici comment on procède à la photographie. On a choisi une pièce obscure, rendue telle par exemple par un épais rideau noir. Il n'est pas besoin d'une obscurité absolue comme celle de la chambre noire du photographe, mais il faut seulement éviter l'arrivée de la lumière directe sur l'appareil. Ce dernier est placé sur une table peu élevée, de façon à ce que l'opérateur debout puisse facilement mettre au point sans être obligé de monter sur un tabouret. On a préalablement choisi la préparation à photographier ; elle est fixée par les valets et maintenue par eux. Le manchon est mis en place ainsi que le tube porte-diaphragme. L'opérateur cherche sur la plaque dépolie du châssis l'image de l'objet. Au centre de cette plaque se trouve un petit cercle au niveau duquel le verre n'est pas dépoli, et sur lequel l'image se projette avec un peu plus de finesse. C'est en ce point surtout que l'on cherche à voir si l'image est nette et la mise au point suffisante. Pour cela on peut s'aider d'un oculaire ordinaire que l'on pose sur le verre dépoli. La mise au point s'obtient en faisant varier la vis micrométrique, et surtout en tirant ou en refermant le soufflet de la chambre noire. Il faut veiller autant que possible à une mise au point irréprochable.

Ceci fait, on enlève la plaque dépolie et on la remplace par le châssis contenant la plaque photographique. On met alors le bec Auer en veilleuse et on ouvre le châssis. La faible lueur donnée par la veilleuse est impuissante à voiler la plaque. On prend alors en main une montre à secondes et on ouvre le bec de façon à donner la pleine lumière. Au bout de quelques secondes on remet le bec en veilleuse, puis on ferme le châssis, on l'enlève et on va développer la plaque dans la chambre noire. La durée du temps de pose est de trente secondes environ, pour des photographies telles que celles représentées ici ; elle peut d'ailleurs varier et chacun la fixera par sa propre pratique.

Il y a lieu de remarquer combien l'éclairage indiqué est commode surtout à cause de la possibilité de le réduire d'une manière considérable (mise en veilleuse), de sorte que l'ouverture et la fermeture du châssis peuvent s'opérer sans inconvénient, malgré les faibles mouvements qui se produisent alors inévitablement et qui auraient un retentissement fâcheux sans cela. Si l'on veut photographier une autre coupe située sur la même lame, ou une autre préparation, on se contente de relever la chambre noire et le manchon externe B, puis mettant le tube porte-oculaire dans le manchon C, comme il est représenté dans la figure, on cherche le point, on fixe la lame avec les valets au point convenable, on enlève le tube et on remet le manchon en place, puis on recommence les opérations. Il n'est pas besoin de dévisser le manchon et de remettre le tube du microscope, on évite ainsi une grande perte de temps.

Le développement des clichés, le virage des épreuves, leur fixage se font suivant les méthodes photographiques ordinaires. Un développateur excellent est le diamidophénol,

TROISIÈME PARTIE

TECHNIQUE APPLIQUÉE

Nous avons réuni sous ce titre un grand nombre d'exemples de l'application des méthodes techniques à l'étude des tissus et des organes. La plupart des exemples sont donnés à propos des tissus dont l'étude est la base de toute anatomie microscopique. Ce qui se rapporte aux organes a reçu un développement moindre, par la raison que nombre des méthodes indiquées à propos des tissus s'appliquent aussi aux organes et n'avaient pas besoin d'être répétées pour ces derniers. Du reste, dans certains cas, les méthodes destinées à l'étude d'un système ou d'un appareil se confondent avec celles qui servent à faire connaître le tissu dont cet appareil est constitué, comme c'est le cas pour le système nerveux, et il n'y a pas lieu de traiter à part le tissu et l'appareil lui-même.

Le dernier chapitre est consacré à l'étude des méthodes embryologiques dans ce qu'elles ont de particulier.

CHAPITRE PREMIER

TISSU CONJONCTIF

Le tissu conjonctif est un tissu très répandu dans l'organisme et parfaitement caractérisé. Il est constitué par des cellules plates ou étoilées anastomosées entre elles, et par des fibres.

Il comprend un certain nombre de variétés qui présentent d'ailleurs toujours les caractères fondamentaux du type, c'est-à-dire des cellules et des fibres, mais les rapports réciproques de ces éléments diffèrent dans chaque variété. Ces variétés se laissent grouper en deux types : celui du tissu conjonctif lâche, et celui du tissu conjonctif modelé (RANVIER).

Le tissu conjonctif lâche joue un rôle très important dans l'économie. Ses cellules et ses fibres, entremêlées sans aucun ordre, laissent entre elles des lacunes très étroites, presque virtuelles à l'état normal, et dans lesquelles le plasma épanché hors des vaisseaux sanguins circule avant d'être repris par les lymphatiques. Ces lacunes constituent donc une partie des voies que suivent les substances nutritives, et beaucoup d'éléments anatomiques ne reçoivent ces dernières que par leur intermédiaire. De la le nom de tissu connectif de la nutrition qui lui a été donné. De plus, comme il est répandu partout, sauf dans les épithéliums de revêtement où il ne pénètre jamais, et qu'il ne constitue pas des masses de forme déterminée, mais se moule sur la forme des espaces qui lui sont réservés, on peut aussi l'appeler, avec RANVIER, tissu conjonctif diffus, ou avec les Allemands « informe ».

Dans le tissu conjonctif modelé, dont les tendons et les aponévroses nous offrent deux types parfaits, les cellules et les fibres sont rigoureusement ordonnées entre elles, d'une manière fixe pour chaque variété. De plus, ce tissu constitue en général des organes d'une forme bien déterminée, tels qu'un tendon, un ligament, une aponévrose, d'où le nom de tissu conjonctif « formé » que lui ont donné les Allemands et celui de tissu conjonctif modelé en organes que lui a donné RANVIER.

Nous étudierons le tissu conjonctif lâche, le tissu adipeux, le tissu muqueux, le tissu membraneux (membranes de RANVIER), le tissu réticulé, le tissu tendineux et enfin le tissu aponévrotique qui constituent un nombre suffisant d'exemples des diverses formes que peut revêtir le tissu conjonctif. Enfin nous indiquerons les préparations que comporte la recherche de certaines cellules du tissu conjontif (cellules pigmentaires, etc.)

ou qui n'appartenant pas en réalité à ce tissu s'y trouvent habituellement (clasmatocytes).

§ 1. — Tissu conjonctif lache

Il y a plusieurs procédés pour étudier ce tissu; ce sont :
1° le procédé de la boule d'œdème (Ranvier); 2° le procédé
des lames minces (Renaut); 3° le procédé des coupes.

1° Procédé de la boule d'œdème. — Ce procédé imaginé
par Ranvier est fondé sur les considérations suivantes : lorsque
par piqûre à l'aide d'une seringue de Pravaz on injecte un
liquide dans du tissu conjonctif lâche, le liquide distend le
tissu et y forme une boule plus ou moins volumineuse (boule
d'œdème). La formation de cette boule est due à ce que le tissu
conjonctif lâche est constitué par un feutrage d'éléments qui
laissent entre eux des espaces d'habitude à peu près virtuels,
mais qui sont susceptibles d'être distendus par l'injection. Cette
dernière, en écartant les éléments du feutrage, en refoule à la
périphérie un certain nombre qui s'unissent en une trame plus
serrée et forment ainsi une sorte de paroi limitant la boule
d'œdème. L'intérieur de celle-ci est cloisonné par une infinité
de filaments tendus et entre-croisés dans tous les sens, entre
lesquels se trouve le liquide injecté. Le tout a l'aspect et la
consistance d'une petite masse gélatineuse.

La production artificielle d'une boule d'œdème reproduit en
l'exagérant un peu un phénomène pathologique, l'œdème consécutif aux troubles circulatoires. On sait que ce dernier, s'il est
de courte durée, n'apporte aucune modification notable dans
la structure du tissu connectif; on peut donc penser que
l'œdème artificiel, pourvu qu'il soit produit avec ménagement,
respectera aussi cette structure, et si le liquide injecté est un
fixateur, il fixera les éléments du tissu d'une manière d'autant
plus parfaite qu'il les aborde à la fois sur toute leur surface,
en circulant dans les espaces circonscrits par eux et qui
servent d'habitude de chemin à la lymphe. En réalité, en
distendant un peu ces espaces, il écarte les éléments les uns

des autres sans changer au fond leurs rapports et rend ainsi les préparations plus faciles à étudier. Il agit comme un dissociateur, et le procédé de la boule d'œdème est le véritable procédé de dissociation du tissu connectif : c'est le mode de dissociation le plus parfait qui existe parce que c'est celui qui conserve le mieux les rapports des parties.

On peut employer pour faire la boule d'œdème une série de liquides divers, nous n'en citerons que quelques-uns en indiquant les détails de leur mode d'emploi.

a. *Boule d'œdème au nitrate d'argent à 1 p. 1000.* — Sur un animal (chien, lapin) qui vient d'être tué, on enlève la peau et le tissu cellulaire sous-cutané dans une région dépourvue de graisse, le pli de l'aine, par exemple, puis, avec une seringue de Pravaz chargée de la solution de nitrate d'argent à 1 p. 1000 dans l'eau distillée, on pique le tissu cellulaire. L'aiguille doit être tenue horizontalement, de façon à ne pas traverser le derme mais à rester dans le tissu sous-cutané, on peut du reste faciliter l'opération en faisant bomber la surface interne de la peau à l'aide d'un doigt placé au-dessous d'elle. On pousse doucement l'injection, de manière à former une boule plus ou moins volumineuse qui fait saillie sur la face profonde du derme.

La solution de nitrate d'argent à 1 p. 1000 agit comme fixateur, mais n'imprègne pas les éléments en noir. Au bout d'une ou deux minutes son action fixatrice est achevée. Avec des ciseaux courbes très fins (fig. 23) on enlève alors une calotte sur la boule d'œdème. Cette calotte, comprenant la paroi de la boule formée d'éléments très serrés les uns contre les autres, doit être rejetée parce qu'elle donnerait une préparation trop épaisse, mais immédiatement après l'avoir enlevée, on coupe au-dessous d'elle une mince tranche de la boule d'œdème que l'on porte rapidement sur une lame tenue prête. Sans perdre un instant on met sur elle quelques gouttes de picro-carmin et on recouvre le tout d'une lamelle que l'on fixe par quatre gouttes de paraffine placées sur ses angles. Il importe d'aller vite, et voici pourquoi : la tranche de la boule d'œdème est formée par les éléments du tissu et par une certaine quantité du liquide injecté interposé entre eux. Les éléments connectifs, grâce à leur élasticité propre reviennent bien vite sur eux-mêmes, chassent le liquide qui les écarte les uns des autres, et se réunissent en un amas compact dans lequel il est difficile de les distinguer nettement. Mais dès que la lamelle est placée sur le fragment excisé, elle le comprime par son propre poids, s'oppose à la rétractilité des parties et maintient tout en place.

La préparation ainsi faite est portée pendant quelques heures ou même une journée au besoin sous la chambre humide. Au bout de ce temps, on met sur le bord de la lamelle une goutte de glycérine qui pénètre lentement la préparation et se substitue au picro-carmin. En plaçant sur le bord opposé de la lamelle quelques carrés de papier filtre, on active la circulation de la glycérine sous le couvre-objet, et après que l'on a fait passer ainsi sous ce dernier une certaine quantité de glycérine, la préparation parfaitement lavée et d'une coloration très nette est prête pour l'observation.

Les préparations de cette nature sont forcément d'épaisseur inégale et ne sont pas bonnes dans toute leur étendue, mais on trouve le plus souvent sur chacune d'elles des points assez minces pour être examinés avec fruit.

On rend les préparations permanentes en les lutant à la paraffine et à la cire.

b. *Boule d'œdème à l'acide osmique à 1 p. 100.* — Comme liquide d'injection on peut employer avec avantage l'acide osmique en solution à 1 p. 100. On procède comme il a été dit dans le cas précédent. Au bout de quelques minutes on résèque des fragments de boule que l'on monte comme il a été dit dans le picro-carmin, et que l'on abandonne dans la chambre humide pendant vingt-quatre heures pour assurer leur coloration. On met ensuite de la glycérine et on lute.

c. *Boule d'œdème au picro-carmin.* — Par l'acide picrique qu'il renferme le picro-carmin est un fixateur peu énergique sans doute, mais suffisant dans un cas où, comme ici, il est porté directement au contact des éléments eux-mêmes. Aussi on l'a employé avec succès à la production de boules d'œdème. On procède exactement comme dans les cas précédents. La boule d'œdème qui est alors rouge peut être excisée au bout de quelques minutes, les fragments recouverts de picro-carmin sont traités comme il est dit ci-dessus. Il peut être bon d'attendre un peu plus que dans les cas précédents avant d'exciser la boule d'œdème faite au picro-carmin, mais à la longue le liquide exsude à travers le tissu et la boule s'affaisse. On peut alors regonfler la boule par une nouvelle injection de picro-carmin.

On voit parfois partir de la boule d'œdème des traînées rougeâtres qui s'étendent plus ou moins loin : ce sont des lymphatiques qui ont été injectés. Nous reviendrons plus loin sur ce fait.

2° Résultats donnés par la boule d'œdème. — Sur les points suffisamment minces des préparations, on voit les éléments du tissu plus ou moins écartés les uns des autres, et l'on peut ainsi distinguer les cellules, les fibres connectives, les fibres élastiques, qui se présentent chacune avec les caractères suivants :

a. *Cellules.* — Il y a deux sortes de cellules : les cellules fixes ou cellules connectives proprement dites et les cellules migratrices ou globules blancs.

Les cellules fixes sont des cellules minces et plates, présentant l'aspect de plaques irrégulières, lorsqu'elles sont vues de face, ou d'une ligne à peine renflée en son centre lorsqu'elles se présentent de profil. Elles sont pourvues d'un noyau ovale, coloré en rouge par le picro-carmin et placé au milieu d'un protoplasma finement granuleux coloré en jaune-orangé par le même réactif. Le corps cellulaire vu de face est très irrégulier, à bords déchiquetés, souvent muni de prolongements ou de pointes assez développés. Lorsque les injections ont été faites sans ménagement ou avec des fixateurs insuffisants, le protoplasma est ramassé autour des noyaux et les cellules perdent absolument leur forme normale.

La plupart des cellules fixes sont libres dans le milieu conservateur dans lequel elles flottent et les **mouvements** imprimés à la lamelle les déplacent. D'autres sont accolées aux fibres connectives dont elles suivent exactement le contour en les embrassant étroitement. Enfin un certain nombre, accolées ou non aux faisceaux connectifs, sont reliées entre

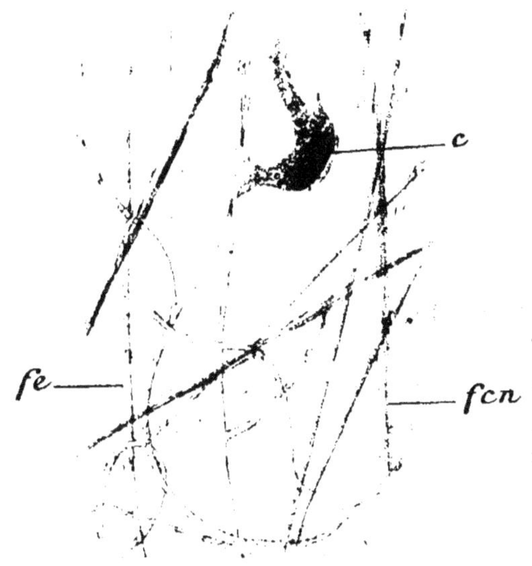

Fig. 70.

Tissu connectif (boule d'œdème au nitrate d'argent; picro-carminate).

fe, fibres élastiques. — *fcn*, faisceaux connectifs. — *c*, cellule conjonctive.
Stiassnie. ocul. 2, object. 8.

elles par des prolongements anastomotiques plus ou moins nombreux et plus ou moins étendus. Celles-ci représentent l'état ordinaire des cellules dans le tissu. Les cellules isolées ont été mises en liberté par la rupture de leurs anastomoses, sous l'influence de l'injection qui a distendu brusquement les espaces connectifs. C'est pour éviter les dislocations qu'il importe de faire la boule d'œdème avec ménagement, et de ne pas pousser l'injection au delà de toute mesure.

Les leucocytes se distinguent des cellules fixes par leur taille moindre et par leur noyau arrondi ou multilobé. Ils se colorent comme les cellules fixes, le noyau en rouge, le protoplasma en jaune-orangé.

b. *Fibres connectives (faisceaux connectifs)*. — Les fibres sont de taille très variable : les unes, très fines, ont une épaisseur à peine mesurable, tandis que les autres, très volumineuses, forment des faisceaux cylindriques épais. Elles se croisent dans tous les sens comme les fils d'une trame, sans s'anastomoser. Dans les points où elles sont tendues, elles sont droites, mais le plus souvent elles sont régulièrement onduleuses, comme certaines mèches de cheveux. Elles présentent une légère striation longitudinale à peine marquée. Le picro-carmin les colore en rose vif.

Tels sont les caractères de ces fibres que l'on peut étudier sur les préparations faites après la boule d'œdème ; nous indiquerons plus loin quelques méthodes qui donnent des renseignements plus circonstanciés sur leur structure.

c. *Fibres élastiques*. — Ce sont des fibres très fines et très réfringentes qui parcourent la préparation dans tous les sens, et qui s'anastomosent fréquemment entre elles en formant des réseaux à mailles très larges. Elles sont colorées en jaune vif par l'acide picrique du picro-carmin et cette coloration permet facilement de les reconnaître. Dans le tissu connectif lâche elles ne sont jamais très épaisses, et il faut les rechercher parmi les fibres les plus fines que présente la préparation. Elles sont soit continues, tendues et droites, soit rompues, et dans ce cas elles sont fortement contournées en S, leurs bouts libres sont enroulés sur eux-mêmes en crosse ou en spirale. (Pour les autres réactions voy. plus loin.)

3° Procédé des lames minces. — Chez les jeunes animaux, le tissu conjonctif lâche se laisse aisément cliver en lames assez minces pour permettre d'étudier convenablement ses éléments constituants. On incise la peau d'un lapin sur la ligne médiane de l'abdomen ; on l'écarte doucement et l'on voit de minces lames connectives se tendre entre elle et l'aponévrose des muscles abdominaux. On trouve aisément des lames assez étendues pour permettre de glisser en dessous d'elles un porte-objet. Lorsqu'elles adhèrent à ce dernier tout en étant tendues par la demi-dessiccation qu'elles subissent, on les coupe au delà des bords du porte-objet au niveau desquels on replie leurs lambeaux de manière à les maintenir après section dans l'état d'extension où elles se trouvent. On arrose leur surface d'alcool à 90°, puis on les colore avec une solution faible d'éosine dans l'alcool ou par toute autre méthode. Ce procédé, dû à Renaut, permet d'obtenir des préparations dans lesquelles les anastomoses protoplasmiques des cellules ne sont pas rompues, au moins dans les points où l'extension n'a pas été trop forte, et, lorsque la lame connective sur laquelle il a été appliqué est assez mince, il donne des images très instructives.

4° Procédé des coupes. — Lorsqu'on a étudié le tissu conjonctif lâche à l'aide des deux procédés indiqués ci-dessus, il est bon de l'examiner sur des coupes qui complètent les notions acquises sur sa structure en montrant ses éléments dans les rapports étroits qu'ils présentent entre eux pendant la vie. On peut faire cette étude dans toute coupe renfermant des quantités suffisantes de ce tissu, mais je citerai une région particulièrement favorable à ces recherches, c'est la conjonctive bulbaire du chien.

Sur un chien qui vient d'être tué, et dont l'œil est laissé en place dans l'orbite, on injecte sous la conjonctive bulbaire une certaine quantité de liquide picro-osmio-argentique. On maintient l'injection en poussant doucement le liquide pendant quelques minutes, puis on enlève l'œil, on le coupe suivant son équateur et on porte sa moitié antérieure dans de l'alcool à 90°. Au bout de vingt-quatre heures on durcit dans la gomme (acide picrique, gomme, alcool) et on fait des coupes radiales par rapport à l'œil. Ces coupes sont soigneusement débarrassées de la gomme par des lavages à l'eau, puis colorées à l'hématéine et à l'éosine et montées au baume ou dans la glycérine. Il est des points où le tissu conjonctif lâche de la couche sous-muqueuse a été absolument dissocié par l'injection, mais dans d'autres, et notamment au niveau du passage de ce tissu dans le derme conjonctif, il est bien conservé et l'on peut voir plusieurs cellules fixes unies entre elles par leurs prolongements, et montrant la forme étoilée caractéristique. Ces cellules sont pour la plupart appliquées sur les faisceaux connectifs. Dans ces préparations, les noyaux des cellules sont colorés en violet, le protoplasma cellulaire en rose, les faisceaux connectifs en rose très pâle et les fibres élastiques en rouge foncé; elles tranchent nettement par cette coloration sur les faisceaux connectifs beaucoup plus pâles.

5° Étude des réactions des fibres connectives et de leur constitution. — Les fibres connectives sont des cylindres de diamètre très variable; elles sont peu réfringentes et par suite pâles lorsqu'on les examine directement sans coloration. Elles se colorent en rose par le picro-carmin, en rose pâle par l'éosine, en vert brillant par le vert lumière et en jaune-orangé vif par l'orange G. Leur constitution est assez compliquée, elle résulte de la juxtaposition d'une infinité de fibrilles maintenues par une gaine. On l'étudie par les procédés suivants :

a. *Étude des fibrilles.* — On choisit pour cela des faisceaux connectifs volumineux, que l'on puisse facilement isoler les uns des autres. Ceux des tendons conviennent parfaitement. On les met macérer pendant deux ou trois jours dans une solution aqueuse saturée d'acide picrique. Au bout de ce temps on les lave à l'eau, on les dépose sur une lame, et en s'aidant d'aiguilles il est facile de les décomposer en une infinité de fibrilles très fines.

b. *Étude de la gaine des faisceaux.* — Sur des coupes transversales d'un tendon coloré au picro-carmin et monté dans la glycérine formiquée, on voit que chaque faisceau connectif, coupé transversalement, est limité par une mince ligne d'un rouge vif qui envoie à l'intérieur du faisceau des prolongements lamellaires ou fibrillaires (RANVIER). Cette ligne correspond à une substance engainante que l'on retrouve sur les faisceaux plus délicats du tissu connectif lâche par le procédé suivant:

après avoir coloré au picro-carmin un fragment excisé de boule d'œdème on fait arriver sur lui quelques gouttes d'un acide faible, ou de glycérine formiquée à 1 p. 100 ; on voit, au bout de vingt-quatre heures, que la plupart des faisceaux connectifs ont pris un aspect moniliforme. Ils semblent formés de renflements ou de ventres superposés, séparés les uns des autres par des étranglements au niveau desquels existent des anneaux circulaires ou spiraux d'une substance colorée en rouge vif par le picro-carmin, et semblable à celle qui forme la gaine des faisceaux tendineux. Ces anneaux répondent à des points de renforcement de cette gaine, les seuls qui persistent lorsque le gonflement produit par l'acide entre en jeu. L'action de la glycérine formiquée est quelquefois un peu lente à se produire ; dans une séance de travaux pratiques où il faut aller vite, on pourra la remplacer par de l'acide acétique à 1 p. 100. On voit alors les fibres roses pâlir, se gonfler et les anneaux apparaître sous les yeux de l'observateur. La substance engainante des fibres connectives diffère de la substance élastique vraie par la coloration rouge qu'elle prend sous l'influence du picro-carmin qui colore cette dernière en jaune.

Dans les préparations fixées par la liqueur de Müller ou par l'acide chromique et colorées au picro-carmin, les faisceaux connectifs prennent une teinte rouge beaucoup plus marquée que dans les pièces fixées à l'aide d'autres réactifs et aussi intense que celle des noyaux des cellules fixes. Il en résulte que ceux-ci sont beaucoup moins apparents et se détachent moins nettement sur le fond.

6° Réaction des fibres élastiques. — Les fibres élastiques se colorent en jaune par le picro-carmin, en rouge foncé par l'éosine. Elles ne sont pas gonflées par les acides faibles et résistent même à l'action de la potasse à 40 p. 100 qui dissout les fibres connectives, et détruit les cellules. Si l'on dépose quelques gouttes de ce réactif sur un fragment de tissu connectif lâche, au bout de quelques heures les faisceaux connectifs ont complètement disparu, on lave à l'eau longuement et on voit le réseau élastique parfaitement isolé. On peut le colorer à l'alcool éosiné.

§ 2. — TISSU ADIPEUX

Le tissu adipeux est une modification locale et adventive du tissu conjonctif lâche.

1º Etude du tissu frais (examen immédiat). — Examiné à l'état frais, en mettant sous une lamelle dans du sérum une mince tranche de lobule adipeux prise sur un animal que l'on vient de sacrifier, ce tissu se montre formé de grosses boules brillantes, très réfringentes, les vésicules adipeuses, qui sont accolées les unes aux autres ou entremêlées de quelques fibre connectives. La graisse qui forme la masse principale de ces boules est liquide. Si on observe dans les mêmes conditions un fragment de tissu graisseux pris sur un animal mort depuis vingt-quatre heures, on voit que la graisse est en partie solidifiée, et que les vésicules adipeuses renferment des cristaux en aiguilles de margarine, disposés en rayons autour de leur centre.

2º Etude du tissu après fixation et dissociation par les réactifs. — RANVIER conseille d'étudier le tissu adipeux à l'aide d'injections interstitielles.

a. *Injection au nitrate d'argent à 1 p. 1000.* — On fait dans le tissu cellulaire sous-cutané d'un chien, au niveau d'un lobule adipeux, une injection interstitielle de nitrate d'argent. Au bout de quelques instants on enlève avec les ciseaux courbes une tranche mince de la boule ainsi produite, on la recouvre immédiatement d'une lamelle et l'on observe. RANVIER a montré qu'après ce mode de fixation les cellules présentent une forme globuleuse, leur contour est limité par une membrane peu épaisse (*capsule*), en dedans de laquelle on trouve une mince lame de protoplasma épaissie en un point de sa surface où se trouve un noyau. Une grosse boule de graisse liquide occupe l'intérieur de la cellule qu'elle remplit, ne laissant entre elle et le protoplasma qu'un très petit espace occupé par un liquide séreux sur lequel les auteurs n'ont pas attiré l'attention. Ranvier fait remarquer que la quantité de ce liquide est variable suivant l'état de réplétion nutritive ou d'inanition de l'animal : ainsi dans les cellules adipeuses du corps graisseux digité de la grenouille, le liquide est beaucoup plus abondant après le jeûne d'hiver que pendant l'été.

Les cellules adipeuses sont d'habitude très solidement unies entre elles et avec les éléments ambiants, aussi est-il très difficile de les dissocier, et si l'on essaye de le faire, on arrive le plus souvent à en rompre un grand nombre dont la graisse s'échappe dans le milieu ambiant sous la forme de boules plus ou moins grosses. On distinguera toujours ces boules de graisse libre des véritables cellules adipeuses à l'absence de toute membrane d'enveloppe. Chez le chien, l'injection de nitrate d'argent à 1 p. 1000 parvient à en libérer quelques-unes, ce qui tient sans doute à une plus grande résistance de leur membrane d'enveloppe.

b. *Injections interstitielles d'acide osmique à 1 p. 100.* — On peut aussi, au lieu de nitrate d'argent, injecter dans le tissu cellulo-adipeux une solution à 1 p. 100 d'acide osmique. On excise de minces tranches de la boule d'œdème, on les porte sur une lame, on les recouvre de picro-carmin, puis d'une lamelle. On laisse la coloration se faire pendant vingt-quatre heures sous la chambre humide, puis on monte dans la glycérine formiquée à 1 p. 100 et on observe.

Dans ces préparations, sur la plupart des cellules graisseuses, la goutte de graisse colorée en noir par l'acide osmique paraît remplir exactement la vésicule, et semble immédiatement appliquée en dedans de la membrane que l'on n'aperçoit distinctement que sur le point où elle est soulevée par le noyau et lorsque ce dernier se présente de profil. Quelques cellules ont été aussi bien fixées, mais l'acide osmique moins abondant à leur niveau s'est moins fortement réduit sur la graisse qu'il a simplement colorée en jaune-brun plus ou moins foncé. Dans ces cellules la coloration au picro-carminate permet de reconnaître exactement toutes les parties (capsule, noyau, protoplasma) qui ne sont plus masquées comme auparavant par le noir absolu de la substance graisseuse.

Si l'on veut monter au baume, il faut se souvenir d'employer le baume dissous dans le chloroforme, sans cela la graisse osmiquée dissoute par le xylol diffuserait dans la préparation sous la forme de nuages noirs.

3° Etude du tissu adipeux dans l'épiploon. — On peut observer les cellules adipeuses en place et avec leurs connexions naturelles dans l'épiploon des jeunes mammifères qui est très mince, très transparent et renferme en certains points des lobules adipeux réduits à une seule couche de cellules. Celui du chat nouveau-né convient très bien.

On tend un fragment d'épiploon sur les anneaux d'ETERNOD, on découpe ce qui est en dehors des anneaux, et on porte le tout dans une solution d'acide osmique à 1 p. 100. Au bout d'un quart d'heure la fixation est achevée et la membrane a perdu sa rétractilité naturelle, de sorte que l'on peut séparer les anneaux sans qu'elle revienne sur elle-même. (Si la membrane avait encore quelque tendance à se plisser, on la tendrait à nouveau et on la rendrait rigide par un séjour d'un quart d'heure dans l'alcool à 90°.) On lave soigneusement à l'eau, on colore à l'hématéine et à l'éosine, et on monte dans le baume au chloroforme. Sur les points les plus minces on voit très bien les vésicules adipeuses entourées chacune d'un capillaire sanguin.

4° Étude du tissu adipeux sur les coupes. — Les moyens que nous venons d'indiquer sont parfaitement suffisants pour l'analyse de ce tissu et il n'est pas besoin de compléter les notions qu'ils fournissent par l'étude de coupes; mais, comme le tissu adipeux se rencontre fréquemment dans les coupes, il importe de connaître l'aspect qu'il offre alors.

Dans les préparations faites après fixation au liquide de MÜLLER, durcissement à la gomme et montage dans la glycérine, les vésicules adipeuses dont le contenu graisseux n'a pas été attaqué par les réactifs employés, se montrent avec les caractères que nous avons indiqués.

Mais dans les pièces qui ont été fixées par l'alcool absolu, et surtout dans celles qui ont été traitées au cours des manipulations par le xylol, le contenu graisseux des cellules a été entièrement dissous. On ne voit plus alors que les capsules accolées les unes aux autres et formant sur les coupes un réseau à mailles régulières. Les débutants devront prendre garde de ne pas confondre ce réseau avec du tissu réticulé (voy. plus loin). Il s'en distingue par la régularité de ses mailles et par l'égale épaisseur de ses travées qui sont formées par des lames minces accolées (les capsules des cellules), tandis que les travées du tissu réticulé sont formées de fibres d'inégale grosseur.

§ 3. — TISSU MUQUEUX

Le tissu muqueux est une forme embryonnaire du tissu conjonctif, on l'étudiera : 1° dans la lame caudale des batraciens ; 2° dans le cordon ombilical ; 3° dans les embryons de mammifères ou d'oiseaux.

1° Tissu muqueux de la queue des larves de batraciens. — On prend des larves de triton jeunes et peu pigmentées, on les fixe en entier dans la liqueur de Kleinenberg, on les lave à l'alcool à 70°, puis, lorsqu'elles sont bien débarrassées de leur couleur jaune due à l'acide picrique, on coupe la queue à sa racine. Si la queue est épaisse on peut, à l'aide de deux traits de ciseaux convergeant en arrière, enlever la masse musculo-squelettique en ne conservant que la lame mince qui prolonge celle-ci en dessus et en dessous. On peut employer deux procédés de coloration.

a. *Coloration au carmin boracique.* — La queue ainsi préparée est portée au sortir de l'alcool à 70° dans du carmin boracique où on la laisse trois heures. On la lave à l'alcool acidulé, on la déshydrate par l'alcool absolu, on l'éclaircit dans l'essence de girofle, et on monte au baume, la lame caudale étant couchée à plat sur le porte-objet. La préparation ainsi faite renferme l'épiderme, le tissu muqueux qui forme l'axe de la nageoire et les vaisseaux et les nerfs. Néanmoins, à cause de la grande transparence de la pièce, on peut parfaitement étudier le tissu muqueux dont les cellules sont très nettement visibles. Les préparations servent en même temps à l'étude des vaisseaux.

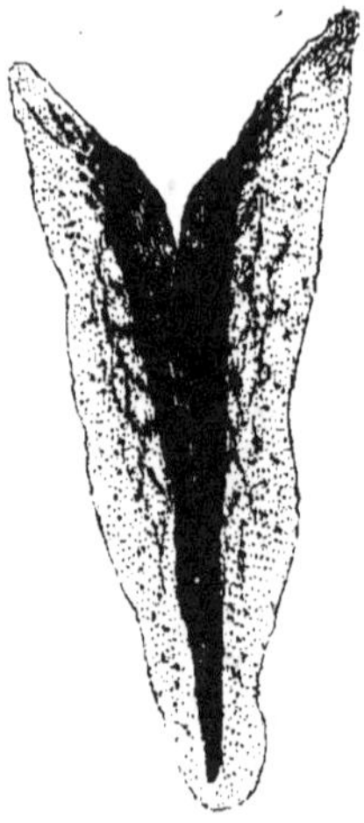

b. *Coloration à l'hématéine et à l'éosine.* — Au sortir de l'alcool à 70° la queue réséquée est portée dans l'eau distillée. Avec des pinces fines on arrache l'épithélium qui recouvre les deux faces droite et gauche de la lame caudale. Dans cette opération on déchire souvent cette dernière, mais après quelques échecs on arrive toujours à isoler une portion suffisamment étendue du tissu muqueux. On la colore par l'hématéine et par l'éosine, on la déshydrate, on la passe dans l'essence d'origan, puis on la monte au baume.

Les cellules du tissu muqueux se montrent sous la forme de corps étoilés irréguliers, munis d'un noyau également irrégulier et dont la forme correspond en général à celle du corps cellulaire, le noyau se prolongeant sous forme de lobe dans les principaux prolongements de ce dernier, de telle manière qu'il est trilobé si la cellule possède trois gros prolongements. Les prolongements cellulaires minces et effilés se branchent un grand nombre de fois et s'anastomosent les uns avec les autres. Ces cellules répondent au type que Ranvier nomme corpusculaire, par opposition au type membraniforme présenté par les cellules plates du tissu conjonctif ordinaire.

Les cellules sont placées dans une substance fondamentale transparente, incolore après l'action du carmin boracique et de l'hématéine-éosine, et qui ne se colore que très peu ou pas du tout par l'orange G. Dans la figure 72, le fond rose de la préparation est dû, non pas à la coloration de la substance

Fig. 71.

Queue d'une larve de triton préparée pour l'étude.

Grossie environ 7 fois.

fondamentale, mais à celle des noyaux des deux couches épidermiques qui enveloppent la lame muqueuse, noyaux dont
la coloration, diffuse parce qu'ils ne sont pas au point, se projette sur toute la préparation.

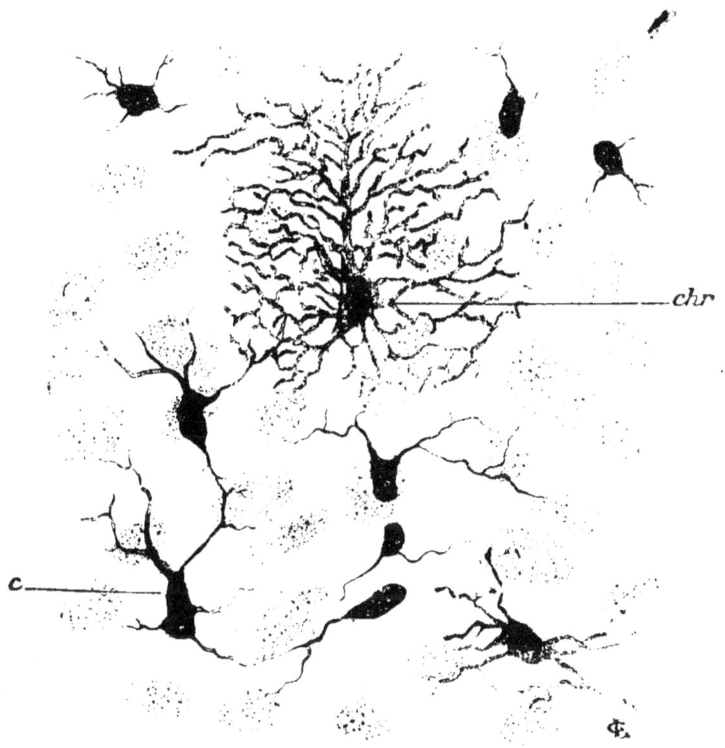

Fig. 72.

Tissu muqueux de la queue d'une larve de triton fixé par la liqueur
de Kleinenberg et coloré au carmin boracique.

C, cellules étoilées du tissu. — *chr*, chromoblaste. Stiassnie, ocul. 3, object. 6.

Dans cette substance se rencontrent ça et là des leucocytes
soit fixés au repos et dans ce cas arrondis, soit fixés au moment même de leur migration, et par suite étirés ou allongés.
Les cellules du tissu muqueux des batraciens se voient parfaitement sur ces animaux vivants observés dans l'eau.

2° Tissu muqueux du cordon ombilical. — On choisit un fœtus jeune, par exemple un fœtus de bœuf de 6 à 10 centimètres (le tissu muqueux du cordon se rapproche du tissu connectif vrai au fur et à mesure du développement) et on le fixe par la liqueur de Müller.

Au bout d'une semaine on le lave soigneusement à l'eau, on durcit par la gomme et l'alcool, puis on fait des coupes minces que l'on colore à l'hématéine et à l'éosine et que l'on monte dans la glycérine.

Les cellules sont moins ramassées sur elles-mêmes que celles des tritons.

Au milieu de la substance fondamentale on distingue quelques fibres connectives minces.

On peut aussi fixer au formol, durcir par l'alcool, faire les coupes, les colorer au picro-carmin et les monter dans la glycérine.

Au fur et à mesure que le fœtus grandit, le tissu muqueux perd de plus en plus ses caractères typiques.

3° Tissu muqueux chez les embryons. — Les embryons de mammifères et d'oiseaux donnent de magnifiques exemples de tissu muqueux. On l'étudiera dans la peau d'embryons de bœuf de 5 à 10 centimètres de longueur au moins, sur des coupes faites après fixation par le liquide de Flemming, inclusion à la paraffine et coloration avec les couleurs d'aniline.

§ 4. — TISSU MEMBRANEUX

Une modalité spéciale de la structure du tissu conjonctif nous est présentée par certaines lames minces telles que le mésentère et l'épiploon des petits animaux. Il importe de connaître cette forme spéciale de ce tissu. On l'étudiera dans les préparations suivantes.

1° Préparation du mésentère examiné en entier. — On choisit le mésentère de petits animaux tels que le rat, le cobaye, le lapin, chez lesquels cette membrane est suffisamment mince, surtout dans les points où n'existent pas de vaisseaux, car au niveau de ces derniers on trouve toujours une certaine quantité de tissu conjonctif lâche et de cellules adipeuses. On tend sur les anneaux une portion de mésentère comprise en dehors des vaisseaux, on la lave rapidement à l'eau distillée, et on l'arrose de quelques gouttes d'une solution à 1 p. 300 de nitrate d'argent. Au bout d'une minute on lave de nouveau à l'eau distillée, puis on porte la membrane tendue sur les anneaux dans l'alcool à 90° et on laisse le tout exposé à la lumière diffuse. Au bout d'un quart d'heure l'imprégnation par l'argent est faite et la membrane est devenue rigide. On sépare les anneaux, on enlève avec des ciseaux les bords du mésentère qui ont été comprimés entre les anneaux tenseurs, et on a ainsi une lame mésentérique fixée, imprégnée, et incapable de se rétracter sur elle-même. On l'hydrate progressivement, on la colore à l'hématéine et à l'éosine, et on la monte au baume.

On voit que le mésentère est formé par une trame connective, dont on distingue les faisceaux, recouverte sur chacune de ses faces par une lame de cellules plates à contours réguliers, marqués en noir par le nitrate d'argent (endothélium). Chacune de ces cellules est pourvue d'un noyau.

Entre les deux lames d'endothélium on voit des noyaux plus ou moins nombreux, suivant l'épaisseur du mésentère. Ce sont les noyaux conjonctifs de la trame. Ils peuvent être très rares dans les points les plus minces.

2° Étude de la trame du mésentère. — L'endothélium sera étudié ailleurs, mais la trame doit être analysée avec soin, parce que c'est elle qui constitue la variété de tissu conjonctif à laquelle on donne le nom de tissu membraneux.

On prépare un fragment de mésentère comme il vient d'être dit ; mais, après l'alcool à 90° et l'hydratation, au lieu de le colorer, on traite chacune de ses faces par le pinceau. Pour cela le mésentère étant placé sur une lame dans de l'eau distillée, et maintenu à l'aide d'une aiguille, on balaie successivement sous l'eau ses deux faces avec un pinceau trempé dans l'eau ; puis on colore à l'hématéine et à l'éosine. On déshydrate, et avant de monter dans le baume on fait avec un scalpel quelques sections nettes dans la membrane étendue à plat sur le couvre-objet.

Montée au baume et examinée, la préparation montre que l'endothélium a été chassé sur presque tous les points, et que le mésentère est réduit à sa trame connective. Celle-ci, dans ses portions les plus minces, est formée de faisceaux connectifs, droits et tendus, entre-croisés et disposés dans un seul plan. Çà et là se montre un noyau entouré d'une petite quantité de protoplasma granuleux étalé en une mince couche et coloré en rose, c'est une cellule connective. Entre les faisceaux existe une substance hyaline à peine colorée en rose très pâle par l'éosine. On pourrait se demander si cette apparence est due à la présence d'une substance fondamentale interposée entre les faisceaux, ou bien à une légère quantité de matière colorante maintenue entre eux par capillarité. Si l'on observe alors les points par où passent les sections précédemment faites, on voit que ces sections sont nettes et le contraste qui existe entre les deux lèvres de ces dernières et le tissu, montre qu'il existe bien une substance fondamentale qui unit entre eux les éléments de la trame. C'est par là que ce tissu diffère du tissu connectif lâche.

3° Étude des réseaux élastiques du mésentère. — La trame mésentérique renferme de beaux réseaux élastiques. RANVIER démontre ainsi leur présence : On insuffle de l'air dans le mésentère en le piquant au niveau de sa racine avec une pipette effilée. Des bulles d'air s'infiltrent dans l'épaisseur de la membrane, et par places la décollent en deux feuillets, l'un épais, auquel restent attachés les vaisseaux et le tissu conjonctif, l'autre très mince et dépourvu de vaisseaux. On fixe la bulle et on détruit sa rétractilité en l'arrosant d'alcool à 90°. Lorsqu'elle est devenue rigide, on résèque la lame non vasculaire, on la met sur un porte-objet, on l'hydrate avec ménagement, on la colore au picro-carmin et on la monte à la glycérine. On observe alors de magnifiques réseaux élastiques dont les fibres s'élargissent en lames à leurs points de concours et forment ainsi une sorte de membrane fenêtrée sur laquelle repose l'endothélium.

§ 5. — Variétés de cellules se rencontrant dans le tissu conjonctif

Nous décrirons ici les procédés spéciaux pour l'étude de certaines cellules particulières du tissu conjonctif (cellules pigmentaires), ou de cellules qui, sans être des cellules conjonctives vraies, se trouvent dans ce tissu (cellules plasmatiques, clasmatocytes).

1° Cellules pigmentaires. — Les cellules pigmentaires peuvent être étudiées sans préparation aucune ; si on les examine dans des membranes minces et transparentes, le pigment qui les imprègne dessine suffisamment leur forme. On peut en faire des préparations permanentes que l'on étudiera avec fruit sur les exemples suivants :

a. *Cellules pigmentaires de la choroïde de l'homme.* — On fixe un œil humain entier dans la liqueur de Müller. Au bout de quelques jours on l'ouvre dans l'eau, la rétine se sépare aisément par simple agitation dans le liquide.

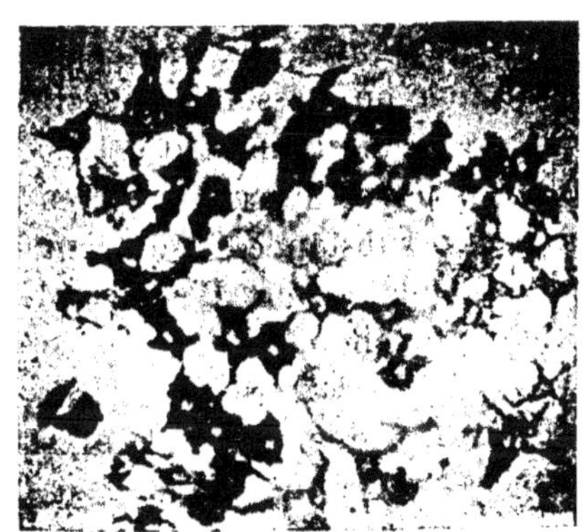

Fig. 73.
Cellules pigmentaires de la choroïde
de l'homme (photographie).

On excise alors des lambeaux de la choroïde pris en arrière des procès ciliaires. On les lave soigneusement à l'eau distillée et on les clive en lames aussi minces que possible que l'on déshydrate et que l'on monte au baume sans aucune coloration préalable, le pigment étant par lui-même le meilleur colorant. Le noyau de ces cellules forme une aire arrondie absolument transparente et dépourvue de pigment.

Les cellules pigmentaires se présentent dans la préparation avec toutes les formes que peuvent revêtir les cellules fixes du tissu connectif, c'est-à-dire la forme étoilée, à corps peu développé muni de nombreux prolongements filiformes, ou bien la forme aplatie membraneuse avec des prolongements lamellaires. Enfin les cellules plates de cette dernière catégorie peuvent se rapprocher les unes des autres jusqu'à se toucher et à former par places un véritable endothélium continu, comme RANVIER l'avait indiqué pour le tissu conjonctif en général. Dans ce cas le pigment manque au **niveau** du contact des cellules qui est indiqué par un mince trait incolore. Le corps des cellules présente en outre des traits incolores très fins entre-croisés dans différents sens, qui selon RANVIER résultent des empreintes faites sur les cellules par les fines fibrilles du tissu.

b. *Cellules pigmentaires de la queue des batraciens, ou chromoblastes.* — On les observera aisément chez le triton dans les préparations faites comme il est dit page 231 (fixation au liquide de Kleinenberg, coloration au carmin boracique, montage au baume). Elles se présentent comme des corps noirs ou bruns, à prolongements filiformes fins, très longs et très touffus. Dans les cas où le pigment n'est pas trop abondant autour du noyau, on peut voir ce dernier faiblement coloré en rouge par le carmin.

C'est là la forme étalée des cellules pigmentaires. On peut les trouver rétractées et revenues sur elles-mêmes. Lorsqu'on fixe une larve vivante de triton par le liquide de FLEMMING, la plupart des chromoblastes sont ainsi rétractés. On colore alors au bleu polychrome, on monte au baume, les prolongements des cellules pigmentaires sont revenus sur eux-mêmes, et sont beaucoup plus larges.

2° Clasmatocytes. — Les clasmatocytes découverts par RANVIER sont des globules blancs fixés dans le tissu conjonctif où ils prennent un aspect spécial en même temps qu'ils s'adaptent à une fonction nouvelle. On les étudiera de préférence dans le mésentère des batraciens. La salamandre terrestre fournit

pour cela des préparations magnifiques. A son défaut le triton
donnera aussi de bons résultats. Le mode de préparation est
le même quel que soit l'animal choisi.

L'animal tué étant placé sur le dos et fixé sur une lame de
liège, on ouvre le ventre et on tire au dehors une anse intes-

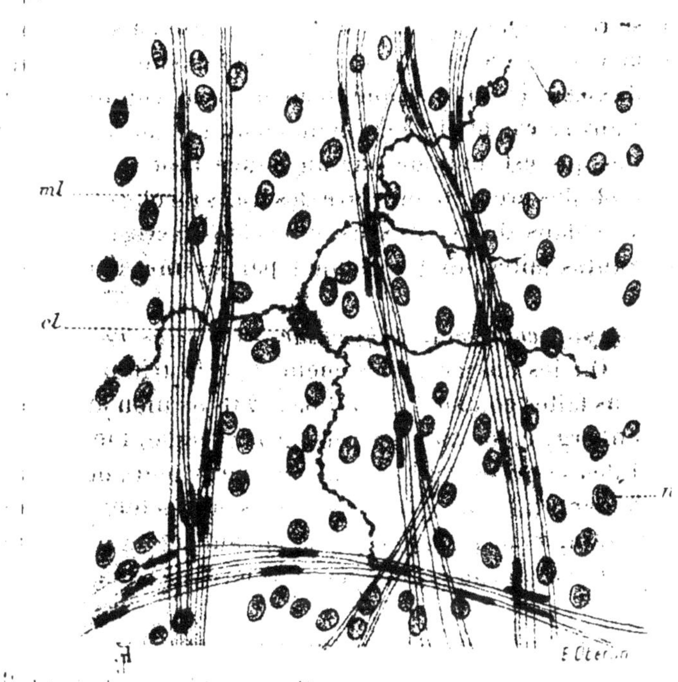

Fig. 74.

Mésentère de la salamandre (fixation au liquide de Flemming.
coloration au bleu polychrome).

ml, muscles lisses. — cl, clasmatocyte. — n. noyaux. Stiassnie. ocul. 2. object. 4.

tinale en ayant soin de ne pas blesser le mésentère. A l'aide
d'épingles plantées à travers l'intestin on étale le mésentère
aussi régulièrement que possible. On plonge le tout dans du
liquide de Flemming. Au bout de vingt-quatre heures le mésentère est détaché de ses insertions vertébrales et intestinales,
il forme une lame rigide non rétractile, facile à manipuler. On

le lave longuement à l'eau, on le colore au bleu polychrome et on le monte au baume.

Les clasmatocytes se montrent sous la forme de très grandes cellules étoilées (fig. 74), présentant un noyau bleu et un corps protoplasmique violacé, d'où partent des prolongements très longs, colorés de la même manière, irréguliers, moniliformes, et dont les extrémités sont formées par une série de grains discontinus, indiquant un émiettement en poussière de la substance des cellules (clasmatose, RANVIER).

Le mésentère du triton, comme celui de la salamandre, possède des fibres musculaires lisses colorées en vert par le réactif.

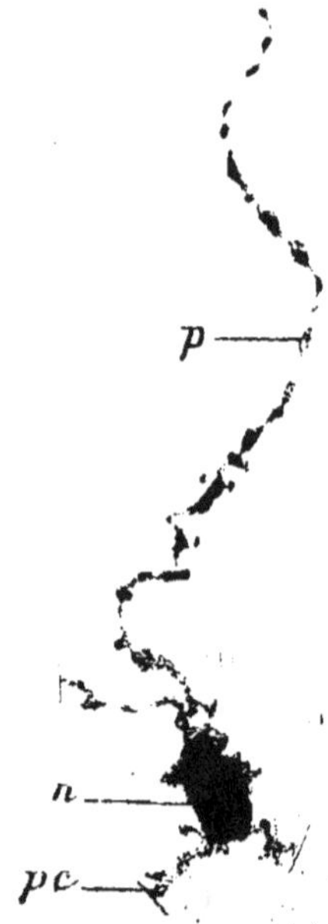

Fig. 75.

Clasmatocyte de la figure précédente en vraies couleurs.

n, noyau. — *p*, prolongement entier. — *pc*, prolongement coupé. Stiassnie, ocul. 2, object. 5.

3º Cellules plasmatiques. — Ce sont aussi des leucocytes fixés au sein du tissu conjonctif, mais de taille beaucoup plus petite que les clasmatocytes, et ne présentant pas de phénomènes de clasmatose.

On les rencontre dans le derme des muqueuses. Un fragment de la muqueuse linguale, par exemple, est fixé par le liquide de Flemming et inclus à la paraffine. Les préparations sont colorées au bleu polychrome. Les cellules plasmatiques se reconnaissent à leur couleur violacée semblable à celle des clasmatocytes. Elles sont un peu plus grandes que les cellules conjonctives, elles sont arrondies ou présentent des angles légèrement étirés, leur noyau est ovale, il se colore vivement en bleu.

Les cellules plasmatiques se rencontrent en grand nombre dans les muqueuses ayant subi une légère irritation chronique. On peut donc les rechercher avec avantage dans de telles muqueuses, à condition de pouvoir recueillir et fixer ces dernières peu de temps après la mort.

§ 6. — TISSU RÉTICULÉ

C'est une forme particulière du tissu connectif qui forme la charpente des ganglions lymphatiques. On le prépare de deux manières : par la méthode du pinceau, ou par injection de liquide picro-osmio-argentique.

1° Méthode du pinceau. — Cette méthode a été employée depuis longtemps. RANVIER recommande de l'appliquer ainsi : Un ganglion de chien est placé pendant vingt-quatre heures dans de l'alcool au tiers, de là il est porté dans une solution sirupeuse de gomme arabique où il séjourne vingt-quatre heures, puis dans l'alcool à 90°. Au bout d'un jour il est suffisamment dur pour que l'on y puisse faire des coupes minces. Celles-ci sont recueillies dans l'alcool ; les meilleures sont choisies, puis portées avec précaution dans un cristallisoir de verre bas, rempli d'eau. Les coupes surnagent d'abord ; lorsqu'elles s'enfoncent, on applique doucement l'une d'entre elles sur le fond du cristallisoir à l'aide d'un pinceau en touchant délicatement toute sa surface de manière à la faire bien adhérer au verre. Lorsque l'adhérence est établie on passe doucement le pinceau sur la coupe qui devient de plus en plus claire, d'opaque qu'elle était. On la recueille sur une lame, on colore au picro-carmin et on monte à la glycérine.

Les travées du réticulum se montrent plus ou moins débarrassées des cellules lymphatiques qui encombrent leurs intervalles à l'état ordinaire. Suivant que l'action du pinceau a été poussée plus ou moins loin, on peut voir la surface de ces travées absolument nue ou bien pourvue de noyaux ovales aplatis placés sur elle.

2° Injection interstitielle de liquide picro-osmio-argentique. — Par ce procédé on peut obtenir des coupes qui sans avoir besoin d'être traitées au pinceau montrent très suffi-

samment le tissu réticulé des sinus des ganglions et le revêtement endothélial de ses travées.

Dans un ganglion lymphatique de chien, absolument frais
on pousse une injection interstitielle du liquide sus-indiqué,
en plaçant la pointe de la seringue immédiatement sous la
coque fibreuse du ganglion, qui se gonfle. On maintient l'injection pendant quelques minutes en soutenant la pression,

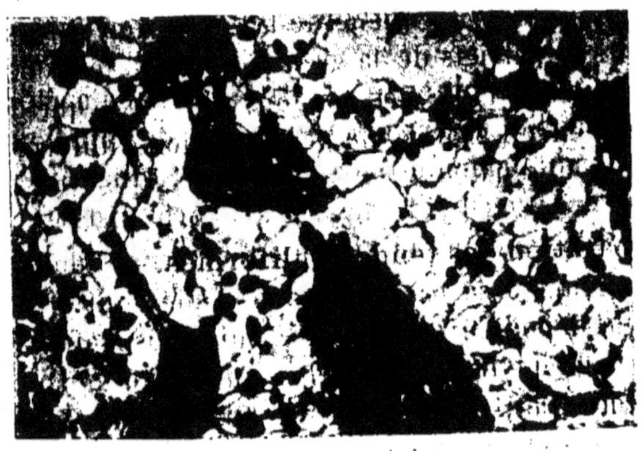

Fig. 76.

Ganglion lymphatique traité par l'injection interstitielle de liquide
de Renaut (tissu réticulé. photographie).

puis on porte le ganglion dans l'alcool à 90° après y avoir fait
quelques incisions destinées à faciliter la pénétration de ce
dernier. On change fréquemment l'alcool pour enlever toute
trace d'acide picrique, et on fait les coupes dans le microtome
de RANVIER soit après simple durcissement par l'alcool, soit
après durcissement par la gomme s'il est nécessaire. Les
coupes recueillies dans l'eau et soigneusement lavées (si elles
ont été gommées) sont colorées à l'hématéine et à l'éosine, et
montées dans le baume. Les follicules et les cordons follicu-
laires restent entièrement encombrés par les globules blancs,
mais les sinus sont très bien dégagés par places, et l'on voit
admirablement les travées du tissu réticulé, colorées en rose,
avec les noyaux violets; sur nombre d'entre elles on peut

reconnaître les contours des cellules endothéliales imprégnées
en noir par l'argent. Je recommande beaucoup ce mode de
préparation qui donne des résultats excellents et faciles à
obtenir.

§ 7. — TISSU TENDINEUX

On choisit pour l'étude les tendons très fins et filiformes des
muscles spinaux de la queue de la souris, ou bien ceux des
fléchisseurs des doigts de la grenouille. Ces tendons sont du
reste le modèle simple des tendons plus gros qui consistent
eux-mêmes en un groupe de petits tendons filiformes réunis
par du tissu fibreux.

1° Préparation des tendons filiformes. — Pour se les procurer, on coupe à sa base la queue d'une souris récemment
tuée, on la dépouille de sa peau, puis saisissant l'extrémité
déliée de la queue entre les ongles, au niveau de l'articulation
de deux vertèbres, on sectionne les tissus mous, on sépare les
deux vertèbres et on écarte les deux fragments. Les tendons,
qui ont résisté à la section faite par l'ongle, s'étirent sous forme
de longs filaments très fins. On fera avec eux les préparations
suivantes :

a. *Examen du tendon en extension* (RANVIER). — En maintenant
les tendons tendus entre les deux fragments de la queue on les
porte sur une lame, on les fixe sur celle-ci par deux gouttes de
paraffine placées près de leurs extrémités, puis on les coupe au
delà de leurs points de fixation sur la lame de verre. Ils forment
alors comme de petites cordelettes très fines tendues sur le
porte-objet. On dépose sur leur milieu quelques gouttes de
picro-carmin qui les fixe et les colore à la fois. Au bout de
quelques heures on lave à l'eau, puis on monte dans la glycérine formiquée, en ayant soin de laisser en place les gouttes de
paraffine qui maintiennent les tendons.

On voit les cellules tendineuses rangées en files, colorées en
rouge, avec un noyau plus fortement coloré et des stries longitudinales rouge foncé qui répondent aux crêtes d'empreinte.

Pour rendre la préparation permanente on remplacera la glycérine formiquée par de la glycérine neutre et on lutera en recouvrant avec le lut les filaments qui dépassent les bords de la lamelle. Lorsque le lut sera suffisamment sec pour maintenir en place les tendons, on coupera les extrémités de ces derniers, et on nettoiera la préparation.

b. *Préparation après fixation à l'acide osmique.* — Les tendons maintenus tendus par un petit poids attaché à leur extrémité ou par tout autre procédé sont fixés pendant vingt-quatre heures dans l'acide osmique. Au bout de ce temps ils ne se rétractent plus. On les lave à l'eau, on les colore au picro-carmin pendant vingt-quatre heures, puis on les monte dans la glycérine formiquée. Il n'est pas besoin alors de fixer leurs extrémités. On place sur la même lame quelques tendons dissociés en partie avec des aiguilles et quelques autres intacts. On voit alors les cellules tendineuses en place dans les tendons intacts, et plus ou moins isolées dans les dissociations. En imprimant de légers mouvements à la lamelle on peut même en faire rouler quelques-unes dans le liquide pour mieux voir leurs crêtes d'empreinte.

c. *Imprégnation au nitrate d'argent.* — Les tendons toujours tendus, sont portés dans une solution à 1 p. 300 de nitrate d'argent. On les y laisse quelques instants et on les retire. Ils sont devenus rigides, on les déshydrate et on les monte dans le baume.

Sur ces préparations, on peut voir trois choses : 1° à la surface des tendons, l'imprégnation d'un endothélium régulier qui peut manquer par places; 2° au-dessous de celui-ci ou à des endroits où il manque, l'imprégnation négative de cellules du tissu connectif qui forment des étoiles incolores sur un fond noir ; 3° dans l'épaisseur du tendon, et pas toujours, on peut voir le long des lignes cellulaires des traits transversaux noirs qui répondent aux limites des cellules tendineuses.

2° Étude sur les coupes. — De petits fragments de queue de souris dépouillés de la peau, mais conservant toutes les autres parties en place, sont fixés pendant vingt-quatre heures dans de l'acide osmique à 1 p. 100, puis lavés et mis pendant quatre ou cinq jours dans une solution aqueuse saturée d'acide picrique qui décalcifiera les vertèbres. Au bout de ce temps ils sont durcis dans la gomme puis coupés, les préparations bien dégommées sont colorées par le picro-carmin pendant vingt-quatre heures et montées dans la glycérine formiquée, ou bien par l'hématéine et l'éosine et montées au baume. Sur ces coupes on voit très bien les rapports des cellules tendineuses avec les faisceaux tendineux et les expansions protoplasmiques des cellules qui se glissent entre les faisceaux (ailes de GRÜN-HAGEN).

§ 8. — TISSU APONÉVROTIQUE

On peut grouper sous ce nom deux formes de tissu conjonctif qui, morphologiquement, sont très voisines l'une de l'autre, le tissu des aponévroses, et le tissu lamelleux de la cornée.

1° Aponévroses. — On choisira comme objet d'étude une aponévrose assez mince pour qu'on puisse l'examiner en entier par transparence. L'aponévrose fémorale de la grenouille répond parfaitement à ce but (RANVIER).

Pour la préparer on dépouille de sa peau le membre postérieur d'une grenouille, puis on détache la cuisse en enlevant avec elle une partie du bassin et de la jambe afin de maintenir les muscles fémoraux ainsi fixés au niveau de leurs insertions dans un état de tension moyen. On plonge le tout dans une solution à 1 p. 200 d'acide osmique. Au bout de vingt-quatre heures on lave soigneusement à l'eau, puis on découpe dans l'aponévrose qui est devenue rigide un petit lambeau que l'on détache aisément des muscles sous-jacents. On le lave de nouveau à l'eau, on le colore par l'hématéine et par l'éosine et on le monte au baume.

On voit qu'il est formé par deux plans de fibres connectives constitués chacun par des faisceaux connectifs tous parallèles entre eux, mais dont la direction est exactement perpendiculaire à celle des faisceaux de l'autre plan. Ces faisceaux colorés en rose sont striés longitudinalement (structure fibrillaire).

Çà et là, entre deux faisceaux consécutifs d'un même plan, existent des fentes linéaires plus ou moins longues qui se croisent à angle droit avec celles que l'on trouve dans le plan adjacent.

Les cellules placées à la surface des faisceaux, et pour la plupart entre les deux plans de fibres, présentent des noyaux violets, de contours très irréguliers, et en forme de rein, de croix simple ou à deux branches transversales (crête d'empreinte, RANVIER).

2° Tissu lamelleux de la cornée. — Ce tissu est essentiellement formé de lames incolores et parfaitement transparentes, formées de faisceaux disposés perpendiculairement entre eux comme ceux des aponévroses et logeant dans leurs intervalles des cellules du tissu conjonctif. On étudiera : *a.* la structure des lames ; *b.* l'imprégnation négative par l'argent des cellules cornéennes ; *c.* l'imprégnation au chlorure d'or.

a. *Structure des lamelles.* — Les lames de la cornée paraissent parfaitement homogènes ; pour montrer qu'elles sont formées de faisceaux connectifs fibrillaires, RANVIER emploie le procédé suivant : Une cornée fraîche est fixée par une épingle à la face inférieure d'un bouchon de liège qui ferme un flacon dans lequel on a disposé quelques centimètres cubes de la solution d'acide osmique à 1 p. 100. Elle est ainsi fixée par les vapeurs osmiques.

On la durcit ensuite par de l'alcool et on en fait des coupes passant bien exactement par des méridiens. On examine ces coupes dans l'eau à un grossissement de 500 à 600 fois. On voit alors que le tissu lamelleux est formé par la superposition régulière de lames dont les unes sont sectionnées perpendiculairement et les autres parallèlement à la direction des fibres qui les composent. Les premières sont formées de champs polygonaux granuleux correspondant à la coupe de faisceaux, les autres sont striées en long.

Dans l'épaisseur de ces lames existent des fentes analogues à celles que l'on trouve dans les aponévroses et qui donnent lieu à ce que l'on a décrit sous le nom de *corneal tubes* (Bowmann).

b. *Imprégnation négative des cellules cornéennes au nitrate d'argent.* — Ranvier conseille comme le plus pratique le procédé suivant : On prend de préférence un petit animal (rat, grenouille, triton) dont la cornée n'aura pas besoin d'être clivée ultérieurement. L'œil étant en place, on passe le crayon de nitrate d'argent sur la cornée, puis on enlève l'œil et on le porte dans de l'eau distillée, on détache la cornée et on racle l'épithélium de sa face antérieure avec un scalpel. On fait, s'il est besoin, quelques incisions radiales sur le bord de la cornée, pour lui permettre de bien s'étaler sur la lame, et on la monte dans la glycérine ou mieux dans le baume.

On voit les cellules et leurs prolongements se détacher en blanc sur le fond brun ou noir de la préparation. C'est alors que l'on peut se rendre un compte exact du nombre et de l'importance des prolongements des cellules connectives.

c. *Imprégnation positive des cellules cornéennes au chlorure d'or. Méthode de* Ranvier. — On détache la cornée et on la porte dans du jus de citron où on la laisse pendant cinq minutes, puis dans une solution à 1 p. 100 de chlorure double d'or et de potassium où elle reste un quart d'heure, et on laisse réduire à la lumière du jour dans l'eau acétifiée. On monte dans la glycérine.

Il ne faut pas laisser séjourner la cornée plus de vingt-cinq minutes dans le chlorure d'or, sans cela ce ne sont plus les cellules qui sont imprégnées, mais les nerfs.

Par cette méthode on distingue bien les cellules dont le corps et les prolongements sont colorés en violet foncé, les noyaux sont généralement réservés en clair. On voit aussi très bien les fentes de la cornée.

Les cellules cornéennes présentent le type corpusculaire chez la grenouille, le lézard, le bœuf, le cheval, le pigeon, tandis que chez le triton, le rat, le lapin, le chien, l'homme, elles sont du type membraniforme (RANVIER).

CHAPITRE II

TISSU CARTILAGINEUX

Le tissu cartilagineux est très développé chez le fœtus où il forme le modèle primitif de la plupart des pièces du squelette. Il persiste chez l'adulte au niveau des têtes articulaires, des fausses côtes, de l'arbre trachéo-bronchique, etc. Il forme le squelette tout entier des poissons dits cartilagineux, mais dans ce cas il est souvent calcifié au moins en partie, c'est-à-dire que sa substance fondamentale est chargée de sels calcaires. On distingue dans le tissu cartilagineux les trois principales variétés suivantes : 1° cartilage hyalin ; 2° cartilage fibreux (fibro-cartilage) ; 3° cartilage réticulé ou élastique.

1° Cartilage hyalin. — C'est le type par excellence du tissu cartilagineux, et c'est lui qui est choisi de préférence comme objet d'étude pour ce tissu. On fera les préparations suivantes :

a. *Examen du cartilage dans son propre plasma* (RANVIER). — On dégage le fémur d'une grenouille récemment tuée, avec le rasoir sec on enlève une première calotte de cartilage sur la tête du fémur, afin de faire une surface de section plane, et on coupe sur celle-ci une mince tranche de cartilage que l'on porte sur une lame. On recouvre rapidement d'une lamelle sans l'interposition d'aucun milieu, on lute à la paraffine et on examine. La préparation est ainsi étudiée dans son propre plasma (voy. p. 78).

On distingue la substance fondamentale incolore et hyaline, puis les cellules arrondies ou ovales, remplissant exactement la capsule qui les entoure, et munies de noyaux. Au bout de quelque temps la préparation se dessèche un peu, et les cel-

lules se rétractent dans leurs capsules qui paraissent en partie
vides.

Il existe des lames de cartilage assez minces pour pouvoir
être observées en entier sans coupes, après qu'elles ont été
débarrassées des parties molles qui les entourent. Telles sont
les ailes de l'appendice xyphoïde ou la sclérotique de la gre-

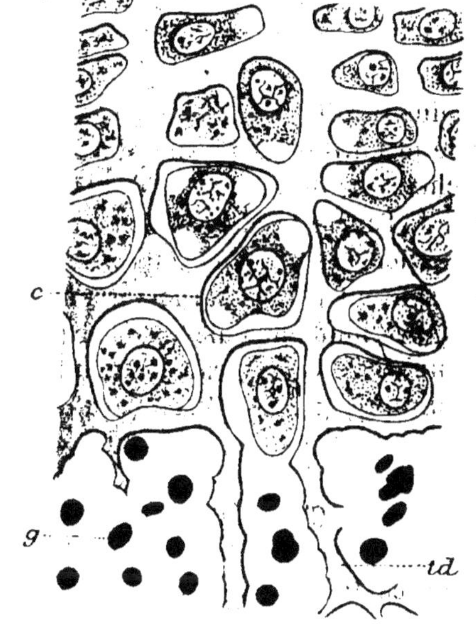

Fig. 77.

Cartilage d'ossification, patte de cobaye fixée au liquide
de Flemming.

c. cellules cartilagineuses. — *g.* globules rouges. — *td.* travées directrices. Stiassnic.
ocul. 2. object. 6.

nouille, ou encore le bord du scapulum du triton. On pourra
examiner ces lames comme il vient d'être dit et dans leur
propre plasma.

b. *Coupes après fixation par le liquide de Flemming.* — Le cartilage hyalin se laisse mal pénétrer par les réactifs, et d'autre
part ses cellules, très vulnérables, se rétractent facilement dans
leur capsule. Aussi dans la plupart des préparations voit-on
celles-ci à moitié vides, et renfermant une cellule ratatinée

fixée contre un point de leur paroi. Le liquide de Flemming conserve bien la structure délicate de ce tissu, et permet d'en faire de bonnes préparations. On choisit dans un fœtus un métacarpien ou une phalange débarrassée des parties molles qui l'entourent, sauf du périchondre d'ailleurs intimement uni au cartilage et que l'on ne pourrait enlever que par lambeaux. On le plonge dans du liquide de Flemming où on le laisse vingt-quatre heures, on le lave soigneusement à l'eau, puis on le passe dans l'alcool à 90°. Sans autre durcissement, on fait suivant son axe des coupes aussi minces que possible. La présence des sels calcaires qui se déposent au moment de l'ossification ne gêne pas, car il y a décalcification préalable par le réactif. — Se méfier de la transparence du tissu qui fait paraître les coupes plus minces qu'elles ne le sont en réalité. On colore au violet de gentiane et à l'orange G. et on monte au baume, ou même on ne colore pas et on monte directement dans la glycérine.

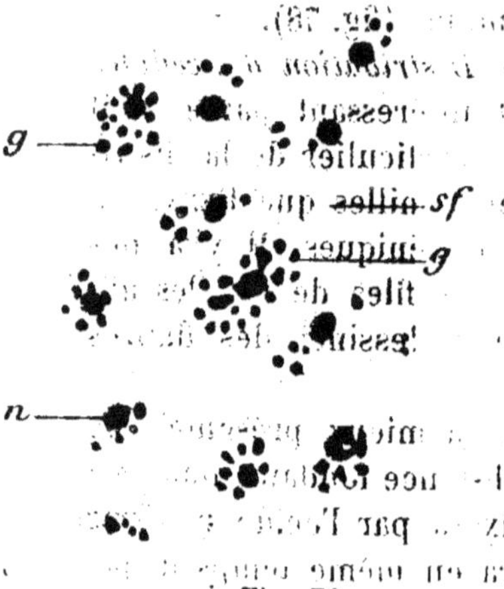

Les cellules cartilagineuses très bien conservées remplissent exactement leurs capsules.

Fig. 78.

Cartilage hyalin de la trachée du cobaye (fixation à l'acide osmique; inclusion à la paraffine).

sf, substance fondamentale. — n. noyau. — gg, globules graisseux. Stiassnic, ocul. 2, object. 6.

Sur ces coupes on peut voir les différents modes de distribution des cellules cartilagineuses. Sous la surface articulaire elles sont aplaties et disposées en lits successifs ; dans l'épaisseur de la tête elles sont arrondies et rangées en familles ou en colonies groupées en cercles (groupes isogéniques coronaires de Renaut) ; au niveau de la diaphyse elles sont superposées en files (cartilage sérié, groupes isogéniques axiaux de Renaut) et enfin au voisinage du point d'ossification elles sont très volumineuses.

La substance fondamentale est parfaitement hyaline et légèrement teintée en orange sur les coupes colorées. On voit les
fibres du périchondre se fondre dans la substance fondamentale de laquelle on ne peut les séparer.

Des préparations faites par le même procédé dans le cartilage hyalin de la trachée d'un cobaye adulte montreraient
dans l'intérieur des cellules cartilagineuses des grains de
graisse colorés en noir par l'acide osmique (fig. 78).

c. *Examen du cartilage des raies* — *Distribution des cellules
cartilagineuses.* — Ce cartilage est intéressant parce qu'il
montre mieux que tout autre ce cas particulier de la distribution des cellules cartilagineuses en familles que RENAUT a
désignées sous le nom de groupes isogéniques. Il y a des
groupes isogéniques coronaires et des files de cellules ali-
gnées (groupes axiaux) de manière à dessiner des figures
rayonnées.

Le cartilage des raies est calcifié, ou mieux présente une
croûte calcifiée, dans laquelle la substance fondamentale est
imprégnée de sels calcaires. On le fixera par l'acide picrique
en solution aqueuse saturée, qui fera en même temps disparaître les sels de chaux, et permettra ainsi de faire des coupes.
Après un séjour de deux ou trois jours dans la solution
picrique, on lavera à l'alcool à 70° pour enlever la teinte jaune,
on coupera à main levée ou au microtome, on colorera les
coupes au picro carmin et on montera dans la glycérine, ou
bien on les traitera par l'hématéine et l'éosine et on les montera au baume.

Dans ce dernier cas la substance fondamentale est violette.
Les cellules ont leur noyau violet, leur protoplasma rose. On
voit des groupes coronaires composés, c'est-à-dire formés de
familles groupées en cercles, et dont le centre est placé lui-
même sur un cercle de plus grand diamètre qui forme le
groupe isogénique de premier ordre.

d. *Substance fondamentale du cartilage.* — Cette substance est
parfaitement hyaline et incolore. Elle se teint en violet par
l'hématéine, se colore à peine en rose par le picro-carmin et
en général prend peu les couleurs, sauf au niveau du pour-

tour des cellules où elle forme l'épaississement connu **sous le nom de capsule**.

La substance fondamentale présente souvent sur les coupes des stries parallèles entre elles et inégalement écartées. Ces stries sont dues à des brèches très fines du rasoir. On ne les prendra pas pour une trace de structure de la substance fondamentale.

Pour voir cette structure, RENAUT fixe par les vapeurs osmiques un fragment de cartilage hyalin. Puis il y fait des coupes et colore à l'hématoxyline. On voit alors la substance fondamentale traversée par une série de lignes qui s'entremêlent les unes aux autres en rencontrant les capsules, et qui convergent en général vers les vaisseaux. Ces lignes seraient formées par des travées d'une substance spéciale plus riche en eau que le reste de la substance fondamentale, et devenues visibles par la perte de cette eau pendant la fixation aux vapeurs osmiques. Ces travées pourraient servir à la diffusion des substances nutritives au sein du cartilage.

2° Fibro-cartilage. — On prend le ménisque articulaire d'une vertèbre, on le fixe par la solution aqueuse saturée d'acide picrique pendant deux jours, on lave à l'alcool à 70°, on fait des coupes dans deux sens perpendiculaires, les unes transversales (parallèles à la surface articulaire) les autres longitudinales (parallèles à l'axe de la colonne). On colore à l'hématéine et à l'éosine, puis on monte au baume. On voit la substance fondamentale constituée par des faisceaux de fibres entre lesquels se distinguent les cellules cartilagineuses entourées de leur capsule.

Les faisceaux se colorent en bleu-violet par l'hématéine, ce qui les rapproche de la substance fondamentale du cartilage.

3° Cartilage réticulé ou élastique. — On prend une épiglotte de chien, de veau, d'homme, etc.. on la fixe par l'alcool à 90°, puis on la durcit à la gomme ou à l'alcool et on en fait des coupes au microtome, on colore ensuite ces dernières au picro-carmin et on monte dans la glycérine. Au sein de la substance fondamentale à peine colorée en rose très pâle on distingue : 1° les cellules cartilagineuses avec leur capsule ; 2° des fibres élastiques. Celles-ci fortement colorées en jaune vif paraissent formées de grains discontinus ; elles constituent des réseaux répandus au sein de la substance fondamentale.

CHAPITRE III

TISSU OSSEUX

Le tissu osseux est absolument caractéristique des vertébrés. Il présente un grand nombre de variétés : tissu compact, tissu spongieux, cément, ivoire, écailles des poissons. Quelle que soit la variété à laquelle il appartient, le tissu osseux est toujours essentiellement formé de cellules ramifiées, anastomosées entre elles et plongées dans une substance fondamentale dure. Dans les cas les plus simples, il constitue des lames minces, placées au sein du tissu fibreux et dépourvues de vaisseaux. Dans les pièces plus volumineuses, les cellules et la substance fondamentale se développent autour de vaisseaux propres, et enfin on voit apparaître des cavités remplies d'une substance molle, la moelle osseuse.

Un os complet comprend donc toujours une gaine fibreuse (périoste), du tissu osseux, de la moelle osseuse.

La dureté du tissu osseux oblige à employer pour son étude des moyens particuliers. Ce sont : la décalcification qui, en dissolvant les sels calcaires, laisse simplement la trame organique et les parties molles que l'on peut couper avec les procédés habituels, et la préparation par usure de lames minces qui permettent d'étudier la disposition des parties dures de l'os. Nous exposerons d'abord ces deux méthodes, puis nous indiquerons un certain nombre de préparations nécessaires pour connaître la structure de l'os.

1° Décalcification. — La décalcification repose sur le principe que certains acides (acides chlorhydrique, nitrique, chromique, picrique, etc.) forment avec les sels de chaux qui entrent dans la constitution des os, des composés solubles qui abandonnent l'os et *se dissolvent dans le liquide décalcifiant*.

Cette dernière condition est absolument indispensable. En effet, si l'on attaque la substance des os par l'acide sulfurique, elle se ramollit bien, mais il se forme dans l'intérieur du tissu des cristaux de sulfate de chaux insolubles que l'on ne peut enlever et qui gâtent les préparations.

On peut faire avec chacun des quatre acides que nous avons indiqués des solutions titrées qui serviront à la décalcification ; nous ne signalerons que les suivantes :

a. *Acide chlorhydrique.* — L'acide chlorhydrique en solution dans l'eau, de 1 à 10 p. 100 suivant la dureté et la compacité des pièces que l'on traite, décalcifie rapidement, mais il gonfle le tissu et l'altère, aussi faut-il avant de le faire agir fixer les parties molles et les cellules par l'alcool. A 50 p. 100 il agit très rapidement, et permet de décalcifier un os en quelques heures (au détriment de sa bonne conservation bien entendu). La décalcification achevée, et on le reconnaît à ce que l'os se laisse aisément couper avec un scalpel ou percer à l'aide d'une aiguille, on lave soigneusement la pièce dans l'eau, puis on la passe dans l'alcool à 90° pour la durcir ensuite à la gomme ou l'inclure dans la paraffine.

b. *Aci le nitrique.* — L'acide nitrique pur en solution de 3 à 7 p. 100 dans l'alcool à 70° forme un bon liquide décalcifiant qui agit assez vite, et décalcifie un os en quelques jours, à la condition d'être fréquemment renouvelé. Les pièces sont jaunes, on les lave à l'alcool à 90° de manière à enlever toute trace d'acide, puis dans l'alcool pur.

c. *Acide chromique.* — L'acide chromique en solution à 1 p. 100 décalcifie bien, mais assez lentement. On ne l'emploie guère seul, mais il donne à quelques-uns de ses composés cette propriété décalcifiante. Ainsi la liqueur de Flemming décalcifie suffisamment les os très minces, comme le labyrinthe osseux de petits mammifères. L'acide chromique a l'avantage énorme de fixer en même temps qu'il décalcifie.

d. *Acide picrique.* — On l'emploie en solution saturée dans l'eau. C'est le décalcifiant par excellence : son action est très lente mais très sûre, on devra l'employer toutes les fois que l'on ne sera pas pressé par le temps. Les fragments à décalcifier doivent être petits, et l'opération dure des semaines et même des mois.

De tous les liquides que nous venons de citer, et en dehors du liquide de Flemming qui ne peut s'appliquer comme décalcifiant qu'à quelques cas très particuliers, c'est l'acide picrique que l'on doit choisir de préférence. La lenteur de son action est compensée par ce fait qu'il altère moins que tout autre les parties molles du tissu. Nous conseillons donc de procéder ainsi pour la décalcification :

La pièce osseuse est fixée au préalable pendant trois jours dans l'alcool à 90° puis suspendue dans une quantité d'acide picrique appropriée à sa taille (d'un volume 50 fois plus grand) et fréquemment renouvelée. L'action du réactif peut être accélérée en maintenant le flacon qui renferme la pièce dans une étuve à 45°. Lorsque la décalcification est achevée, on durcit à la gomme et à l'alcool ou bien on lave dans l'alcool à 70° jusqu'à disparition de l'acide picrique et on inclut à la paraffine.

2° Préparation de lames minces par usure. — Cette préparation ne peut se faire que sur des os secs parfaitement dépouillés de parties molles et de graisse. Pour préparer soi-même des os convenant bien à cet usage, on enlèvera l'os aussitôt après la mort de l'animal, on le dépouillera sous l'eau de ses parties molles, et on le portera dans un bain d'eau toujours maintenue en quantité suffisante pour qu'aucune partie de l'os ne soit exposée à l'air, parce qu'alors la graisse diffuse dans la substance fondamentale et ne peut plus être enlevée. On reconnaît qu'un os est propre à faire ces préparations à sa teinte opaque et d'un blanc parfait ; les os imprégnés de graisse et qui ont un aspect jaunâtre, translucide, doivent être rejetés.

On choisit la diaphyse d'un os bien sec et bien blanc et, à l'aide d'une scie fine, on y découpe des tranches aussi minces que possible (1 à 2 millimètres). On doit faire ainsi des coupes transversales et longitudinales, ces dernières dans deux directions, radiale et tangentielle.

Ces lamelles d'os présentent sur leurs surfaces des stries dues aux dents de la scie, il n'y a pas à s'en préoccuper, elles vont disparaître dans les manipulations suivantes. On maintient ces lamelles appliquées contre une meule fine, en appuyant sur elles la pulpe du doigt; on commence à les user sur les deux faces, puis lorsqu'elles deviennent assez minces pour risquer d'être brisées, on les porte entre deux pierres ponces mouillées à section bien plane, que l'on frotte l'une contre l'autre de manière à amincir encore la lamelle osseuse. Lorsqu'on trouve qu'elle est assez mince, on la lave et on la passe doucement sur une pierre très fine ou sur un cuir à rasoir frotté de craie pour enlever les stries faites par la pierre ponce, et on la lave soigneusement dans l'eau avec un pinceau pour bien débarrasser sa surface de la poussière et des débris qu'elle pourrait présenter. On la passe ensuite dans de l'alcool, on la sèche sur du papier filtre et une fois bien sèche elle est prête à être montée en préparation.

3° Etude des parties dures du tissu osseux. — Cette étude faite sur des tranches minces d'os sec nous montrera la disposition de la substance fondamentale et la distribution des cavités formées soit par les canaux de Havers, soit par les corpuscules osseux (loges des cellules osseuses) et leurs prolongements (canalicules primitifs), qui la parcourent dans tous les sens. Dans l'os sec, ces cavités communiquent toutes entre elles; pendant la vie elles étaient occupées par les cellules osseuses et par leurs prolongements ou par des vaisseaux sanguins. L'étude de l'os sec donne le moule en creux des parties molles. Il ne s'agit ici que du tissu compact, nous laissons de côté les cavités médullaires. L'étude des cavités creusées dans la substance osseuse, et celle de la structure de la substance fondamentale exigent des préparations spéciales que nous allons indiquer.

a. *Etude des cavités de tissu osseux remplies d'air.* — Une lamelle d'os sec a été préparée comme il a été dit ci-dessus, et parfaitement séchée. On prend un fragment de baume de Canada sec, bien pur et bien transparent, on le met sur une lame et on le fond à la flamme d'une lampe ou sur une plaque chauffante. Lorsqu'il est fondu on y plonge la lamelle osseuse, on recouvre d'une lamelle et on refroidit le tout rapidement sur une plaque de marbre. Le baume se durcit alors assez vite pour ne pas avoir le temps d'envahir les cavités creusées dans l'os, et ces dernières remplies d'air apparaissent en noir sur le fond transparent de la préparation.

Ces préparations montrent admirablement la charpente du tissu osseux et font voir qu'elle est constituée par des lamelles de substance fondamentale entremêlées de corpuscules osseux, qui, colorés en noir et entourés de leurs fins prolongements, ressemblent à de petites araignées. C'est sous cet aspect que le tissu osseux est généralement représenté dans les livres.

Si l'on a une coupe transversale portant sur toute l'épaisseur de l'os, on peut voir des lamelles périphériques qui font tout le tour de l'os (lamelles périostiques), d'autres centrales qui entourent la moelle (lamelles périmédullaires), puis, entre ces deux sortes de lamelles, une série de systèmes distincts formés de lamelles concentriques autour d'une cavité centrale (canal de Havers) et qui constituent les *systèmes de Havers*. Enfin, entre les systèmes de Havers, et comblant les vides qui existent entre eux, il existe des *systèmes intermédiaires*, formés d'un certain nombre de lamelles et comparables à des secteurs découpés dans des systèmes de Havers de manière à remplir exactement les espaces qui existent entre ces derniers. Les coupes longitudinales montrent les anastomoses des canaux de Havers.

b. *Coloration des cavités de l'os.* — La méthode ci-dessus peut être insuffisante pour établir le mode de terminaison des canalicules primitifs. En effet, le baume peut envahir une partie de ces derniers et par suite interrompre leur continuité. Aussi Ranvier a-t-il indiqué un procédé de coloration qui, en teignant exactement les cavités osseuses, permet de les suivre dans toute leur étendue. Le voici : On découpe une lame d'os sec et on l'amincit sans pousser à bout l'opération. Avec un scalpel à trempe dure on racle chacune de ses faces pour ouvrir les cavités qui ont été comblées et fermées par la poussière et les débris provenant du frottement. Cela fait, on place la lamelle dans une solution alcoolique de bleu d'aniline qui envahit les canaux de Havers et les corpuscules osseux et se dépose à leur intérieur. Au bout de deux ou trois heures toutes ces cavités sont remplies de bleu. On évapore au bain-marie, on laisse sécher la lame, puis on l'use sur la pierre ponce suivant le procédé ordinaire, en ayant bien soin de mouiller la pierre avec de l'eau salée à 2 p. 100 qui ne dissout pas le bleu. Lorsque la lamelle est suffisamment mince on la monte dans la glycérine salée.

Les images données par ce procédé sont les mêmes que les précédentes, mais elles sont plus complètes, et on peut suivre les canalicules sur tout leur trajet. On voit que ceux d'un même système s'anastomosent entre eux. Les plus internes vont s'ouvrir dans le canal de Havers. Les plus externes ont un trajet récurrent, se recourbent en anse et reviennent sur eux-mêmes ou vont s'unir à d'autres canalicules du même système.

c. *Etude des lamelles osseuses.* — On prépare une lamelle mince d'os sec, on la sèche bien complètement, et on la place dans du baume fondu, que l'on maintient quelque temps en fusion au lieu de le refroidir brusquement comme dans la préparation destinée à montrer les cavités de l'os. Une partie de celles-ci et un grand nombre de leurs canalicules sont oblitérés par le baume qui les a envahis et par suite rendus invisibles, mais par contre les lamelles de substance osseuse se voient très bien. Quelle que soit la direction des coupes (longitudinale ou transversale) la substance osseuse se montre toujours formée de lamelles alternativement homogènes et striées. Sur les coupes transversales, les stries ont une direction radiée à partir du centre du système de Havers.

d. *Fibres de Sharpey.* — Les fibres de Sharpey sont des fibres de tissu connectif chargées de substance osseuse et que l'on trouve dans la partie des os qui est d'origine périostique, ou dans les os d'origine membraneuse. Dans les préparations faites par le procédé précédent et montées dans du baume qui se refroidit lentement, on voit souvent ces fibres sous la forme de cercles, lorsqu'elles sont coupées transversalement, ou bien de courts cylindres lorsqu'elles sont coupées en long ou obliquement.

On peut les voir très aisément dans les os plats du crâne. On prend un os de la voûte, bien sec, on y découpe une mince lamelle que l'on use par le procédé ordinaire, puis que l'on décalcifie rapidement dans l'acide chlorhydrique à 2 p. 100 (RANVIER). L'action décalcifiante est très rapide, et on peut même examiner la préparation dans l'eau acidulée qui a servi à la faire. Les fibres de Sharpey se voient bien à cause du faible indice de réfraction du milieu.

4° Examen des parties molles de l'os. Cellules osseuses. — Les cellules osseuses sont logées dans les cavités étoilées que l'on trouve dans la substance dure et que l'on a appelées bien improprement les corpuscules osseux. Ce sont des cellules délicates qui facilement se rétractent, et dont tous les détails ne se voient pas parfaitement sur les pièces décalcifiées dont on se sert d'habitude. Aussi pour en prendre une bonne idée, faut-il s'adresser à des pièces osseuses très minces, par suite très facilement pénétrables aux réactifs fixateurs, et qui possèdent de plus des cellules osseuses bien développées et de grande taille. Les diverses pièces minces de l'opercule des Téleostéens répondent bien à ces desiderata. On verra ensuite comment les cellules osseuses se montrent dans les os de l'homme et des mammifères.

a. *Etude de la cellule osseuse de l'opercule des Téléostéens.* — On choisit l'opercule très mince d'un petit poisson osseux. On enlève ses parties molles, on le fixe par le liquide de Flemming dans lequel il doit séjourner quarante-huit heures environ. Au bout de ce temps, la lame osseuse est décalcifiée et a pris une certaine souplesse. On la lave longuement à l'eau, puis on la colore à l'aide du bleu polychrome suivant les règles indiquées page 181. Mais après le lavage à 41° consécutif à l'action du glycerinœthermischung, au lieu de passer dans l'alcool, on la porte dans une goutte de glycérine. Si la lame osseuse est un peu épaisse, on peut alors en la raclant avec un scalpel la cliver en lamelles minces assez transparentes pour être soumises à l'examen. On recouvre d'une lamelle, et on lute à la paraffine et à la cire. La substance fondamentale de l'os est à peine colorée, les cellules au contraire ont une teinte plus vive et l'on peut suivre aisément les plus fins prolongements, qui sont très nombreux et s'anastomosent.

b. *Etude de la cellule osseuse dans l'os décalcifié.* — On prend un fragment d'un os quelconque, on fixe ses parties molles par un séjour de trois à quatre jours dans l'acool, puis on le porte dans une solution aqueuse saturée d'acide picrique que l'on renouvelle souvent. Au bout de sept à huit semaines la pièce est décalcifiée. On la durcit dans la gomme et l'alcool. L'inclusion à la paraffine convient mal parce qu'elle est très longue, et que le tissu fixé insuffisamment par l'alcool et l'acide picrique pour supporter l'effet de ce long séjour dans la paraffine, est toujours altéré par elle. Après durcissement on coupe au microtome à plan incliné, on lave les coupes et on les colore au picro-carmin ou bien à l'hématéine et à l'éosine. Dans ce dernier cas on monte au baume.

Les cellules osseuses se montrent comme des corpuscules étoilés, munis de prolongements courts. Elles sont rétractées dans leur loge et n'occupent qu'une partie de cette dernière. La plupart des canalicules osseux sont effacés et ne se voient plus, ce qui tient soit au gonflement de la substance fondamentale par le réactif décalcifiant, soit à leur indice de réfraction peu différent de celui du milieu. Quoi qu'il en soit, on est surpris de voir combien le même os qui, sec et usé en lamelle mince, se montrait admirablement riche en canalicules osseux, en semble maintenant dépourvu. C'est là un bon exemple pour faire saisir aux débutants l'influence de la méthode employée sur les résultats fournis par les préparations.

La substance fondamentale est colorée en violet par l'hématéine, en rouge par le carmin. Les prolongements protoplasmiques sont eux-mêmes courts et se perdent bien vite dans les canalicules incomplets de la substance fondamentale.

Nous parlerons ultérieurement du périoste et de la moelle.

Si l'on veut examiner des coupes très minces d'os décalci-fiés, et cela ne peut se faire qu'après inclusion à la paraffine, on choisira des os de très petite taille pris à des animaux jeunes (tibia de la souris, etc.), on en fixera de petits fragments dans du liquide de Flemming où ils séjourneront au moins quarante-huit heures ; il faut changer deux ou trois fois le liquide. Au bout de ce temps ils sont suffisamment décalcifiés et fixés. On les lave très soigneusement à l'eau, on les déshy-drate complètement, on les traite par le xylol (deux jours), et on les inclut à la paraffine, la pénétration de cette dernière est lente. On colore les coupes à la safranine et au vert lumière ou bien à la safranine, au violet de gentiane et à l'orange. Les cellules osseuses se montrent un peu mieux conservées, avec des prolongements plus nombreux et plus longs que dans les préparations précédentes.

5º Moelle osseuse. — La moelle osseuse est située dans les cavités médullaires, dans les aréoles du tissu spongieux, dans les canaux de Havers. Elle présente trois variétés : la moelle adipeuse ou jaune, que l'on trouve dans les os longs des ani-maux adultes, la moelle rouge qui existe dans les os longs des animaux jeunes et dans certains os des adultes, enfin la moelle muqueuse qui remplit les aréoles des os de la face. On étudiera de préférence la moelle rouge qui est une moelle en activité. Nous indiquerons ci-dessous plusieurs manières de préparer la moelle osseuse, et nous commencerons par signa-ler un moyen d'étudier les vaisseaux sanguins.

Quel que soit le mode de préparation que l'on veuille lui faire ultérieurement subir, pour se procurer de la moelle on fend un os long à l'aide d'un scalpel dur, et d'un maillet, ou en le faisant éclater entre les mors d'un étau. L'os ainsi fendu permet d'arriver directement sur la moelle que l'on fixera *in toto* ou en partie par les fixateurs indiqués plus loin. Il faut éviter d'employer la scie qui entraîne dans la moelle osseuse des parties qui ne s'y trouvent pas naturellement.

a. *Etude des vaisseaux sanguins*. — Les vaisseaux sanguins

de l'os sont situés pour la plupart dans la moelle, ceux du tissu compact occupent les canaux de Havers. Pour les étudier on injecte une masse de gélatine au bleu soluble dans l'artère nourricière, puis on fixe par l'alcool et on décalcifie par l'acide picrique.

Sur les lames usées d'os sec on voit facilement la distribution des canaux de Havers qui reproduit celle des vaisseaux.

b. *Dissociation de la moelle osseuse.* — Un fragment de moelle rouge ayant été dégagé comme il a été dit ci-dessus sur un animal qui vient d'être tué, on en prend sur la pointe d'un scalpel une petite quantité que l'on dissocie avec les aiguilles dans un liquide indifférent (sérum sanguin, eau salée à 7 p. 1000). On recouvre d'une lamelle et on observe. Dans de bonnes conditions on peut voir les mouvements amiboïdes des leucocytes. On distingue à la fois : ces derniers ; de grandes cellules à noyaux bourgeonnants ; des globules rouges contenus dans des vaisseaux capillaires ou bien libres ; des cellules à noyau et renfermant de l'hémoglobine ; des cellules génératrices de l'os (ostéoblastes) ; enfin, parfois, de grandes cellules à noyaux multiples (myéloplaxes). Ces deux derniers éléments sont parfois un peu difficiles à trouver, nous indiquerons deux modes de préparations qui en fournissent. Pour plus de facilité, on peut aussi fixer de petits fragments de moelle fraîche dans l'alcool au tiers pendant dix à trente heures (RANVIER), puis les dissocier dans l'eau, les colorer au picro-carmin et les examiner dans la glycérine introduite avec précaution sous la lamelle. On a ainsi des préparations permanentes. L'hémoglobine des cellules qui en renferment a été dissoute par l'alcool au tiers.

c. *Coupes de la moelle osseuse.* — On tâche de dégager un fragment de moelle osseuse par éclatement d'un os. Lorsqu'il est mis à nu, autant que cela peut se faire sans risquer de le déchirer, on le plonge, au besoin avec quelques fragments d'os qui y adhèrent encore, dans un fixateur, puis on l'inclut à la paraffine. On peut recommander deux méthodes principales : 1° fixation au sublimé ; 2° fixation à la liqueur de Flemming.

1° On fixe au sublimé, on lave soigneusement à l'alcool à

70° iodé, puis à l'alcool à 90°; lorsque la pièce est devenue dure
on achève de la dégager entièrement de l'os, on inclut dans la
paraffine. On fait des coupes minces que l'on colore ensuite
à l'hématéine et à l'éosine. Sur ces coupes on voit très bien les
différentes cellules médullaires et le réticulum fin de cellules
conjonctives qui existe entre elles.

2° On fixe par le liquide de Flemming, on inclut à la paraffine et on fait les coupes que l'on colore à la gentiane et à
l'orange ou au bleu polychrome. Comme les cellules contiennent de la graisse, il faut monter les coupes dans le baume au
chloroforme.

d. *Recherche des ostéoclastes ou myéloplaxes.* — Ces cellules
ne se rencontrent pas toujours avec la même abondance dans
la moelle osseuse. Elles se trouvent surtout au niveau des
points où existe une résorption rapide de l'os. ETERNOD conseille
sous ce rapport d'examiner la face interne des côtes qui est
en voie de résorption constante. On fixe un fragment de côte
de cobaye jeune par la liqueur de Flemming, on le laisse
séjourner quarante-huit heures dans la liqueur renouvelée
deux ou trois fois, on lave à l'eau, on déshydrate et on inclut
dans la paraffine. On colore par les couleurs d'aniline, coloration de Benda, de Flemming, et on monte au baume.

e. *Etude de la moelle muqueuse, ostéoblastes.* — Les ostéoblastes
sont les cellules formatrices de la substance osseuse. Ils existent partout où se forme de l'os, on les trouve aussi dans les
dissociations de moelle osseuse, mais on peut les examiner
plus facilement que partout ailleurs dans les coupes des os de
la face dont les aréoles sont remplies par la moelle muqueuse,
formée de tissu connectif muqueux.

On prend le maxillaire inférieur d'un fœtus avancé, on le
fixe par l'alcool, on le décalcifie par l'acide picrique, on le
durcit par la gomme et on en fait des coupes transversales
par rapport à l'axe de l'os. On colore au picro-carmin et on
monte à la glycérine. On voit le tissu muqueux traversé par
des vaisseaux capillaires occuper le milieu des mailles formées
par les travées de substance osseuse. Les bords de ces travées
sont recouverts par les ostéoblastes rangés régulièrement les

uns à côté des autres, et ayant pris par suite une forme épithéliale. Les travées osseuses sont colorées en rouge vif par le carmin, les ostéoblastes en rouge-brun.

6° Périoste. — Le périoste est une gaine fibreuse qui entoure l'os. Pour l'étudier on prend un os long dépouillé des muscles qui l'entouraient, en respectant soigneusement le périoste. On le fixe par l'alcool fort, puis on le décalcifie à l'acide picrique, on le durcit par la gomme et on en fait des coupes longitudinales et transversales. On les lave soigneusement à l'eau et on les colore au picro-carmin, puis on les monte dans la glycérine.

Ces coupes montrent le périoste en rapport avec l'os. On voit qu'il est formé de deux couches, une externe constituée par des fibres connectives longitudinales entremêlées de fibres élastiques colorées en jaune, une interne rougeâtre, contenant chez l'adulte des fibres plus fines que celles de la périphérie, chez le fœtus ou l'animal en voie de croissance des ostéoblastes serrés les uns contre les autres.

Sur les coupes longitudinales on voit certaines fibres connectives du périoste passer dans l'os et se fondre dans sa substance.

7° Ossification. — Pour étudier l'ossification, comme il se rencontre dans ce stade de l'évolution des éléments très délicats, il importe de faire une fixation très énergique. La liqueur de Flemming réussit très bien, elle décalcifie en même temps assez pour permettre de faire les coupes. On enlève avec précaution un métatarsien ou un métacarpien de fœtus de cobaye, en laissant en place la plupart des parties molles qui l'entourent ; on le met pendant deux jours dans le liquide de Flemming renouvelé deux ou trois fois, on lave à l'eau, on déshydrate et on inclut dans la paraffine parce qu'il est bon d'avoir des coupes très minces, et qu'il n'est pas inutile non plus d'avoir des coupes sériées. Mais, comme on a vu chapitre III, page 130, que l'inclusion à la paraffine n'était pas sans altérer un peu les éléments cellulaires, sur une pièce identique préparée de la même façon, fixée au liquide de Flemming, lavée à l'eau et passée simplement dans l'alcool à 90°, on fera sans autre durcissement des coupes aussi minces que possible qui serviront en quelque sorte de témoins. Ces coupes, comme celles faites après inclusion dans la paraffine, doivent être paral-

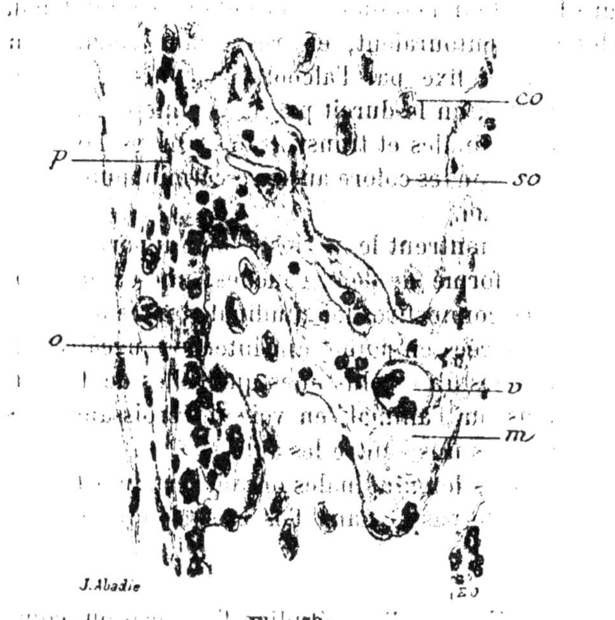

Fig. 79

Coupe longitudinale d'un os long en voie d'ossification (fixation au liquide de Flemming, coloration par la méthode du même auteur).

p. périoste. — *o.* ostéoblastes à la surface de la substance osseuse. — *co*, cellules osseuses. — *so*, substance osseuse. — *m*, moelle. — *v*, vaisseaux. Stiassnic. ocul. 2, object. 5

lèles à l'axe longitudinal de l'os et au plan vertical médian de l'animal, en d'autres termes doivent passer par le plan dorso-ventral du membre.

Quel que soit leur mode de préparation (c'est-à-dire qu'elles soient incluses ou non), ces coupes seront colorées par les couleurs d'aniline (coloration de Benda, de Flemming) et montées au baume. Les travées cartilagineuses qui servent d'appui aux lamelles osseuses sont toujours moins fortement colorées que ces dernières dans l'épaisseur desquelles on verra des ostéoblastes à demi enfouis.

Dans les préparations teintes à l'hématéine les travées du cartilage sont fortement colorées en bleu. On peut, chez un animal nouveau-né, injecter au bleu de Prusse les vaisseaux d'un os long, décalcifier à l'acide picrique et faire des coupes pour voir comment les vaisseaux se comportent sur la ligne d'ossification.

CHAPITRE IV

SANG

Le sang est le principal liquide nourricier de l'organisme des vertébrés. Chez ces animaux il partage cette fonction nutritive avec la lymphe; de plus il est spécialement chargé de transporter les gaz de la respiration (oxygène, acide carbonique), et les produits d'excrétion (urée).

On peut le considérer comme un tissu dont les globules représenteraient les éléments cellulaires, et le plasma dans lequel ils nagent, la substance fondamentale.

Pour prendre une connaissance suffisante du sang il faut faire la série de préparations indiquées ci-dessous.

§ 1. — EXAMEN DU SANG VIVANT

Cet examen doit être fait au moment même où le sang vient d'être tiré d'un vaisseau, car il s'altère presque instantanément.

On peut le pratiquer directement, en observant le sang tel qu'il est au sortir du vaisseau, ou bien en le diluant dans un sérum. Nous examinerons à part quelques cas.

1° Examen direct du sang de mammifère. — On se procure une goutte de sang soit en se piquant légèrement la pulpe

du doigt avec une aiguille préalablement flambée, soit en faisant
une très légère entaille à l'oreille d'un rat blanc ou bien encore
en piquant la pulpe de la patte d'un cobaye, après l'avoir
bien lavée. On dépose le sang sur une lame, on recouvre d'une
lamelle, on lute très rapidement à la paraffine, et on observe
immédiatement à un grossissement de 300 fois au moins. La
préparation est absolument remplie de corps rougeâtres ou
mieux orangé pâle, qui se touchent tous, et peuvent être
nombreux au point de gêner l'examen si la couche de sang est
un peu épaisse, ce qu'il faut éviter. Ces corps sont les globules
rouges. Çà et là au milieu d'eux se voient d'autres corps sphériques un peu plus gros et absolument incolores, ce sont les
globules blancs. Les globules rouges, qui se montrent tantôt de
face et tantôt de profil dans la préparation, et qui roulent sur eux-
mêmes au moindre mouvement imprimé à la lamelle, laissent
voir leur forme en disque excavé au centre sur ses deux faces.
Lorsqu'il est vu de profil, un globule rouge se montre avec la
forme d'un biscuit légèrement renflé à ses deux extrémités.
S'il est vu de face, le renflement de ses bords se reconnaît
aux différences d'aspect qu'il présente suivant la position
de l'objectif. Après que l'on a bien mis au point, lorsqu'on
éloigne l'objectif, le bord du globule devient brillant et son
centre obscur ; lorsqu'on rapproche l'objectif, le centre devient
brillant et le bord obscur (RANVIER).

Pendant les mouvements du liquide, on peut aussi juger de
la souplesse et de l'élasticité des globules qui, s'ils viennent à
être pliés ou comprimés, reprennent d'eux-mêmes leur aspect
normal dès que la cause de leur déformation a disparu.

Beaucoup de ces globules sont empilés comme des pièces de
monnaie, et les piles qui se défont par suite des mouvements
imprimés à la lamelle se reforment bien vite avec les mêmes
globules ou avec leurs voisins.

Au bout de quelques instants on voit déjà certains globules
présenter des altérations notables. Beaucoup offrent sur leur
bord des échancrures plus ou moins profondes (*globules cré-
nelés*), puis les échancrures se prononçant davantage et la
substance intermédiaire entre elles s'effilant en pointe, ils de-

viennent *épineux*. D'autres encore voient le centre de leur
disque se déprimer d'un côté en faisant saillie de l'autre et se
transforment ainsi en sortes de petites coupes ou de calottes
(*globules en calotte*). D'autres enfin se gonflent et deviennent globuleux. Au bout de quelques heures la préparation est absolument perdue et ne renferme plus un seul globule intact ; le
sang s'étant du reste coagulé, elle pourra servir à montrer la
fibrine comme on le verra plus loin.

2° Examen direct du sang de grenouille. — On anesthésie profondément une grenouille au chloroforme, on la fixe
sur une planchette et, incisant la peau au-devant du sternum
on soulève ce dernier avec des pinces. On découpe dans le
sternum une petite fenêtre et on découvre ainsi le cœur ; on
ouvre le péricarde, on attire au dehors la pointe du cœur que
l'on tranche brusquement d'un coup de ciseau. On recueille
une goutte de sang que l'on prépare comme il vient d'être dit
sous une lamelle bordée à la paraffine, et que l'on examine
immédiatement. Pendant ce temps un aide recueillera en vue
d'autres préparations le sang qui continue à couler. Ceci fait
la grenouille sera tuée par destruction de la moelle et du cerveau.

Les globules rouges du sang de la grenouille sont beaucoup
plus gros que ceux des mammifères ; ils sont en outre elliptiques et présentent un centre clair occupé par le noyau absolument incolore et qui tranche ainsi sur la teinte de l'hémoglobine. Ce noyau, arrondi et doué d'une certaine épaisseur, fait
bomber le centre du globule sur les deux faces du disque elliptique formé par ce dernier, de sorte que, contrairement aux
globules discoïdes des mammifères qui se montrent biconcaves
même lorsqu'ils sont vus de profil, ceux de la grenouille se
montrent alors biconvexes. Leurs déformations sont moins
marquées et moins rapides que celles des hématies des mammifères ; cela tient peut-être à ce que leurs conditions de
température sont moins changées par le fait de l'obervation
que pour ceux-ci. Une de leurs principales modifications,
signalée par RANVIER, est un plissement radiaire du disque du

globule. Les globules blancs, beaucoup moins volumineux que les rouges, se montrent sous la forme de petites sphères claires, finement granuleuses. Ils présentent des mouvements amiboïdes.

3° Examen du sang dans un sérum. — Lorsqu'on examine directement une goutte de sang recouverte par une lamelle, il arrive souvent que les globules sont si nombreux qu'ils se touchent tous, se superposent et empêchent l'observation. On remédie à cela en diluant une goutte de sang obtenu comme il vient d'être dit dans un sérum ou dans un liquide indifférent. On peut prendre le sérum sanguin de l'animal qui fournit son sang, ou bien encore de l'eau salée à 7,5 p. 1000.

On peut aussi employer une solution de sulfate de soude à 5 p. 100.

Le sang dilué dans ces sérums se conserve intact pendant quelques heures, et si l'on se sert du sulfate de soude, la coagulation ne se produisant pas, on peut poursuivre aisément l'observation. Cependant la préparation finit par s'altérer, le sérum sanguin lui-même employé comme milieu indifférent ne met pas les globules rouges à l'abri de la déformation globuleuse (RANVIER). On ne peut donc faire avec ces méthodes que des préparations extemporanées.

§ 2. — EXAMEN DU SANG APRÈS FIXATION

On peut fixer le sang, comme les autres tissus, mais le choix du fixateur importe beaucoup. En effet, non seulement les globules rouges sont très délicats et leur forme très altérable, mais encore la substance caractéristique qu'ils renferment, l'hémoglobine, se dissout aisément sous diverses influences et abandonne le globule qui lui sert de support habituel. Dans ces conditions le globule rouge manquant d'un de ses principaux caractères peut être méconnu dans une préparation. Il importe donc, avant toute tentative de fixation, de connaître l'action des divers réactifs sur la forme des globules et sur l'hémoglobine.

1° Action des réactifs sur les globules et sur l'hémoglobine. — Parmi les corps qui peuvent être mis en présence des globules rouges, les uns dissolvent l'hémoglobine et l'enlèvent, les autres non seulement ne la dissolvent pas, mais la fixent sur les globules, de telle façon qu'elle résiste alors à des lavages qui l'auraient enlevée sans cela. Nous indiquerons les corps qui dissolvent et ceux qui conservent l'hémoglobine, en même temps que leur action sur les globules.

a. *Dissolvants de l'hémoglobine.* — L'eau pure, naturelle ou distillée, dissout l'hémoglobine, elle décolore par conséquent les globules, puis les rend sphériques et transparents. Elle est donc toujours à éviter pour la préparation du sang.

Un grand nombre de solutions salines faibles et étendues agissent de même.

La bile dissout très rapidement l'hémoglobine, gonfle les globules et les fait éclater. Ils disparaissent sans laisser de traces.

L'éther dissout entièrement l'hémoglobine, on peut s'en servir pour isoler cette substance. Le chloroforme agit de même.

L'alcool étendu dissout aussi l'hémoglobine, et si les globules rouges fixés par l'alcool au tiers, conservent en majeure partie leur forme, ils sont par contre absolument décolorés. Lorsqu'on fixe des pièces dans l'alcool à 90°, dans le centre de la pièce où l'alcool n'est arrivé qu'à un état de dilution assez grand, les globules rouges contenus dans les vaisseaux sont décolorés. A la périphérie où l'alcool était plus pur l'hémoglobine est restée fixée aux hématies.

La congélation enlève aux globules rouges toute leur hémoglobine qui se dissout dans le plasma. Il faut s'en souvenir pour le cas où on ferait des coupes de tissus en se servant de ce procédé de durcissement.

L'électricité appliquée sous la forme d'une série d'étincelles obtenues par la bouteille de Leyde, ou sous la forme de courants d'induction, entraîne aussi la dissolution de l'hémoglobine dans le plasma.

Enfin la dessiccation lente d'une couche de sang dans l'air amène une déformation complète des globules qui peuvent en outre perdre une partie de leur matière colorante.

b. *Fixateurs de l'hémoglobine*. — Une série de réactifs conservent à la fois la structure des hématies et fixent l'hémoglobine. Ce sont :

L'eau salée à 7,5 p. 1000 qui peut être employée avec fruit comme milieu indifférent;

L'acide picrique, dont la solution aqueuse saturée conserve bien la forme des globules et fixe l'hémoglobine. Après son action les globules rouges se colorent admirablement par l'éosine;

L'alcool absolu, à la condition d'être employé en grande quantité sur des morceaux peu épais, car on a vu avec quelle facilité il s'hydrate en traversant les tissus, et on sait qu'il dissout alors l'hémoglobine ;

L'acide osmique en solution à 1 p. 100. Il fixe bien, sans empêcher toutefois quelques globules de devenir épineux ;

Le formol, qui pourtant dans l'épaisseur des pièces, gonfle un peu les globules rouges;

Le liquide de Muller qui conserve bien la forme des globules rouges ainsi que l'hémoglobine, et permet la coloration caractéristique rouge brique par l'éosine ;

Le liquide de Flemming, qui fixe bien d'une manière générale, mais cependant gonfle un peu quelques globules et les décolore. Cette action est peut-être due à l'acide acétique qui entre dans la composition de ce réactif. Le liquide de Flemming coagule le plasma sanguin dans la lumière des petits vaisseaux;

Le sublimé en solution aqueuse concentrée;

La dessiccation brusque qui conserve très bien et la forme des globules et l'hémoglobine, de telle manière que l'on peut étudier avec fruit une couche très mince de sang étalée sur une lame et rapidement desséchée.

De l'exposé ci-dessus résulte la possibilité d'un certain nombre de procédés de fixation. Nous indiquerons les suivants :

3° Fixation du sang par dessiccation rapide. — Une goutte de sang recueillie comme il a été dit plus haut est placée sur une lame de verre très propre et légèrement chauffée à la flamme d'une lampe à alcool. On l'étale très rapidement en une couche aussi mince que possible en se servant d'une aiguille ou d'une baguette de verre que l'on promène horizontalement sur la lame. Il est indispensable d'aller très vite et d'étaler le sang aussi régulièrement et en couche aussi mince que l'on pourra. On passe alors la lame deux ou trois fois sur la flamme de la lampe à alcool, et la préparation est achevée. On recouvre d'une lamelle qu'on lute à la paraffine pour l'empêcher de glisser, et l'on peut examiner de suite.

La plupart des globules rouges sont parfaitement fixés et ont gardé leur couleur jaunâtre. Ils ont conservé les dimensions qu'ils avaient pendant la vie.

3° **Fixation du sang dans un liquide.** — On recueille quelques gouttes de sang vivant, on les fait tomber dans un verre de montre contenant quelques centimètres cubes de la solution à 1 p. 100 d'acide osmique. On agite avec une baguette de verre, puis, recouvrant le verre de montre d'une cloche pour le mettre à l'abri des poussières, on attend une heure environ. Au bout de ce temps la fixation est achevée et les globules sont tombés au fond du verre. On enlève l'acide osmique au moyen d'une pipette, ou mieux en se servant d'un fil de coton qui, plongé dans le liquide, agit à la manière d'un siphon, et l'entraîne au dehors. On remplace l'acide osmique ainsi enlevé par de l'eau distillée que l'on renouvelle plusieurs fois, toujours en se servant du même procédé.

On peut alors examiner les globules dans l'eau, ou bien les colorer à l'hématéine et à l'éosine.

Tout en les laissant dans le verre, on les colore par les procédés habituels, on les déshydrate en les laissant toujours en place et on y met ensuite quelques gouttes d'essence de girofle ou d'origan. On prend alors avec une pipette un peu du dépôt qu'ils forment, on le porte dans une goutte de résine dammar placée sur une lame de verre, on recouvre d'une lamelle et la préparation est achevée.

Cette méthode est longue, elle entraîne la perte d'un grand

nombre de globules qui sont nécessairement enlevés pendant les lavages successifs, mais elle donne des résultats très sûrs pour la conservation de la forme.

On peut l'employer avec n'importe lequel des fixateurs que nous avons indiqués.

Dans la pratique et pour les besoins ordinaires il vaut mieux se servir du procédé ci-dessous.

4º Fixation par un réactif du sang étalé sur une lame. — Sur une lame bien propre, on étale rapidement en couche aussi mince que possible une goutte de sang, puis on plonge la lame dans la solution de sublimé.

Au bout de dix minutes environ la fixation est achevée.

On lave soigneusement à l'eau ou à l'alcool à 70º et la préparation est prête à recevoir les réactifs colorants.

Le sang parfaitement fixé est collé sur la lame par coagulation de l'albumine et on peut le soumettre à diverses manipulations sans craindre de l'enlever.

On peut faire sur les préparations ainsi obtenues toutes les colorations qu'on désire. Nous en indiquerons seulement une, la coloration à l'hématéine et à l'éosine.

On hydrate progressivement le sang (si on a lavé à l'alcool). On le recouvre de quelques gouttes d'hématéine. Au bout de quelques minutes on lave soigneusement à l'eau. On colore par l'alcool éosiné et on déshydrate par l'alcool absolu. On monte au baume. Les globules rouges ont la teinte rouge brique caractéristique de l'hémoglobine. Les globules blancs ont leurs noyaux violets et leur protoplasma rose. Quelques-uns présentent de grosses granulations fortement colorées en rouge, ce sont les *granulations éosinophiles* d'EHRLICH.

5º Plaquettes de Bizzozero hématoblastes. — Ces éléments sont très délicats et se conservent mal dans les préparations que nous venons d'indiquer, et il importe pour les étudier d'employer des procédés spéciaux.

D'après BIZZOZERO, le cobaye est un des animaux chez lesquels on observe le mieux les plaquettes. On peut les étudier dans le sang circulant du mésentère (voy. plus loin) ou dans la préparation suivante : La pulpe de la plante des pattes de cet animal est bien lavée et séchée aseptiquement. On y pose une goutte d'un liquide ainsi composé :

Solution aqueuse concentrée de violet de
    méthyle . . . .　　1 volume
Solution aqueuse de chlorure de sodium à
    7,5 p. 1000. . . . . 5 000　　—

et à travers ce liquide on pique fortement. Une goutte de sang sort et se mêle à la matière colorante. On porte le tout sur une lame que l'on recouvre d'une lamelle et l'on observe. Les plaquettes se reconnaissent à leur coloration intense et se distinguent des leucocytes parce qu'elles sont plus petites, discoïdes et d'un brillant particulier.

6° Préparation de la fibrine. — Une goutte de sang un peu épaisse est placée sur une lame de verre et recouverte d'une lamelle qu'on lute à la paraffine. Au bout de douze heures environ on enlève la bordure de paraffine avec un scalpel et on écarte avec précaution la lamelle pour ne pas détacher le caillot qui s'est formé en dessous d'elle. Avec une pipette on arrose ce dernier d'eau distillée, de manière à entraîner mécaniquement les globules rouges. Cela demande un peu de temps et de patience. Lorsque le réseau de fibrine est suffisamment dégagé des globules qui le masquaient, ce dont on peut s'assurer en examinant de temps en temps la préparation à un faible grossissement, on colore fortement à l'éosine et on monte au baume.

La fibrine est teinte en rouge, Elle forme un réseau fin, aux nœuds duquel se trouvent de petits corps également rouges et doués des mêmes propriétés que les filaments de fibrine eux-mêmes, c'est-à-dire se gonflant dans l'eau et se dissolvant dans l'acide acétique.

Les filaments de fibrine ont un aspect granuleux qui permet de les distinguer aisément des fibres élastiques, d'ailleurs beaucoup plus réfringentes et insolubles dans l'acide acétique ;

et des fibres connectives beaucoup plus volumineuses, non granuleuses et moins colorées.

Pour reconnaître la fibrine dans les cas douteux on peut employer la méthode suivante (WEIGERT) : On traite les coupes pendant quinze minutes par le violet de gentiane, on lave à l'eau, puis à l'eau iodo-iodurée (iode 1 gramme, iodure de potassium 3 grammes, eau 300 centimètres cubes), on lave de nouveau à l'eau puis on passe très rapidement dans l'alcool, dans un mélange d'huile d'aniline et de xylol (huile d'aniline 1, xylol 2). puis dans le xylol pur et on monte au baume. La fibrine reste bleue, le reste se décolore.

7° Réactions colorées des hématies . — Le sang ne s'observe pas seulement dans des préparations faites spécialement dans ce but, on le rencontre encore dans la plupart des préparations de tissus ou d'organes. Il importe donc de bien connaître les couleurs que prennent les globules rouges sous l'action des différentes matières colorantes, afin de les reconnaître au sein des organes, même lorsqu'ils sont comprimés et déformés, comme cela leur arrive souvent.

L'éosine leur donne une couleur rouge brique très caractéristique et que l'on ne saurait oublier lorsqu'on l'a vue une fois. C'est un des colorants par excellence des globules rouges, et c'est pourquoi nous donnons une place importante à la double coloration par l'hématéine et par l'éosine, qui permet de retrouver des globules rouges même très peu nombreux au sein d'une préparation.

Le picro-carmin les colore en jaune par l'acide picrique qu'il renferme.

La safranine teint les globules en rouge, mais elle s'attache peu fortement à eux et dans les colorations multiples, elle est chassée soit par le vert lumière dans la coloration de Benda, soit par l'orange G. Le violet de gentiane de même les teint en violet-noir, mais le plus souvent les globules ainsi colorés sont décolorés par l'orange.

L'orange G les teint en orange terne.

Le bleu polychrome les colore en jaune verdàtre ou en vert brillant suivant l'intensité de la coloration donnée à la préparation. C'est une réaction très caractéristique de ces éléments.

§ 3. — Examen du sang circulant dans les vaisseaux

Un des meilleurs moyens de connaître la forme et la structure des globules sanguins c'est d'examiner le sang circulant dans les vaisseaux. Différents objets d'étude permettent de faire cette observation. Ce sont les petits poissons à peine éclos et transparents que l'on peut tenir vivants dans une goutte d'eau sur une lame de verre, les têtards de batraciens anoures et les jeunes tritons dont la queue très transparente se prête admirablement à l'examen, et enfin différentes membranes minces, comme la langue de la grenouille, la membrane interdigitale de cet animal, son mésentère ou même celui d'animaux mammifères tels que le cobaye. Nous étudierons seulement deux cas très simples.

1° Examen du sang circulant dans la queue des têtards. — On prend des têtards très jeunes et peu pigmentés (ceux de rainette conviennent très bien), on les place sur une lame de verre dans une goutte d'eau, et on les maintient couchés sur le côté par quelques bandes de papier filtre mouillé placées en travers sur eux. On recouvre leur queue d'une lamelle et on observe avec un objectif de distance focale appropriée à l'épaisseur de la préparation. On distingue admirablement sur la ligne médiane ventrale le double courant de l'artère et de la veine caudale, puis des courants dérivés qui vont de l'une à l'autre par l'intermédiaire de petits capillaires recourbés en anse et qui s'étalent dans l'épaisseur de la lame caudale. On voit les globules rouges filer rapidement dans le centre de la lumière du vaisseau, les globules blancs les suivre dans ce mouvement, ou, dans les vaisseaux plus larges, circuler dans une couche liquide périphérique dont la course est moins rapide, et s'arrêter même quelquefois contre la paroi du vaisseau. Les globules rouges doués d'une élasticité parfaite se prêtent à tous les mouvements que leur imprime le liquide, se déforment sur les éperons qui séparent deux capillaires à leur point de branchement, et reprennent ensuite leur forme sans présenter la moindre altération.

De temps en temps l'animal fait des mouvements qui forcent à interrompre l'observation, mais en général celle-ci est très facile, et il n'est pas besoin, lorsqu'on ne veut pas faire de dessin, de curariser les têtards.

2° Examen du sang circulant dans le mésentère de la grenouille. — On curarise une grenouille par l'injection sous-cutanée d'une ou deux gouttes de curare au millième. On prépare une planchette de liège qui servira à supporter l'animal et que l'on placera ultérieurement sur la platine du microscope en l'y faisant tenir à l'aide des valets. Sur un point de la planchette correspondant au trou que porte la platine du microscope et par lequel arrivent les rayons lumineux, on pratique un orifice circulaire au-dessus duquel on dispose un petit cylindre creux de liège, de la hauteur de 1 centimètre et demi à 2 centimètres. Le bord supérieur de ce cylindre présente en dedans une moulure verticale saillante de 2 ou 3 millimètres. On place alors la grenouille sur le dos, on fait à un de ses flancs une ouverture en évitant de blesser la veine latérale, et on attire au dehors une anse d'intestin que l'on place sur le cylindre de liège de manière à tendre modérément le mésentère sur l'ouverture de ce dernier. L'intestin retenu par la moulure saillante dont nous avons parlé n'a pas besoin d'être autrement fixé. On observe le sang circulant. La rapidité du courant est telle que l'on a de la peine à distinguer les globules, on voit cependant bien que le courant est plus rapide au centre du vaisseau qu'à sa périphérie (couche adhésive). Au fur et à mesure que l'observation se prolonge, l'inflammation se produit et on peut observer la sortie des globules blancs hors des vaisseaux (diapédèse). On peut prolonger l'observation pendant plusieurs heures. Il faut avoir soin de maintenir la grenouille **mouillée** pendant le temps de l'observation. Celle-ci finie, on doit se hâter de tuer l'animal par destruction de la moelle et du cerveau.

On peut faire la même observation sur une grenouille anesthésiée au chloroforme. On la fixera alors sur la planchette par des épingles traversant ses membres pour le cas où l'anesthésie cesserait et on la tuera de même l'observation finie.

§ 4. — NUMÉRATION DES GLOBULES DU SANG

Pour dénombrer les globules du sang il importe d'abord de diluer ce dernier, parce que le nombre des globules est infiniment trop grand pour pouvoir être compté. Comme **diluant** on emploie le liquide suivant :

> Sulfate de soude non efflorescent   5
> Eau distillée.   100

Il faut faire une **dilution à un titre bien déterminé**. Pour cela on emploie le *mélangeur de Potain*. C'est une sorte de pipette de verre dont la partie effilée contient exactement un centième du volume d'une ampoule qui la surmonte. Deux traits marqués sur le verre indiquent exactement les limites correspondant à ces volumes. A l'aide d'un tube en caoutchouc qui prolonge la pipette en dessus, on fait une légère aspiration et l'on détermine l'ascension du sang (pris sur le doigt après toutes précautions antiseptiques) jusqu'au premier trait. On plonge alors l'extrémité de la pipette dans le sérum et on aspire jusqu'à ce que le liquide atteigne le second trait fait au-dessus de l'ampoule. Agitant alors l'appareil on obtient un mélange bien homogène du sang et du sérum, grâce à une petite boule de verre placée dans l'ampoule, et qui pendant les mouvements brasse le liquide. On a alors une dilution homogène de sang à un centième.

Pour compter les globules qu'elle renferme on en porte une goutte sur un petit appareil très ingénieux, imaginé par MALASSEZ et qui permet d'observer des quantités répondant chacune à

un centième de millimètre cube, dans
chacune desquelles il sera facile de compter les globules. Cet appareil consiste en
un porte-objet métallique portant en son
centre un disque de verre parfaitement
plan sur lequel sont tracées des lignes
interceptant des rectangles ayant un
quart de millimètre de longueur et un
cinquième de millimètre de largeur. On
place sur ce disque une goutte de sang
dilué et on rabat sur elle une lamelle bien
plane, maintenue par une armature métallique et qui est retenue par trois pointes
faisant saillie sur la surface du porte-objet
à une distance fixe et toujours la même
de la surface du disque. Cette distance
étant de un cinquième de millimètre, le
sang dilué contenu dans l'intervalle qui
existe entre la lamelle et le disque, et dans
chacun des rectangles tracés sur ce dernier correspondra à un volume d'un centième de millimètre cube. Le nombre des
globules trouvés dans chacune de ces
cases sera donc celui que renferme un
centième de millimètre cube de sang
dilué.

On compte aisément les globules qui,
plus lourds que le sérum, tombent sur le
disque et ne se déplacent plus. Pour faciliter leur numération on a divisé un certain nombre de rectangles en 20 carrés
plus petits dans chacun desquels le nombre de globules, forcément réduit, est plus
facile à compter.

On fait une série de numérations afin
d'avoir une moyenne valable ; lorsqu'on
l'a obtenue. comme les chiffres se rapportent à du sang

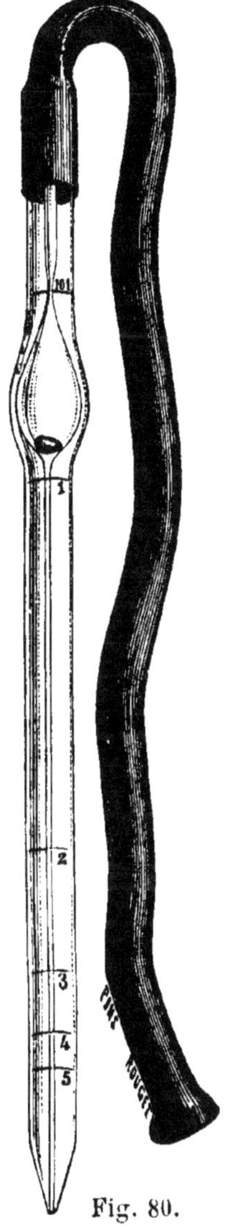

Fig. 80.
Mélangeur de
Potain.

dilué, il faut les multiplier par 100 (le taux de la dilution)
pour savoir le nombre des globules dans un centième de millimètre cube de sang pur. Enfin comme on a l'habitude
d'exprimer le nombre des globules par millimètre cube, il

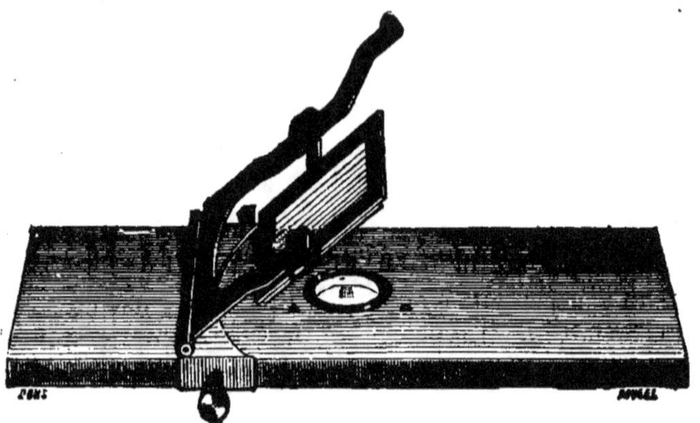

Fig. 81.
Compte-globules de Malassez.

faudra encore multiplier le nombre obtenu par 100. En somme
il suffit d'ajouter quatre zéros à la droite du chiffre de la
moyenne pour avoir le nombre total des globules. Supposons
que la moyenne trouvée ait été de 550, ajoutons les quatre
zéros à la droite et nous voyons que le nombre total des
globules contenus dans un millimètre cube de ce sang est de
5.500.000, ce qui est à peu près le nombre ordinaire.

CHAPITRE V

LYMPHE

La lymphe est le liquide nourricier dans lequel baignent tous
les éléments anatomiques; son importance deviendra manifeste si l'on se souvient que LUDWIG évalue son poids au quart
du poids total du corps. Comme le sang, la lymphe est un tissu

dont la substance fondamentale est représentée par le plasma liquide et les éléments cellulaires par les globules blancs.

L'étude de la lymphe se fait surtout à l'état vivant. On se préoccupe peu d'en faire des préparations permanentes, car on retrouve ses globules dans le sang et dans certains organes où il est plus facile de les étudier.

1° Étude de la lymphe vivante de la grenouille. — On se procure de la lymphe chez cet animal en la puisant avec une pipette de verre effilée dans le sac sous-cutané dorsal. Tenant la grenouille verticalement par les pattes de derrière enveloppées dans un linge sec pour empêcher l'animal de glisser, on pince la peau dans la partie supérieure du dos (en arrière des yeux), puis on fait une très petite incision par laquelle on introduit la pipette que l'on conduit dans la partie déclive du sac dorsal, où s'est amassée la lymphe. D'habitude cette dernière monte par capillarité dans la pipette. Si elle ne le fait pas, on aspire légèrement et on en obtient ainsi quelques gouttes que l'on porte sur une lame bien propre. On recouvre d'une lamelle qu'on lute à la paraffine. Il est bon de laisser quelques bulles d'air.

Si l'on désire poursuivre l'examen de la préparation pendant plus de vingt-quatre heures il sera prudent de stériliser avant de s'en servir la lame, la lamelle et la pipette pour éviter le développement des bactéries.

On observe avec un grossissement fort, et l'on voit des corps de forme variée mais le plus souvent sphériques, un peu plus réfringents que le milieu dans lequel ils sont plongés, très finement granuleux et pâles. Le noyau n'est pas visible. Ce sont les cellules lymphatiques parfaitement vivantes sur lesquelles on peut faire une série d'observations du plus grand intérêt. On portera son attention sur les points suivants :

a. *Mouvements amiboïdes.* — Les cellules lymphatiques, lorsqu'elles viennent d'être placées sur la lame de verre, sont généralement sphériques, elles sont en quelque sorte revenues sur elles-mêmes sous l'impression que leur a causée le changement de conditions qu'elles viennent de subir. Peu à peu elles s'habituent à ces conditions nouvelles et alors on voit leur forme changer. Des protubérances se forment sur certains points de leur contour, s'allongent et s'étirent ou rentrent de nouveau dans le corps du globule. Ces mouvements sont lents et pour bien s'en rendre compte il faut continuer l'observation longtemps, ou pour éviter la fatigue, dessiner la forme qu'on a sous les yeux, attendre une ou deux minutes, dessiner la forme nouvelle qu'a prise le globule et ainsi de suite. On recueille de cette manière une série de dessins de la même cellule qui retracent avec fidélité les changements que cette dernière a présentés pendant la durée de l'observation. Ces changements de forme s'accompagnent de mouvements de translation, les gros prolongements semblant attirer le corps cellulaire à leur suite.

Ces mouvements sont l'indice de la vitalité de la cellule, ils cessent lorsque celle-ci est compromise par l'absence d'oxygène. Si l'on introduit une bulle d'air sous la lamelle dans une préparation de lymphe dont les globules ont cessé d'avoir des mouvements amiboïdes, on voit reparaître ces derniers, pourvu qu'on n'ait pas attendu trop longtemps. De même la chaleur active les mouvements amiboïdes qui deviennent très actifs vers 37-40° pour cesser à 48° d'une manière définitive, le protoplasma étant tué.

b. *Capture de corps étrangers par les globules blancs.* — Si dans une préparation de lymphe faite comme il vient d'être dit, on ajoute une gouttelette de vermillon broyé dans un peu d'eau salée (le vermillon contenu dans les boîtes de couleurs convient très bien), on voit certains globules blancs s'emparer des grains de matière colorante flottant dans le liquide de la préparation. Les globules se comportent de même vis-à-vis de toutes sortes d'autres corps ou de poussières.

On observera indirectement le même phénomène en injectant un peu de vermillon dans le sac dorsal d'une grenouille. Les globules blancs que l'on y recueillera un ou deux jours après seront remplis de granulations rouges.

c. *Action de l'eau sur les globules.* — Si l'on ajoute de l'eau à une préparation de lymphe, le protoplasma des cellules se

gonfle et devient plus transparent, en même temps le noyau
apparaît. La cellule est morte.

d. *Action du picro-carmin.* — Le picro-carmin fixe légèrement les globules blancs, qui à son contact reviennent sur
eux-mêmes en boule. Le noyau se colore en rouge, le protoplasma se teint en jaune.

e. *Action de l'acide osmique.* — On dépose une goutte de
lymphe sur une lame, on l'étale un peu. et la mettant dans la
chambre humide, on attend sans la recouvrir d'une lamelle
que les globules aient repris leurs mouvements. On renverse
alors la lame sur l'ouverture d'un flacon à large goulot contenant de l'acide osmique. Les vapeurs osmiques fixent les globules assez rapidement pour que la plupart d'entre eux n'aient
pas eu le temps de rentrer leurs pseudopodes, et restent avec
la forme qu'ils avaient pendant la vie. On colore avec l'hématéine et l'éosine ou une couleur d'aniline, et on observe.

2° Etude de la lymphe vivante chez un mammifère.
— Pour recueillir la lymphe, RANVIER indique le procédé suivant : le thorax de l'animal (chien) étant largement ouvert,
on découvre le canal thoracique à côté de l'aorte, on y pose
une ligature, en dessous de laquelle le canal se gonfle. On
met une seconde ligature un peu plus bas, puis on enlève le
tronc du vaisseau compris entre les deux ligatures ; avec une
pipette effilée on perce la paroi du canal et on recueille la
lymphe.

On peut encore procéder de la manière suivante. Chez un
lapin, tué par section du bulbe, on ouvre le thorax, et arrivé
sur le péricarde on fend ce dernier en évitant toute hémorragie. On y trouve un peu de lymphe (1 à 5 centimètres cubes)
qui peut servir aux observations.

La lymphe recueillie par l'un ou l'autre procédé est déposée
sur une lame, recouverte d'une lamelle lutée à la paraffine et
on fait l'observation comme pour la grenouille. Pour maintenir la préparation dans des conditions de température aussi
voisines que possible de la normale, il est bon d'employer la
platine chauffante. Cependant celle-ci n'est pas indispensable,

et l'on voit bien les mouvements amiboïdes à la température du laboratoire pour peu que celle-ci atteigne 15 à 18 degrés.

3° Pièges à globules blancs. — Une expérience déjà ancienne et rapportée dans plusieurs ouvrages de technique, permet de se procurer un grand nombre de globules blancs qui viennent en quelque sorte se prendre dans un piège.

On introduit dans le sac dorsal d'une grenouille un fragment

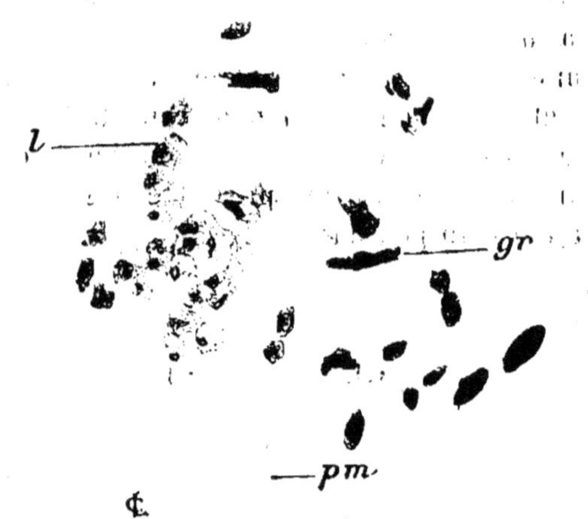

Fig. 82.

Piège à globules (fixation au sublimé, coloration par la hématéine et l'éosine).

l. leucocytes. — *gr*, globules rouges. — *pm*, paroi des cellules de la moelle de sureau.
Stiassnie, ocul. 2, object. 5.

de moelle de sureau pris au centre d'un cylindre de moelle et par conséquent bien propre. On suture soigneusement la plaie et on remet l'animal dans son aquarium. Au bout de quarante-huit heures on retire la moelle de sureau et on la fixe immédiatement à la liqueur de Flemming ou au sublimé. On la lave avec précaution pour ne pas entraîner trop de globules, puis sans durcissement aucun on en coupe des tranches minces que l'on colore de diverses manières par exemple au bleu polychrome ou à l'hématéine et l'éosine.

On voit que les cellules polygonales de la moelle de sureau

renferment des globules blancs qui se sont introduits dans
leur intérieur en se glissant par les pores très fins qui, perçant
les cloisons de cellulose, font communiquer entre elles les
cellules. Ces globules se trouvent dans les cellules de la
périphérie du fragment. Ils se montrent sous divers aspects,
quelques-uns sont encore engagés dans les pores qu'ils tra-
versaient. On trouve aussi des globules rouges provenant de
vaisseaux néo-formés qui ont déjà envahi la moelle de sureau
(voy. fig. 82).

Si l'on a mis le fragment de moelle de sureau dans le sac
dorsal d'une grenouille préalablement injecté de vermillon
broyé, les globules blancs qui pénètrent dans la moelle sont
chargés de vermillon. Dans ce cas pour bien voir les grains
colorés, on fera sans fixation préalable des coupes que l'on
examinera dans un peu d'eau salée.

CHAPITRE VI

TISSU ÉPITHÉLIAL

Les différentes formes de tissus réunies sous ce nom n'offrent
ni rapport de parenté ni rapports fonctionnels. Il n'y a certes
aucun rapprochement à faire entre l'épithélium cylindrique
de l'intestin ou celui de la surface de l'ovaire et un épithélium
sensoriel quelconque, ou même l'épithélium de la peau.

Tandis que les diverses variétés du tissu connectif présentent une uniformité remarquable de composition dans les
différents points de l'organisme où on peut les rencontrer, et
proviennent toutes d'un même feuillet embryonnaire, le méso-
derme, les différentes variétés du tissu épithélial n'ont qu'un
caractère commun, l'arrangement régulier de leurs cellules,
et ils dérivent des trois feuillets blastodermiques.

Ce qui leur est commun, c'est ce que l'on pourrait appeler
la forme épithéliale, c'est-à-dire une disposition dans laquelle
les cellules, par le fait de leur continuité, ont une forme régu-

lière d'autant plus simple qu'elles sont disposées en un plus petit nombre de strates.

Ce caractère dépend uniquement d'une des principales fonctions dévolue aux épithéliums, à savoir celle de former des revêtements continus à la surface de l'organisme ou de ses cavités. Or si l'on admet qu'un revêtement, pour être véritablement protecteur, doit être uniquement composé de cellules, sans l'interposition de substance fondamentale toujours moins vivante que ces dernières et par suite moins efficace qu'elles comme moyen de protection, on comprendra que dans les revêtements parfaits tels que les épithéliums, les cellules devant être toutes au contact et recouvrir une surface régulière, elles doivent prendre une forme régulière aussi.

La forme épithéliale n'est donc que le résultat de l'adaptation des cellules à une de leurs fonctions celle de former des surfaces continues, et cela est si vrai que dans le cours de l'évolution on voit certaines cellules acquérir, puis perdre cette forme, suivant qu'elles occupent telle ou telle place pendant les mutations dont elles sont l'objet. Telles sont, chez l'embryon du poulet, les cellules de l'écorce des protovertèbres qui, d'abord irrégulières et mésenchymateuses, prennent la forme épithéliale sur le côté dorsal de la proto-vertèbre pour la perdre définitivement en devenant soit des fibres musculaires, soit des cellules mésenchymateuses.

On pourrait citer bien d'autres exemples analogues. Les épithéliums se caractérisent par ce fait qu'ils sont formés de cellules toutes au contact, disposées en rangées continues, et unies les unes aux autres par une très faible quantité de substance fondamentale (ciment). Sauf de très rares exceptions, les épithéliums ne sont jamais pénétrés par les vaisseaux sanguins ou par les lymphatiques, ni par le tissu conjonctif. En revanche ils sont traversés par les dernières ramifications du système nerveux qui s'y terminent.

On distingue parmi eux des *épithéliums de revêtement* qui recouvrent la surface de l'organisme ou celle des cavités qu'il renferme, des *épithéliums glandulaires* chargés des fonctions de sécrétion et des épithéliums sensoriels ou *neuro-épithé-*

liums. Les épithéliums glandulaires peuvent être considérés dans la plupart des cas comme formant un revêtement aux cavités sécrétantes auxquelles ils appartiennent, mais parfois ils sont remaniés par les vaisseaux qui se mélangent à eux et troublent leur disposition qui n'est plus aussi régulièrement ordonnée par rapport aux lumières glandulaires (foie). On étudiera les épithéliums glandulaires et les neuro-épithéliums plus tard avec les organes, et il ne sera question ici que des épithéliums de revêtement. Ces derniers sont formés par une ou plusieurs couches de cellules basses et aplaties, ou au contraire prismatiques ou cylindriques. On distingue par suite des *épithéliums plats* ou *pavimenteux* et des *épithéliums cylindriques* ou *prismatiques*, et dans chacun de ces types on décrit des épithéliums simples ou stratifiés suivant qu'ils sont composés d'une seule ou de plusieurs couches de cellules. Il faut bien savoir que ces termes n'ont qu'une valeur descriptive et ne conviennent parfaitement qu'à certains cas tranchés, car il existe nombre de formes intermédiaires entre les deux catégories d'épithéliums qu'ils distinguent. Parmi les épithéliums pavimenteux il en est dont les cellules, toujours placées sur un seul plan, sont à la fois très larges et très basses, de sorte qu'elles forment de grandes lamelles très minces. On désigne ces épithéliums sous le nom d'*endothéliums*.

Nous étudierons d'abord un type d'endothélium, puis quelques épithéliums pavimenteux et enfin certains épithéliums cylindriques.

§ 1. — ENDOTHÉLIUMS

RANVIER définit les endothéliums « des épithéliums formés d'une seule couche de cellules plates ».

On réunit ainsi des formes d'origines bien diverses, telles que l'épithélium des alvéoles pulmonaires dérivé de l'épithélium entodermique et l'épithélium des séreuses formé de cellules mésodermiques disposées en couche de revêtement. On élargit ainsi un peu la signification du terme endothélium créé par His et qui s'appliquait seulement aux épithéliums plats dérivés du feuillet moyen. Mais le terme ainsi défini est bon parce qu'il évoque immédiatement l'idée d'une forme histologique bien nette dont les cellules s'éloignent beaucoup, par leur étendue et leur minceur extrême qui permet à peine de les distinguer sur les coupes, des autres cellules épithéliales.

On étudie les endothéliums surtout à l'aide des imprégnations à l'argent. On préparera ainsi l'endothélium des séreuses minces : mésentère, épiploon des petits animaux, que l'on pourra examiner par transparence, sans coloration ou bien après l'action des matières colorantes. Pour l'endothélium des vaisseaux et l'endothélium pulmonaire, voyez pages 362 et 364.

1° Imprégnation du mésentère de la grenouille. — Une grenouille est tuée, placée sur le dos sur une planchette de liège, et fixée par des épingles; on ouvre son abdomen et on tire au dehors l'intestin grêle en déployant le mésentère. A l'aide de deux ou trois épingles piquées à travers le tube digestif, on tend convenablement le mésentère. Les auteurs recommandent d'éviter les épingles métalliques et conseillent de se servir de piquants de hérisson. Il est vrai qu'il faut éviter de mettre le nitrate d'argent en contact avec les métaux, mais comme on ne cherche pas à imprégner la surface intestinale, où se trouvent les épingles, et que l'on peut disposer ces dernières de façon à ce qu'elles ne viennent pas trop directement en contact avec le nitrate, on peut sans inconvénient employer les épingles ordinaires. Je m'en suis servi bien des fois, et je ne conseillerai jamais à un jeune histologiste de renoncer à tendre un mésentère parce qu'il n'aurait pas de piquants de hérisson sous la main.

Dès que le mésentère est bien étalé, on l'arrose rapidement avec un peu d'eau distillée pour le débarrasser des liquides albumineux, ou des globules du sang qui peuvent le recouvrir. Il se formerait en effet des albuminates d'argent qui produiraient à la surface du mésentère de grosses taches noires.

On verse ensuite goutte à goutte avec un flacon approprié une solution de 1 p. 500 de nitrate d'argent, en ayant bien soin de faire couler cette dernière sur toute l'étendue que l'on

veut imprégner. Au bout d'une ou deux minutes au maximum
on lave largement à l'eau distillée, puis on arrose d'alcool à 90°.

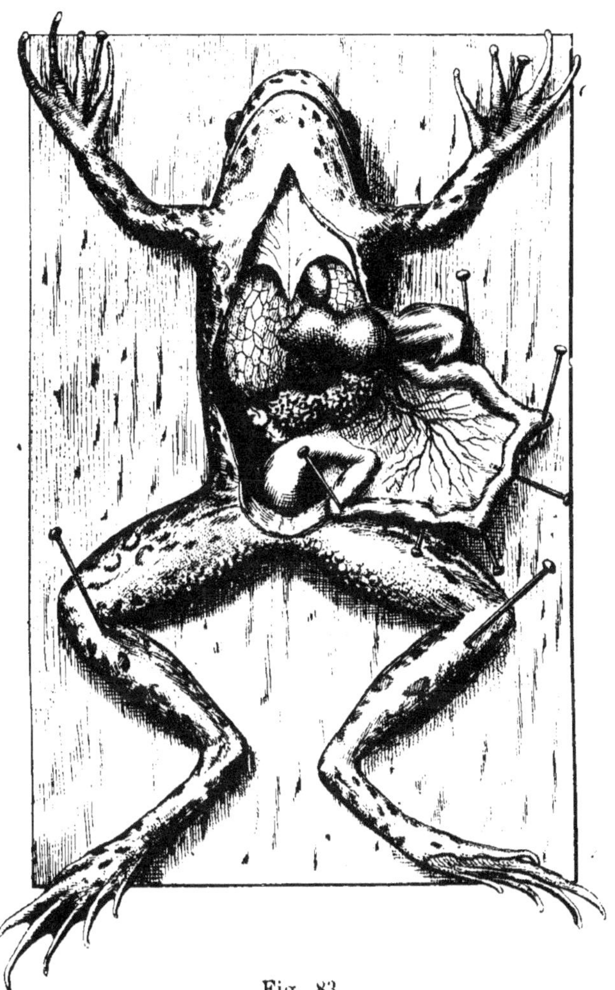

Fig. 83.

Grenouille préparée pour l'imprégnation du mésentère.

Ce dernier a pour but de rendre la membrane rigide, ce qui
est le meilleur moyen pour éviter les plissements si désa-

gréables qui se produiraient. En versant l'alcool goutte à goutte sur la membrane pendant un quart d'heure on réussit à la rendre parfaitement rigide. On coupe les insertions du mésentère sur la colonne vertébrale, on enlève les épingles et on porte le mésentère et l'intestin qui le circonscrit dans une soucoupe pleine d'alcool à 90°. Là on le découpe à loisir tout le long de sa ligne d'insertion sur le tube digestif, et l'on

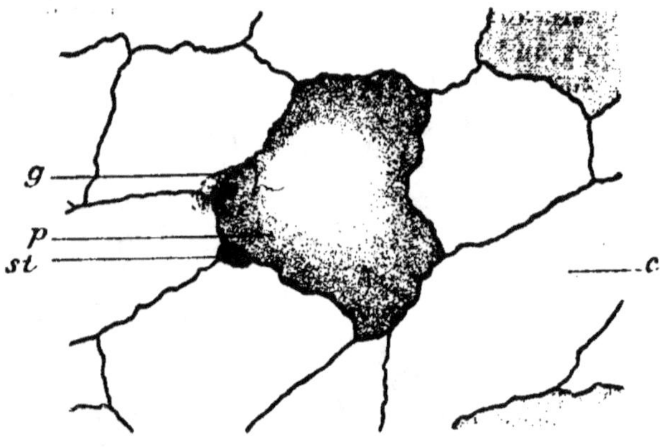

Fig. 84.

Mésentère de grenouille imprégné à l'azotate d'argent.

c, cellule imprégnée négativement. — *p*, cellule imprégnée positivement dont le noyau est réservé en blanc. — *g*, globule rouge coloré. — *st*, stomate. Stiassnie, ocul. 2, object. 6.

obtient ainsi une lame mésentérique parfaitement tendue et plane, sur laquelle la réduction de l'argent s'est déjà opérée et que l'on peut examiner immédiatement. Toutes ces opérations se sont faites à la lumière diffuse, elles ont duré une vingtaine de minutes, et pour peu que l'on ait un jour assez clair, la réduction est achevée en même temps qu'elles. Du reste elle se continue et l'on peut monter la préparation sans lui nuire. Le mésentère a été déshydraté par son séjour dans l'alcool, on le met sur un porte-objet, on l'éclaircit par l'essence de girofle, puis on monte au baume. Si l'imprégnation n'est pas suffisante, on laisse la préparation exposée à

la lumière diffuse du jour, jusqu'au lendemain, et il est rare
qu'alors elle laisse encore quelque chose à désirer. Il faut
éviter d'abandonner ensuite à la lumière les préparations ainsi
faites, parce qu'à la longue elles pourraient foncer d'une manière
fâcheuse. Il est parfaitement inutile d'exposer les pièces imprégnées aux rayons du soleil, pour produire la réduction, et
cela peut même être nuisible.

On préparerait de la même manière des portions du mésentère ou du grand épiploon de divers animaux. Lorsqu'il s'agit
du grand épiploon, ou de fragments de mésentère sans l'intestin, il faut se garder de les tendre avec des épingles ou des
piquants qui les déchireraient, et employer les anneaux
d'ÉTERNOD. Dans ces préparations les limites des cellules seules
sont marquées par un trait noir. On ne voit ni les noyaux des
cellules endothéliales ou des cellules conjonctives. ni les
fibres conjonctives. Comme le revêtement endothélial existe
sur les deux faces du mésentère, on voit deux plans superposés de lignes noires que l'on distingue aisément l'un de
l'autre en faisant varier le point. Les vaisseaux compris dans
l'épaisseur du mésentère montrent le plus souvent leur endothélium et leur tunique musculaire lisse imprégnée ; dans leur
voisinage où le mésentère, plus épais, renferme toujours des
cellules conjonctives, on peut voir parfois quelques-unes de
ces dernières imprégnées négativement, et ressortant en blanc
sur un fond sombre (voy. fig. 84). Quelquefois aussi certaines cellules endothéliales sont colorées en noir ou en brun
foncé par une série de granulations très fines qui se sont
déposées dans leur protoplasma en respectant entièrement le
noyau, lequel forme un cercle clair, absolument transparent
et dans lequel on ne voit aucune structure.

Les traits noirs qui limitent les cellules répondent au ciment
qui unit ces dernières, et au niveau duquel le nitrate d'argent
s'est réduit. Ces traits sont d'habitude très fins. Ils peuvent
cependant présenter sur leur trajet des cercles noirs plus ou
moins gros, qui forment comme une série de grains. Ces points
où le réactif s'est réduit, comme sur le ciment, correspondent
pour la plupart à des orifices laissés par le passage de leucocytes

à travers le ciment de deux cellules voisines, ce sont les stomates bien connus. Mais tous les points noirs ne sont pas des stomates et quelques-uns répondent sans doute à des gouttelettes d'albuminate d'argent formées par la réduction du sel métallique sur quelques gouttes de liquide albumineux placées à la surface de la membrane, car on remarque qu'ils sont beaucoup moins abondants lorsqu'on a soigneusement lavé à l'eau. Les traits noirs sont tantôt droits, et ils circonscrivent des polygones plus ou moins irréguliers, tantôt sinueux, et ils circonscrivent alors des figures compliquées à lobes alternativement saillants et rentrants que l'on a comparés aux découpures d'une feuille de chêne. Les endothéliums polygonaux se trouvent dans l'épiploon, le mésentère de certains animaux, les vaisseaux sanguins. Les endothéliums à bord sinueux se rencontrent plutôt dans les vaisseaux lymphatiques et dans quelques-unes des cavités séreuses en rapport avec le système lymphatique. Il ne faut pas oublier d'ailleurs que l'état de tension ou de relâchement de la surface qu'elles revêtent influe beaucoup sur la forme des cellules endothéliales.

L'épiploon de certains mammifères présente des trous de dimensions variables. Au niveau de ces trous, l'endothélium de l'une des faces de la séreuse se continue avec celui de la face opposée, de façon à recouvrir d'une manière absolument continue le pourtour des orifices. Dans l'épiploon du cobaye jeune, autour des trous de petite dimension, les cellules endothéliales sont rangées régulièrement de manière à leur faire une élégante bordure.

2° Imprégnation à l'argent et coloration consécutive. — L'imprégnation à l'argent n'indique que le contour des cellules, elle suffit pour montrer la forme de ces dernières et pour affirmer l'existence d'un endothélium en un point donné. De plus, comme la coloration qu'elle produit ne porte que sur des éléments peu volumineux, les lignes de ciment, elle laisse les préparations bien transparentes et peut s'appliquer à des lames relativement épaisses. Ce sont là les desiderata que l'imprégnation seule satisfait.

Mais lorsqu'on veut voir en même temps les noyaux, il faut absolument colorer les pièces.

Voici comment on procède. Un épiploon, ou bien un mésentère, est imprégné comme il a été dit ci-dessus. Après qu'il a été rendu rigide par l'alcool à 90°, on le passe dans l'alcool à 70° puis on le porte dans le carmin boracique à l'alcool. (On sait qu'il est bon de ne mettre dans ce dernier que des pièces

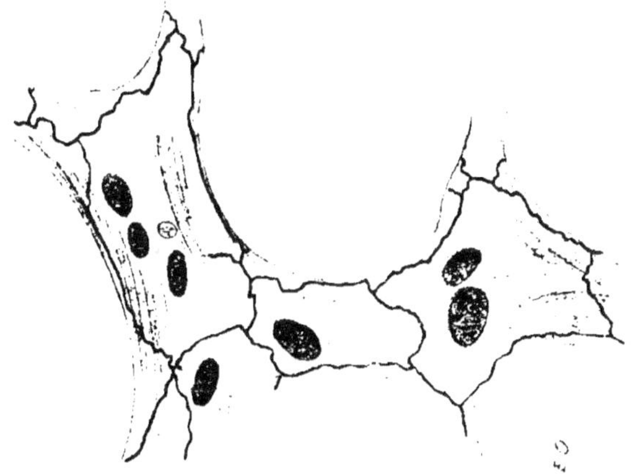

Fig. 85.

Fragment de travées épiploïques du cobaye (azotate d'argent, carmin boracique).

Stiassnie, ocul. 2, object. 6.

sortant d'un alcool de titre peu élevé, pour éviter les précipités.) Au bout de deux ou trois heures on le retire, on le lave à l'alcool à 70° acidulé à l'acide chlorhydrique, puis à l'alcool à 70° pur. Enfin on déshydrate, on éclaircit et on monte au baume.

Les noyaux sont colorés en rose, ils sont aplatis, ovales ou arrondis et situés au milieu des cellules. Les fibres connectives présentent une teinte rosé beaucoup plus pâle, les préparations sont très transparentes (voy. fig. 85).

On pourrait colorer de même avec n'importe quel colorant. Comme les éléments compris dans toute l'épaisseur de la séreuse se colorent à la fois, il importe, si l'on veut éviter d'avoir une préparation renfermant plusieurs plans superposés

de cellules, et par suite peu claire, de prendre des membranes
très minces, telles que l'épiploon ou le mésentère du rat, ou si
l'on a affaire à un mésentère un peu épais, de le cliver en deux.

**3° Méthode de Ranvier pour l'étude de l'endothélium
péritonéal.** — On tend sur une lame de verre l'épiploon d'un
cobaye jeune ; on l'arrose de quelques gouttes d'une solution
osmique à 1 p. 100. Au bout d'une minute et demie, montre en
main, on lave à l'eau et on colore par une solution aqueuse de
violet de méthyle 5 B. (1 partie de la solution concentrée pour
10 parties d'eau distillée). La coloration s'effectue rapidement.
On lave alors à l'eau, on recouvre d'une lamelle, et on observe
dans l'eau comme milieu, à un grossissement de 300 à 400 diamètres. Les préparations ne sont pas permanentes.

On voit autour des noyaux endothéliaux un amas de protoplasma d'où partent en rayonnant des travées qui s'anastomosent entre elles et avec les travées de même nature émanées
des cellules endothéliales voisines. Chaque cellule est donc
formée, en dehors du noyau, de deux parties : 1° une *plaque
endothéliale* superficielle nettement limitée, qui forme avec
ses voisines le revêtement continu du péritoine et représente la partie épithéliale de l'élément ; 2° un protoplasma non
individualisé mais continu avec celui des éléments voisins, et
présentant ainsi les caractères des cellules conjonctives. Rien
ne montre mieux que l'observation ci-dessus le double caractère des cellules endothéliales des séreuses.

§ 2. — ÉPITHÉLIUMS PAVIMENTEUX

Les épithéliums pavimenteux sont formés ou bien d'une
seule couche de cellules cubiques, ou bien de plusieurs couches
de cellules superposées. Dans ce dernier cas, les cellules de
la couche la plus profonde sont cubiques ou cylindriques, celles
des couches moyennes sont polyédriques assez volumineuses,
et les superficielles s'aplatissent de plus en plus, de telle sorte
que celles de la surface sont parfois aussi minces et aussi larges
que certaines cellules endothéliales.

Pour étudier ces épithéliums on emploiera surtout les dissociations et les coupes. Comme leurs cellules superficielles se détachent habituellement d'une manière régulière (desquamation), on pourra les isoler facilement par un simple raclage très superficiel; d'autre part on effectuera des dissociations à l'aide de réactifs appropriés; enfin, sur des coupes, on étudiera les rapports des cellules entre elles et avec les autres tissus.

1° Préparation par raclage des cellules superficielles de l'épithélium buccal. — Avec un couteau peu tranchant ou une spatule, on racle sur soi-même la surface dorsale de la langue ou la face interne des joues. On recueille ainsi un liquide spumeux que l'on porte sur une lame. On recouvre d'une lamelle et on observe sans luter la préparation. Au milieu de leucocytes et de divers débris, on distingue des plaques minces très pâles, formées de cellules isolées, ou de quelques cellules unies entre elles.

Pour les mieux distinguer on fait arriver sous la lamelle une goutte de picro-carmin. Ce réactif colore les noyaux en rose, le corps cellulaire en jaune très pâle. On peut remplacer ensuite le picro-carmin par de la glycérine, puis monter en préparation permanente, mais il faut savoir que beaucoup de cellules sont entraînées par le courant des liquides qui se sont succédé sous la lamelle. Les cellules sont larges, très minces, elles forment des lames souvent reployées sur elles-mêmes et comme froissées par les actions mécaniques qu'elles ont subies.

2° Préparation par raclage de la couche superficielle de l'épithélium cutané de la grenouille. — L'épithélium cutané des grenouilles desquame régulièrement sous la forme de larges lames très minces et très transparentes que l'on trouve dans les aquariums où ces animaux sont maintenus.

On peut avec ces lames faire la préparation indiquée ci-dessous, mais le plus souvent il vaut mieux procéder de la manière suivante :

On place dans un cristallisoir plein d'eau une grenouille

que l'on vient de tuer, et avec un scalpel convexe, on racle
fortement la surface de sa peau (de préférence à la face ventrale). De grands lambeaux transparents d'épithélium se détachent et flottent dans le liquide. On les recueille sur une lame
de verre, et en les recouvrant d'une lamelle sans enlever l'eau
qui les baigne on peut les examiner immédiatement.

Les cellules, dont les limites sont marquées par des traits fins,

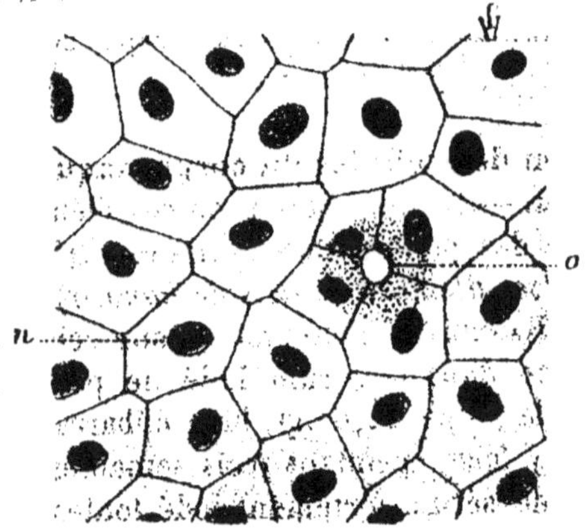

Fig. 86.

Épithélium cutané de la grenouille obtenu par raclage.

o, orifice d'une glande. — n, noyau. Stiassnie, ocul. 2, object. 6.

brillants, forment un pavé polygonal assez régulier. Au milieu
de chaque petit polygone répondant à une cellule, on trouve
un noyau réfringent. De distance en distance le pavé polygonal est percé d'un petit trou rond parfaitement régulier,
ménagé au point de rencontre d'un certain nombre de cellules. C'est l'orifice émissaire d'une glande cutanée.

Ces détails sont parfaitement visibles sans aucune préparation. Si on veut conserver les pièces, après avoir bien lavé le
lambeau à l'eau distillée on l'imprègne de nitrate d'argent
à 1 p. 500 et on le colore au carmin boracique, puis on
monte au baume. Les noyaux sont roses, les contours des
cellules sont noirs.

Comme ces derniers se voient bien sans l'intervention du nitrate d'argent, on peut simplement se contenter de colorer à l'hématéine les lambeaux d'épithélium, puis de les déshydrater et de les monter dans le baume. La coloration est parfois un peu lente à se produire, mais il ne faut pas se décourager.

Ces préparations donnent un type vraiment schématique d'épithélium pavimenteux, on ne saurait trop recommander de les faire.

3° Dissociation des cellules du corps muqueux de Malpighi de la peau. — La dissociation de ces éléments est très difficile à cause des ponts intercellullaires très nombreux (*pointes de Schultze; filaments unitifs de Ranvier*) qui les unissent entre eux. Ranvier recommande pour cela le procédé suivant : On place dans le sérum iodé de petits lambeaux frais de peau de la pulpe du doigt, bien débarrassés de tissu adipeux. On les y laisse pendant trois semaines ou plus en ajoutant un peu de sérum fortement iodé toutes les fois que le liquide se décolore. Au bout de ce temps on lave à l'eau le morceau, on le place sur une lame de verre et on y fait des entailles perpendiculaires et très rapprochées. Avec des aiguilles on sépare alors l'épithélium du derme sous-jacent, et pendant cette manœuvre un certain nombre de cellules sont déjà mises en liberté. En agissant avec les aiguilles sur l'épithélium, on en dégage encore d'autres. On ajoute une goutte de picro-carmin et l'on observe. On peut rendre la préparation permanente en ajoutant sous la lamelle un peu de glycérine.

Les cellules sont polyédriques, elles possèdent un noyau central entouré d'un espace clair et leur surface est hérissée d'une série de fins prolongements. Les rapports de ces derniers entre eux seront étudiés de préférence sur des coupes de peau (voy. ch. xiii. p. 395).

4° Étude des épithéliums pavimenteux sur des coupes. — Les coupes faites dans divers organes renfermant des épithéliums pavimenteux fourniront d'excellents exemples pour l'étude de ces derniers. La manière de faire ces coupes sera indiquée ultérieurement à propos des organes qui doivent les fournir : nous signalerons seulement ici les exemples que l'on devra choisir.

a. *Epithélium pavimenteux simple.* — Un fort bel exemple en est donné par l'épithélium antérieur du cristallin examiné soit chez des fœtus de mammifères, soit même chez l'homme (voy. p. 403).

On en trouvera aussi dans divers canaux glandulaires comme dans les canaux biliaires immédiatement à la limite des lobules hépatiques (voy. *Foie*.

b. *Epithélium pavimenteux stratifié.* — On examinera à ce sujet l'épithélium antérieur de la cornée (voy. p. 400); l'épithélium cutané de la grenouille; l'épithélium buccal sur des coupes de la muqueuse linguale ou de la muqueuse des joues (p. 397); l'épithélium de la conjonctive bulbaire; l'épithélium de la peau (p. 395).

§ 3. — ÉPITHÉLIUMS CYLINDRIQUES

Les épithéliums cylindriques sont comme les précédents, simples ou stratifiés. Le revêtement intestinal présente un beau type d'épithélium cylindrique simple : il est formé d'une seule rangée très régulière de cellules prismatiques hautes. Dans les épithéliums cylindriques stratifiés, les cellules de la surface présentent seules la forme cylindrique ; elles se terminent du côté de la profondeur par un prolongement effilé qui vient se perdre au milieu d'une ou de plusieurs rangées de cellules profondes rondes ou polyédriques.

Les cellules superficielles de certains épithéliums cylindriques portent des cils vibratiles.

On étudie ces épithéliums à l'aide d'imprégnations, de dissociations et de coupes. L'examen direct doit aussi être toujours pratiqué, et en particulier pour étudier les mouvements des cils vibratiles. Suivent quelques exemples particuliers qui pourront servir de modèles pour des recherches plus étendues.

1° Imprégnation à l'argent de l'épithélium intestinal. —
Cette imprégnation donne des dessins très instructifs de la
surface du revêtement épithélial. On la fera de la manière suivante : sur un lapin qui vient d'être tué, on coupe entre deux
ligatures un segment d'intestin grêle long de 6 à 10 centimètres environ. On l'ouvre, on le débarrasse des matières ali-
mentaires qu'il peut contenir, et on l'étale en le fixant à l'aide
d'épingles sur une lame de liège, la face interne étant tournée
en haut. On lave alors rapidement sa surface avec de l'eau
distillée, puis on l'arrose d'une solution de nitrate d'argent à
1 p. 300. On relave de nouveau à l'eau distillée puis on met la
pièce tout entière et toujours fixée sur le liège, dans une
assiette pleine d'alcool à 90°. Au bout de quelques heures
l'intestin est devenu suffisamment dur pour que l'on puisse
y pratiquer des coupes. On l'enlève alors de dessus le liège
et on l'enroule sur un cylindre de moelle de sureau, la surface interne étant toujours tournée en dehors. Pour éviter la
dessiccation on arrose constamment avec de l'alcool à 90°.

L'intestin se présentant ainsi sur une surface courbe, il est
facile de faire des coupes tangentielles à cette dernière et ne
comprenant qu'une épaisseur très faible de la tunique
muqueuse. On fait ces coupes à main levée, à l'aide d'un
rasoir bien tranchant. On enlève ainsi çà et là sur la surface
bombée que présente la muqueuse une série de petites calottes
aussi minces que possible. On les porte dans l'alcool absolu,
on les éclaircit dans l'essence de girofle et on les monte au
baume sans coloration préalable. Bien qu'un peu épaisses à
leur centre, les préparations sont cependant assez transparentes
pour être étudiées avec fruit. On recherchera les villosités qui
sont très visibles et se présentent sous la forme de petits
mamelons aplatis dont la surface est parcourue par une
série de traits noirs limitant les cellules de l'intestin. Les villosités sont en effet les seuls points de l'intestin dans lesquels
on puisse voir le revêtement épithélial de ce dernier sur une
certaine étendue, car les orifices des glandes de Lieberkühn
sont si voisins les uns des autres que les portions de surface
comprises entre elles sont insignifiantes. Les villosités au con-

traire offrent une surface assez étendue, recouverte sans interruption par l'épithélium intestinal.

On voit ce dernier indiqué par une série de petits polygones assez réguliers formant un pavé continu sur la villosité. A certains endroits ce pavé est interrompu par la présence de cercles clairs qui répondent aux orifices des cellules caliciformes à mucus intercalées entre les cellules cylindriques. Ces cercles sont entourés d'un second cercle plus grand et peu net mais qui devient plus visible lorsqu'on abaisse l'objectif. Ce second cercle périphérique est dû au ventre des cellules caliciformes renflées en dessous de la surface libre de l'intestin.

Ce procédé est très commode et très rapide ; il donne de fort belles préparations.

2° Dissociation d'un épithélium à cils vibratiles. — Les épithéliums vibratiles se trouvent dans nombre d'organes (muqueuse des fosses nasales, de la trachée, des bronches ; dans l'épididyme, l'utérus, les trompes, etc.). On l'étudie de préférence dans le pharynx de la grenouille où les cellules sont assez volumineuses et se prêtent facilement à l'examen.

On tue une grenouille, on lui enlève d'un coup de ciseau la mâchoire inférieure avec la langue et on découvre largement ainsi la voûte buccale et le pharynx. On enlève alors la tête avec cette portion de la muqueuse pharyngienne, et on la porte dans de l'alcool au tiers. Au bout de vingt-quatre heures on lave à l'eau, puis on racle avec un scalpel la face épithéliale de la muqueuse. On obtient ainsi de petits lambeaux ou des débris que l'on porte sur une lame de verre. On les recouvre de picro-carmin, puis au bout d'une demi-heure ou une heure on les lave à la glycérine formiquée, qui doit être ajoutée progressivement au picro-carmin et non mise brusquement en contact avec le tissu, il suffit pour cela d'en déposer une goutte au bord du picro-carmin, le mélange se fait graduellement.

Lorsque le lavage à la glycérine est bien fait, on enlève l'excès de ce liquide et on dissocie avec des aiguilles les débris épithéliaux colorés, puis on recouvre d'une lamelle et on lute.

La coloration a été faite ainsi en masse, pour ainsi dire, avant
la dissociation, pour éviter que de nombreuses cellules soient
entraînées pendant le lavage. La préparation est généralement
très belle ; on y voit deux sortes de cellules : les cellules
ciliées et les cellules caliciformes.

a. *Cellules ciliées.* — Elles se montrent isolées ou réunies
par petits groupes. Leur corps est prismatique ou mieux pyra-

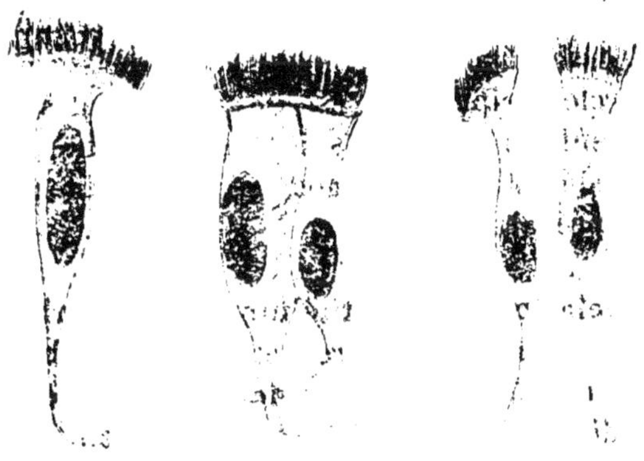

Fig. 87.

Epithélium vibratile du pharynx de grenouille, cellules ciliées,
(alcool au tiers, picro-carmin, glycérine).

Stiassnie, ocul. 2, object. 8..

midal, c'est-à-dire effilé au niveau de son extrémité interne
fixée au derme, et large au niveau de son extrémité libre.

L'extrémité interne effilée est quelquefois bifide ; l'extrémité
libre s'élargit graduellement, elle se termine par une ligne
droite bien nette, perpendiculaire à l'axe de la cellule et très
marquée (le *plateau*).

Entre le plateau et l'extrémité interne de la cellule s'étend
le corps protoplasmique à bords irréguliers, présentant quelquefois des encoches qui correspondent aux renflements de
cellules voisines, et logeant un noyau ovale qui détermine
parfois par sa présence un renflement du corps cellulaire. Sur
le plateau sont les cils, très serrés et par cela même peu visibles
individuellement si l'on a affaire à un groupe de plusieurs cel-

lules. Ils apparaissent alors comme des stries dans une bordure continue ; mais sur les cellules isolées on peut toujours distinguer, au moins sur les bords, quelques cils écartés et séparés des autres.

Le corps cellulaire est coloré en jaune orangé ; le noyau en rouge ; les cils et le plateau qui les porte en jaune.

b. *Cellules caliciformes.* — Elles sont très claires, transpa-

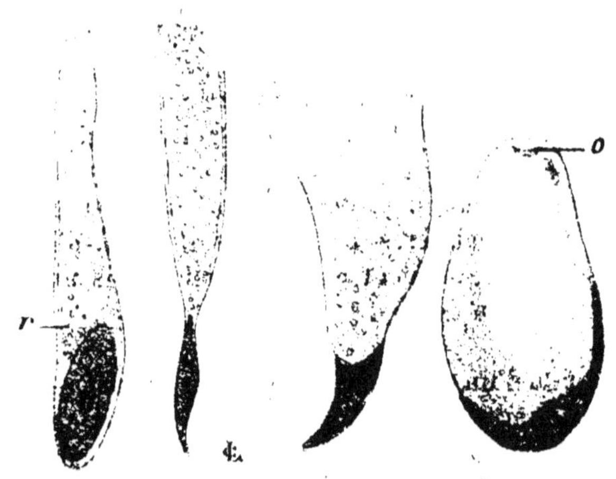

Fig. 88.

Epithélium du pharynx de la grenouille, cellules caliciformes
(alcool au tiers picro-carmin, glycérine).

o, orifice d'une cellule vide. — r, réticulum d'une cellule remplie de mucus.
Stiassnie, ocul. 2, object. 8.

rentes et présentent des formes variables. Les unes, longues et minces, ont la forme de flûtes à champagne ou de cornets allongés ; les autres ressemblent à des urnes à ventre plus ou moins renflé. Toutes possèdent une extrémité libre située sur la surface de la muqueuse et une extrémité interne fixée sur le derme de cette dernière.

L'extrémité libre est pourvue d'un orifice, tantôt large et bien ouvert et dont les bords sont renversés en dehors, tantôt au contraire fort petit et moindre que la surface libre de la cellule dans le milieu de laquelle il est creusé.

L'extrémité interne est effilée comme celle des cellules ciliées ; elle est souvent recourbée en crochet et se place en dessous du ventre d'une cellule caliciforme voisine. Cette disposition se reproduisant ailleurs, les cellules semblent imbriquées les unes sur les autres.

Le protoplasma cellulaire et le noyau sont logés dans cette extrémité interne, chassés là par l'énorme développement du mucus qui se fait au-dessus d'eux. Le noyau est triangulaire ou aplati par la compression due au mucus, il est coloré en rouge.

Le mucus remplit la majeure partie de la cellule et lui donne cet aspect clair et transparent qui a été signalé. Quand il n'a pas été expulsé, la portion de la cellule qui le renferme présente un réticulum protoplasmique très fin et à mailles arrondies assez régulières. Le mucus sort de la cellule par l'orifice sus-indiqué, on peut en voir quelquefois une goutte à demi épanchée au dehors.

3° Examen d'un épithélium vibratile vivant. — L'examen d'un épithélium vivant et vibrant est un de ceux que l'on pratique le plus souvent dans les exercices d'histologie. Lorsqu'il est précédé de la connaissance exacte de la forme et de la disposition des cellules, il est très fructueux.

On tue une grenouille par destruction du cerveau et de la moelle, on la fixe sur le dos, on lui enlève d'un coup de ciseau la mâchoire inférieure et la langue. Avec un scalpel fin on racle la surface de la voûte de la bouche et du pharynx et on porte le produit du raclage sur une lame de verre chargée d'une goutte de la solution physiologique de sel. On recouvre d'une lamelle dont on fixe les coins par quatre gouttes de paraffine, sans luter, et l'on observe en se servant d'un grossissement de 250 diamètres au moins et d'un petit diaphragme. Les cellules se présentent parfois isolées, mais plus souvent un certain nombre d'entre elles sont unies de manière à former de petits lambeaux pâles, finement granuleux. Il faut examiner attentivement le bord de ces lambeaux où quelques cellules peuvent se présenter de profil, c'est-à-dire dans la situation la plus favorable pour montrer les mouvements des cils. Les cellules épithéliales y forment une bande granuleuse dans laquelle un débutant ne distingue d'abord guère de détails. Cependant les cellules à mucus se détachent sur elle en clair à cause de la réfringence de leur contenu. Les mouvements imprimés par les cils à différents corps flottant dans le milieu additionnel (globules du sang, cellules isolées, poussières) attirent l'attention ; en regardant attentivement un point où ces mouvements se produisent, on ne tardera pas à voir les cils battant rapidement l'eau. Lorsqu'on a vu les cils une fois, on sait très bien les retrouver et on peut les voir même de face, ce qui demande seulement un peu plus d'attention, l'image des cils ne se projetant plus sur le fond clair de la préparation en dehors de la cellule, mais bien sur le fond granuleux de cette dernière.

Les mouvements des cils sont d'abord trop rapides pour pouvoir être analysés, mais au bout de quelque temps ils se ralentissent et on peut mieux les suivre.

Au bout d'un certain temps les mouvements s'arrêtent, les cellules meurent, et on voit alors apparaître leur noyau en clair.

Quelques cellules isolées tourbillonnent sur elles-mêmes entraînées par les mouvements de leurs propres cils.

En dehors de la grenouille, un très bon objet d'étude pour les mouvements des cils est fourni par la branchie des lamellibranches (huîtres, moules, clovisses) dont on observera de petits fragments placés dans l'eau même que renfermait la coquille.

Les petits gastéropodes d'eau douce (lymnées, planorbes, etc.) offrent aussi de beaux exemples de cils vibratiles. On choisira de tout petits exemplaires de ces animaux, on brisera leur coquille et on observera dans l'eau les cils de leur tégument.

4° Méthode de Kolossow pour la démonstration des ponts intercellulaires entre les cellules épithéliales. — Nous avons déjà vu plus haut, à propos des épithéliums pavimenteux, qu'il existe entre les cellules épithéliales des ponts

protoplasmiques très minces (filaments unitifs de Ranvier)
et nous avons indiqué l'épiderme comme un bon objet d'étude
pour ce point. Mais ces ponts existent dans nombre d'autres
cas, par exemple entre les cellules cylindriques de l'intestin.
Une bonne méthode pour les mettre en évidence est celle
ci-dessous indiquée par Kolossow : On injecte dans les vaisseaux de la partie que l'on veut préparer une solution salée à
6 p. 100 afin de bien entraîner le sang, puis on y pousse la
solution suivante :

```
Acide osmique à 1/2 p. 100. .    100 cent. cubes
   —    nitrique à 30 p. 100. .    1 ou 0cc.50
   —    acétique. . . . . . . .    1 cent. cube
Nitrate de potasse . . . . . .    10 ou 12 grammes
```

On coupe l'organe injecté en petits morceaux que l'on place
pendant seize à vingt-quatre heures dans une solution pure à
1/2 p. 100 d'acide osmique, puis pendant vingt-quatre heures
dans une solution de tanin à 10 p. 100 que l'on change jusqu'à
ce qu'elle cesse de sortir noire. On lave à l'eau puis à l'alcool
à 70° jusqu'à ce que ce dernier ne se colore plus. On déshydrate par l'alcool à 90° et l'alcool absolu et on inclut dans la
paraffine. Il n'est pas besoin de colorer les coupes : les cellules ont une teinte suffisante.

CHAPITRE VII

TISSU MUSCULAIRE

Le tissu musculaire se présente sous deux formes bien distinctes : le tissu musculaire à fibres lisses et le tissu musculaire
à fibres striées.

Les fibres striées sont longues, cylindriques, munies d'une
enveloppe propre, le sarcolemme, et de nombreux noyaux.
Elles s'éloignent assez du type classique de la cellule et peu-

vent être considérées comme de grandes cellules a noyaux multiples.

Le tissu musculaire lisse est plus simple : il est formé de fibres fusiformes, beaucoup moins volumineuses que les fibres striées, munies chacune d'un noyau et présentant nettement le type cellulaire, les *fibres cellules* découvertes par KÖLLIKER en 1848.

Le muscle cardiaque présente quelques particularités de structure importantes; il sera étudié à la suite du tissu musculaire strié.

§ 1. — TISSU MUSCULAIRE LISSE

Ce tissu est répandu dans les tuniques contractiles des vaisseaux, du tube digestif, des canaux excréteurs des glandes volumineuses (uretère, canaux biliaires, canal de Sténon, etc.) et de certains réservoirs tels que la vessie ou l'utérus. C'est là qu'il faudra aller le chercher.

1° Préparation des fibres par macération dans les acides ou dans la potasse. — KÖLLIKER a isolé les fibres lisses en plongeant des fragments de tissu pendant vingt-quatre à trente-six heures dans de l'acide azotique à 20 p. 100. On met le morceau à dissocier dans un petit flacon ou dans un tube de verre contenant ce réactif, on secoue fortement le flacon et la dissociation s'opère déjà en partie par cela seul.

On lave alors à l'eau les fibres à demi dissociées, on achève la dissociation avec des aiguilles et l'on examine la préparation après l'avoir recouverte d'une lamelle. On obtient ainsi les fibres cellules isolées.

On arriverait au même résultat en plongeant un morceau de muscle lisse dans la potasse à 40 p. 100; au bout de quelques minutes à une demi-heure le tissu se résout en fibres cellules qu'il faut examiner dans le réactif lui-même, car l'addition d'eau ferait disparaître les fibres qui se dissolvent dans la potasse étendue. On pourrait, en agissant avec beaucoup de précautions, en neutralisant la potasse par des acides, arriver à conserver les fibres pour pouvoir les monter en préparation permanente, mais cela ne vaut pas la peine qu'il faudrait prendre, d'autant plus que ce mode de préparation ainsi que le précédent, s'ils permettent de bien voir la forme des fibres lisses et de se rendre compte de leur présence au sein d'un organe, ne sont pas suffisants pour une analyse histologique convenable de ces fibres. Pour faire cette analyse on aura recours aux méthodes ci-dessous indiquées.

2° Dissociation après l'action de l'alcool au tiers. — On place des fragments de muscles lisses pendant deux ou trois jours dans de l'alcool au tiers. Au bout de ce temps on les retire, on les lave soigneusement à l'eau, on les dissocie grossièrement avec les aiguilles, et, sans pousser la dissociation plus loin, pour le moment, on les colore sur le porte-objet par le picro-carminate. Au bout de vingt minutes environ la coloration est achevée, on ajoute de la glycérine picro-carminée et on lave finalement avec cette glycérine. Lorsque le lavage est terminé, on porte un petit fragment coloré dans une goutte de glycérine déposée sur une lame bien propre, et on dissocie les fibres lisses aussi complètement que possible, on recouvre d'une lamelle et on lute à la paraffine et à la cire. Il importe de n'achever la dissociation qu'après la coloration et dans le liquide même qui doit servir de milieu conservateur parce que sans cela les plus belles fibres et les mieux isolées pourraient être emportées pendant les lavages ou pendant la substitution de la glycérine au carmin, quel que soit d'ailleurs le soin mis à opérer cette substitution.

On pourrait aussi bien colorer à l'hématéine, à l'alcool éosiné, éclaircir à l'essence de girofle dans laquelle on achèverait la dissociation et monter au baume.

3° Préparation de minces lames musculaires (vessie de grenouille). — Un des meilleurs moyens pour étudier les fibres lisses, consiste à les examiner en place dans des membranes minces dont la transparence permet l'observation à de forts grossissements.

On tue une grenouille, on ouvre largement l'abdomen en
ayant soin de ne pas léser la vessie urinaire qui est parfois
remplie de liquide. Introduisant alors une canule mousse de
seringue à injection dans le cloaque, on cherche à la faire
pénétrer dans la vessie. Si l'on y arrive, la vessie se vide par la

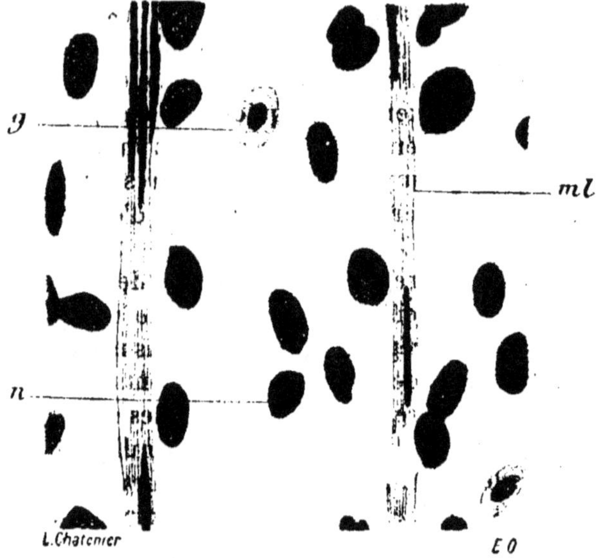

Fig. 89.

Mésentère de la salamandre (fixation par le liquide de Flemming, coloration au bleu polychrome).

ml, muscles lisses. — *g*, globule rouge nucléé. — *n*, noyau. Stiassnie, ocul. 2,
object. 8.

canule. On pousse alors dans celle-ci une solution de nitrate
d'argent à 1 p. 300, de manière à la distendre fortement et,
tandis qu'on la maintient distendue, on arrose sa surface
externe d'alcool à 90° qui fixe les éléments et abolit leur contractilité. On peut alors au bout de quelques minutes enlever
la vessie et la découper en fragments qui ne reviennent pas
sur eux-mêmes et restent plans. On les lave à l'eau, on balaie
l'épithélium à l'aide d'un pinceau, il s'exfolie facilement
grâce à l'action du nitrate d'argent qui facilite sa chute, on

colore à l'hématéine et à l'éosine et on monte dans la résine.

Si l'on ne peut pas distendre la vessie par l'injection de nitrate d'argent, on l'enlèvera, et après l'avoir ouverte, on s'efforcera de l'étendre sur une lame de verre en se servant du procédé de la demi-dessiccation. Lorsqu'elle sera bien tendue on l'arrosera d'alcool à 90° qui la fixera. On enlèvera l'épithélium par balayage (un peu plus difficilement qu'après le nitrate d'argent) et on colorera comme il a été dit ci-dessus.

On pourrait aussi fixer par le liquide de Flemming un mésentère de salamandre tendu comme cela est indiqué page 239, puis le colorer au bleu polychrome. Les fibres lisses contenues dans ce mésentère forment un bon objet d'étude comme le montre la figure 89.

Les fibres musculaires lisses ont la forme de fuseaux plus ou moins allongés, parfois aplatis en forme de rubans, dont les bords sont lisses et réguliers ou quelquefois munis de petites dentelures, qui répondent peut-être à des ponts intercellulaires placés entre deux fibres lisses voisines. Elles sont formées de fibrilles contractiles cylindriques, toutes parallèles entre elles, dirigées dans le sens de l'élément et entourant le noyau qui est central. Ces fibrilles causent par leur présence la striation longitudinale des fibres qui se voit aisément dans certains cas. Le noyau, allongé, a la forme d'un cylindre ou d'un bâtonnet, ce qui permet de le distinguer des noyaux ovales, plus larges et moins allongés des cellules du tissu conjonctif au sein duquel les fibres lisses sont plongées. Autour du noyau existe une très petite quantité de protoplasma, qui est plus abondant au contraire à ses deux extrémités. Il n'y a pas de membrane d'enveloppe isolable.

La substance contractile des fibres lisses se colore légèrement en rouge violacé par le carmin aluné ; en vert pâle par le bleu polychrome ; en lilas par la méthode de Benda ; en brun acajou par la triple coloration de Flemming ; en rouge garance par le picro-carmin.

4° Imprégnation des fibres lisses par le nitrate d'argent. — Pour bien la voir il faut examiner des artérioles imprégnées au nitrate d'argent. On étudiera soit le mésentère de la grenouille imprégné d'argent, dans lequel on voit toujours des vaisseaux dont l'observation sera plus ou moins facile, soit une portion quelconque de système vasculaire préalablement injecté à l'aide du liquide de RENAUT, comme les vaisseaux de la capsule du rein arrachée et montée dans le baume. On voit alors que les fibres cellules sont unies entre elles par une substance intercellulaire qui réduit le nitrate d'argent comme le ciment des endothéliums.

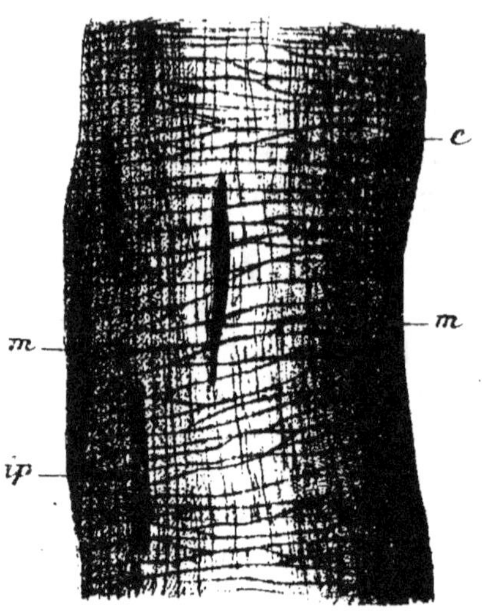

Fig. 90.

Fibres lisses imprégnées par l'azotate d'argent (artériole du mésentère de la grenouille).

m, contour des cellules musculaires. — *e*, cellules endothéliales. — *ip*, imprégnation positive d'une cellule endothéliale. Stiassnie, ocul. 2, object. 5.

5° Coupes. — On prend un fragment d'intestin grêle du chien; on le tend sur un cadre de liège avec des épingles et on le fixe par la liqueur de Flemming, ou par tout autre réactif. Après fixation, on durcit à la gomme et à l'alcool et on fait des coupes aussi minces que possible que l'on colore par la méthode de Flemming, ou par l'hématéine et l'éosine si le fixateur employé le permet. On voit les fibres groupées en faisceaux assez volumineux séparés les uns des autres par de minces lames conjonctives. Sur les coupes passant par le noyau, on voit les cylindres contractiles étroitement serrés autour de celui-ci.

On peut aussi inclure la pièce dans la paraffine, mais il faut savoir que le tissu musculaire est difficilement pénétrable et que l'inclusion se fait mal si l'on n'a pas pris les plus grandes précautions. Après ces inclusions défectueuses les faisceaux musculaires s'écartent les uns des autres par dislocation des lames connectives interposées entre eux, et la couche à laquelle ils appartiennent prend un aspect lacunaire. De plus il peut arriver que les fibres soient elles-mêmes altérées et présentent leur substance contractile écartée du noyau et non plus accolée à lui.

§ 2. — TISSU MUSCULAIRE STRIÉ

Le tissu musculaire strié se rencontre à peu d'exceptions près (cœur) dans les organes du mouvement volontaire. Cependant chez les insectes il existe aussi dans les tuniques intestinales. Il est très facile à reconnaître dans une préparation, mais son étude analytique complète est très délicate. Il est formé de longues fibres cylindriques présentant une striation transversale nette et que l'on étudiera à l'aide de divers procédés.

1° Examen des fibres musculaires striées sans réactifs. — Sur un animal qui vient d'être tué on prend quelques fibres musculaires que l'on dissocie rapidement avec des aiguilles dans de l'eau distillée. On recouvre d'une lamelle et on observe. On voit les fibres présentant une striation transversale visible mais assez difficile à analyser. Les bords des fibres sont d'abord droits et nets; peu à peu sous l'influence de l'eau on voit se détacher de ces derniers une fine pellicule qui se soulève par places et forme comme des festons le long des fibres : c'est la membrane d'enveloppe, le sarcolemme, qui jusqu'alors étroitement appliqué à la surface de la fibre, était invisible.

Quelquefois sous l'action des aiguilles la substance contractile des fibres s'est rompue sans que la gaine sarcolemmique subisse le même sort. On voit alors cette dernière former un manchon clair entre les deux parties de la fibre écartées l'une de l'autre.

Si l'on ajoute à la préparation un peu d'acide acétique à 1 p. 100, on voit apparaître le long des fibres de petits espaces ovales clairs, qui répondent aux noyaux.

Ce mode de préparation est insuffisant, parce que les fibres n'ont pas été fixées ; il importe de le compléter par des préparations nouvelles.

2° Dissociation des fibres musculaires après l'action des réactifs. — La dissociation des fibres musculaires s'effectue aisément après n'importe quel réactif, car ces fibres sont indépendantes les unes des autres ; mais il importe, avant de faire agir sur elles un fixateur, d'observer certaines règles qui ont été formulées par les histologistes. Ces derniers ont vu que la striation transversale des fibres était plus nette lorsque la fibre était en contraction et tendue (RANVIER) ; d'où un premier principe qui est de ne jamais fixer un muscle après l'avoir détaché de ses insertions. Il faut au contraire le fixer alors qu'il est maintenu en place par ses insertions naturelles, et on peut de plus le faire entrer en contraction par l'excitation électrique de son nerf. On procède aussi de la manière suivante : Sur un animal qui vient d'être tué on découvre rapidement un muscle, on le tend en imprimant à ses points d'insertion un mouvement convenable, puis on le pique avec une seringue de Pravaz chargée d'alcool absolu ; le muscle, si l'animal est récemment tué, se contracte sous l'excitation produite par le réactif, il n'est pas besoin par conséquent de l'exciter autrement, et le liquide se répandant aisément entre les fibres musculaires les fixe parfaitement. Au bout d'un quart d'heure environ on détache le muscle et on le porte dans de l'alcool à 90° où il reste vingt-quatre heures. Au bout de ce temps on le lave à l'eau et on le dissocie à l'aide des aiguilles, en suivant les précautions indiquées page 337. On colore pendant vingt minutes environ dans le picro-carminate, on lave à la glycérine et on monte la préparation dans la glycérine formiquée à 1 p. 100. Les fibres montrent une magnifique striation transversale ; les noyaux, s'ils ne se voient pas immédiatement, ne tardent pas à apparaître sous l'influence de l'acide formique qui différencie la coloration. Ils sont placés à la surface de la fibre musculaire, sous le sarcolemme (mammifères) et présentent la forme de disques ovales colorés en rose foncé, tandis que la substance contractile présente une coloration rouge garance spécialement fixée sur certaines de ses stries transversales.

Le sarcolemme, étroitement appliqué contre la fibre, ne se voit pas, sauf dans les cas de rupture de la substance contractile.

La striation de la substance contractile est à la fois transversale et longitudinale ; on expliquera cette dernière à propos des champs de Conheim (voy. plus loin). Quant à la striation transversale qui a une haute importance, on l'étudiera non seulement sur les fibres de mammifères telles que celles que nous venons d'indiquer mais encore sur les fibres d'insectes, où elle est plus développée et plus facile à voir à des grossissements moyens.

3° Préparation des muscles des insectes. — Les muscles des insectes présentent des détails de structure assez différents suivant qu'ils appartiennent aux ailes ou aux pattes de ces animaux. Les muscles des ailes sont particulièrement favorables pour étudier la composition du muscle en fibrilles musculaires ; nous ne parlerons ici que des fibres des pattes et de celles de l'intestin.

a. *Fibres des pattes.* — On arrache une patte d'un hydrophile au niveau de son insertion sur le thorax ; avec une seringue de Pravaz on y injecte quelques gouttes d'alcool absolu, et on porte la patte entière dans le même liquide. Le lendemain on extrait quelques faisceaux musculaires qui sont lavés à l'eau. dissociés, colorés au picro-carminate et montés dans la glycérine.

b. *Fibres musculaires de l'intestin.* — On ouvre un insecte de grande taille : hanneton. hydrophile : on découvre son intestin dans lequel on injecte entre deux ligatures un peu d'alcool absolu. On détache le fragment d'intestin distendu par l'alcool et on le porte dans une boîte de verre contenant de l'alcool à 90°. On l'y laisse vingt-quatre-heures, puis on le découpe, on le porte dans l'eau et à l'aide d'un pinceau on balaye soigneusement l'épithélium qui tapisse sa face interne. Il en reste toujours quelques cellules placées au fond de légères cryptes glandulaires. mais elles ne gênent pas l'observation.

On colore au picro-carminate et on monte à la glycérine ou au baume. Il est facile de voir des fibres musculaires longitudinales et transversales qui, par places, se dissocient en fibrilles obliques, lesquelles vont établir des anastomoses entre les différentes fibres. Les disques colorés et les disques clairs se voient très aisément : les premiers ont les mêmes réactions colorantes que les fibres musculaires lisses.

4° Striation longitudinale des fibres. Champs de Conheim. — La striation longitudinale des fibres est en général moins marquée que leur striation transversale, elle se voit bien surtout sur les fibres qui ont séjourné longtemps dans l'alcool. Elle est due à ce que la fibre est formée par une certaine quantité de cylindres ou mieux de prismes (cylindres de Leydig) placés au contact les uns des autres et séparés par une très petite quantité de protoplasma modifié, le *sarcoplasma*. On peut mettre cette striation en évidence à l'aide du chlorure d'or. Les muscles sur lesquels on recherche les plaques motrices conviennent très bien (muscles de la cuisse du lézard, etc.), on les traite par le procédé indiqué à propos des plaques motrices et on choisit les fibres sur lesquelles l'or s'est le mieux réduit, c'est-à-dire celles qui ont une belle coloration violette ; à un fort grossissement on voit que le sarcoplasma de ces fibres est coloré en violet.

Conheim faisait des coupes minces sur des muscles congelés et les traitait par le chlorure d'or. Sur les coupes transversales faites par cette méthode le sarcoplasme limite de petits champs polygonaux, champs de Conheim, répondant chacun à la section d'un cylindre de Leydig.

Les champs de Conheim se voient sur la plupart des coupes transversales des muscles, et notamment dans les larves de triton, fixées par la liqueur de Kleinenberg, incluses à la paraffine et colorées à l'hématéine et à l'éosine.

5° Décomposition en disques des fibres musculaires (disques de Bowmann). — Si l'on traite des fibres musculaires par l'acide chlorhydrique à 1 p. 100. ou par l'acide acétique à 0,5 p. 100, on les voit se décomposer en disques superposés qui restent souvent unis entre eux sur un des bords de la fibre. Pour produire cette décomposition RANVIER indique le moyen suivant : On enlève à un animal récemment tué un muscle que l'on fait congeler et dans lequel on pratique des coupes minces, bien parallèles aux fibres, afin d'avoir celles-ci dans leur longueur, on les dissocie légèrement dans le picro-carminate, et on observe. On peut ajouter un peu de glycérine pour rendre la préparation permanente.

6° Rapports des tendons avec les fibres musculaires. — Pour voir comment les fibres musculaires se comportent au niveau des tendons, RANVIER recommande la méthode suivante : On chauffe de l'eau jusqu'à 55° et on y plonge une grenouille vivante qui au bout de quelques instants se raidit et meurt. On la laisse dans l'eau chaude pendant un quart d'heure environ, l'eau étant retirée du feu. Au bout de ce temps on découvre le gastrocnémien, on détache ses tendons, puis on y fait avec des ciseaux de minces coupes longitudinales comprenant à la fois le muscle et le tendon. On dissocie ces coupes avec soin et l'on obtient toujours quelques fibres musculaires propres à l'observation ; on colore au picro-carminate et l'on monte dans la glycérine. On voit le sarcolemme se continuer sur l'extrémité terminale de la fibre musculaire et s'accoler avec l'extrémité d'un faisceau tendineux légèrement excavée pour le recevoir. La substance contractile est d'habitude rétractée à l'intérieur du sarcolemme, de sorte que l'on voit très bien ce dernier se poursuivre à la surface de la petite cupule tendineuse.

7° Coupes. — On pourra faire des coupes après les divers modes de fixation connus. Il vaut mieux ne pas inclure à la paraffine, car les muscles se laissent mal pénétrer par cette substance et les inclusions sont très délicates. Cependant sur des pièces de petite taille, et avec des précautions, on peut obtenir de bons résultats des coupes à la paraffine. Le mode de coloration sera approprié à la fixation, c'est-à-dire que l'on réservera les couleurs d'aniline pour les pièces fixées par le liquide de Flemming fort.

§ 3. — Fibres musculaires cardiaques

Les fibres musculaires du cœur sont divisibles en segments courts (segments de Weismann) possédant chacun un noyau et ayant la valeur d'une cellule. Il y a diverses manières de les préparer.

1° Dissociation par la potasse à 40 p. 100. — On place un fragment de myocarde dans un verre de montre renfermant quelques centimètres cubes de la solution de potasse à 40 p. 100. Au bout d'une vingtaine de minutes la dissociation est opérée par la seule action du réactif, et les segments isolés forment comme une poussière au fond du verre. On recueille avec une pipette un peu de cette poussière que l'on porte sur une lame de verre. On recouvre d'une lamelle et on observe. On voit qu'il s'agit de segments cylindriques simples ou branchés en Y et dont les extrémités sont irrégulières et comme dentelées.

2° Imprégnation du myocarde au nitrate d'argent. — Un fragment de la face interne d'un ventricule est enlevé avec l'endocarde (Ranvier). On le place dans une solution à 1 p. 500 de nitrate d'argent pendant une heure. On le lave à l'eau distillée, puis on arrache l'endocarde qui entraîne avec lui quelques fibres musculaires. On monte l'endocarde dans la glycérine, sa face profonde étant tournée en haut, on recouvre d'une lamelle et on observe. On voit fréquemment des fibres musculaires présenter de distance en distance des traits noirs de nitrate d'argent qui répondent aux limites d'un segment.

3° Fibres de Purkinje. — Un cœur de mouton est fixé par la liqueur de Müller, les ventricules étant ouverts. Au bout de quelques jours on fait à la face interne d'un ventricule deux incisions convergentes et, saisissant avec des pinces la pointe du lambeau ainsi circonscrit, on l'arrache avec ménagement. On le lave longuement à l'eau, on le colore au carmin aluné, puis on le monte dans la résine dammar. On voit les fibres de Purkinje formées de lignes de cellules arrondies, claires, munies de deux noyaux et d'une écorce striée.

4° Coupes. — Le myocarde fixé par la liqueur de Müller, durci à la gomme et l'alcool, permet d'obtenir de très bonnes coupes qui, colorées à l'hématéine et à l'éosine, puis montées dans la résine dammar, montrent bien la structure des fibres musculaires. On peut faire aussi des inclusions dans la paraffine avec les précautions indiquées pour les autres muscles.

CHAPITRE VIII

TISSU NERVEUX

Le tissu nerveux se compose essentiellement de cellules qui présentent une structure assez compliquée et constituent chacune un petit appareil nerveux élémentaire appelé *neurone*. Un neurone est composé d'un corps cellulaire (cellule nerveuse) muni de prolongements. Le corps cellulaire est de forme variable : multipolaire, globuleux, etc., mais généralement assez volumineux comparativement aux autres cellules de l'économie. Il est muni d'un noyau sphérique renfermant d'habitude un gros nucléole arrondi.

Les prolongements du corps cellulaire sont en général de deux sortes : les uns courts, mais très ramifiés et très touffus (*dendrites*), s'éloignent peu de la cellule ; l'autre, généralement unique dans une cellule (*prolongement cylindraxile axone ou neurite*), est très long, droit, et ne se ramifie pas ou donne seulement quelques branches collatérales. Toutefois, dans certaines cellules (cellules bipolaires des ganglions spinaux des poissons, cellules en T de ces mêmes ganglions chez les mammifères), les prolongements, au nombre de deux, présentent tous deux le caractère de cylindraxes.

Les cellules nerveuses et leurs dendrites sont situés dans les centres nerveux ; leurs prolongements cylindraxiles abandonnent ces derniers et se réunissent en faisceaux plus ou moins volumineux (*nerfs*) se rendant au loin dans les différents organes où ils se terminent de diverses manières. Il résulte de là que l'on ne peut étudier un neurone dans une seule préparation dont il dépasse d'habitude de beaucoup les limites, et qu'il faut examiner à part le corps de la cellule, le nerf et sa terminaison. De plus, étant donné la constitution très différente des parties dans lesquelles siègent ces trois sections de l'élément nerveux, il faudra nécessairement appliquer à l'étude de chacune d'elles des méthodes différentes. C'est ce que l'on fera en étudiant à part : 1º les cellules nerveuses ; 2º les nerfs ; 3º les terminaisons nerveuses (quelques-unes seulement).

Dans les centres nerveux développés autour du canal épendymaire et dans ceux-là seulement, on trouve un tissu de soutien formé de cellules et de fibres, la *névroglie*. Les cellules névrogliques qui engendrent les fibres de même nom, dérivent comme les cellules nerveuses du neuro-épithélium de la gouttière médullaire, et présentent des rapports étroits avec les éléments nerveux proprement dits. On les étudiera à la suite de ces derniers.

L'étude du tissu nerveux, ainsi comprise, dispense de consacrer un chapitre à part au système nerveux, qu'elle aura fait suffisamment connaître.

§ 1. — CELLULES NERVEUSES

Les cellules nerveuses ont, comme on l'a déjà vu plus haut, des formes très variables. En dehors de la forme, un caractère important permet de distinguer les cellules des ganglions périphériques, y compris es ganglions spinaux, des cellules encéphalo-médullaires : c'est que toutes les cellules des ganglions périphériques, d'une forme globuleuse (bien que munies de plusieurs prolongements), sont entourées d'une capsule endothéliale qui se moule sur elles, tandis que les cellules des centres encéphalo-médullaires ou si l'on veut péri-épendymaires, de forme polyédrique épineuse, sont nues.

Ces dernières répondent généralement au type du neurone, c'est-à-dire sont munies de dendrites et d'un prolongement cylindraxile pourvu d'un petit nombre de collatérales ; cependant on en trouve certaines dont le prolongement cylindraxile se ramifie beaucoup et se termine à une courte distance du corps cellulaire (cellules du type II de Golgi). Les dendrites se distinguent du neurite par leur grosseur plus grande au voisinage de la cellule, puis par leurs ramifications nombreuses, les varicosités et les épines courtes qu'elles présentent. Le cylindraxe est plus fin et sa surface est lisse ; il ne présente de varicosités qu'au niveau de sa terminaison.

Les cellules des ganglions spinaux sont globuleuses, elles présentent chez les poissons deux prolongements cylindraxiles partant de deux pôles opposés. Chez les autres vertébrés elles n'ont qu'un prolongement cylindraxile qui se branche en T à quelque distance de la cellule (Ranvier), et qui résulte de l'accolement des deux prolongements du type ci-dessus.

Les cellules des ganglions sympathiques, également globuleuses, possèdent un prolongement cylindraxile et des dendrites. Ces derniers sont moins touffus que ceux des cellules nerveuses centrales ; ils ne sont pas non plus munis d'épines latérales courtes et se rapprochent par certains caractères des cylindraxes.

Pour étudier les cellules nerveuses il faut employer diverses méthodes dont chacune met en évidence certaines particularités de ces cellules et ne montre que celles-là, laissant les autres dans l'ombre. Ainsi les dissociations donneront seules une bonne idée de la forme des cellules ; les coupes minces faites après de bonnes fixations permettront de voir leur structure, et enfin la méthode de Golgi montrera seule le nombre des dendrites et, isolant en quelque sorte la cellule, permettra de la suivre dans toute son étendue et de voir ses rapports, mais elle n'apprendra rien sur sa structure intime.

Ce n'est qu'en combinant ensuite les résultats fournis par chacune de ces méthodes que l'on arrivera à une idée exacte de la structure et des rapports des éléments nerveux. Chaque méthode employée seule ne donne que des résultats incomplets et insuffisants.

1° Dissociation des cellules de la moelle. — RANVIER conseille le procédé suivant : « Une tranche de la moelle du

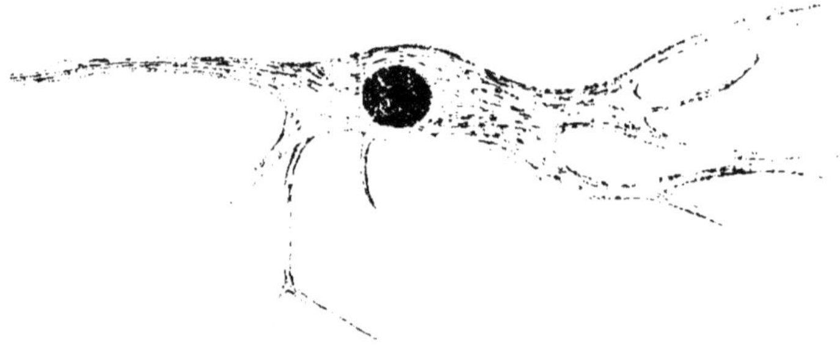

Fig. 91.

Cellule nerveuse des noyaux gris du [bulbe (dissociation après l'alcool au tiers. coloration au picro-carmin. montage dans la glycérine).

Stiassnie. ocul. 2. object. 5.

bœuf ayant 2 à 3 millimètres d'épaisseur est placée dans 8 à 10 centimètres cubes d'alcool au tiers. Vingt-quatre heures après, avec une aiguille à cataracte, on enlève de petits fragments des cornes antérieures ; on les porte dans un tube à essai, dans lequel on a mis de l'eau distillée jusqu'au quart de sa hauteur. Fermant l'orifice du tube avec la pulpe du pouce, on agite fortement et à plusieurs reprises, afin de dissocier par le battage les fragments de substance grise. On ajoute ensuite quelques gouttes d'une solution de picro-carminate au centième, de manière à donner à l'eau une teinte rose. Généralement au bout d'une heure la coloration des cellules ganglionnaires, isolées et en suspension dans l'eau, est déjà suffisante. On ajoute alors un peu d'une solution d'acide osmique au centième, un centimètre cube par exemple. Les éléments, dissociés par l'alcool au tiers et colorés par le picro-carminate sont fixés par l'acide osmique : c'est là le principe de cette méthode. En quelques heures la fixation est produite. »

On enlève alors le liquide et on le remplace par de l'eau distillée que l'on renouvelle plusieurs fois de façon à bien enlever toute trace d'acide osmique. On puise alors au fond du verre quelques cellules à l'aide d'un tube de verre ouvert aux deux bouts, et qui fonctionne comme une pipette. Pour s'en servir on bouche avec le doigt une de ses extrémités pendant que l'on enfonce l'autre dans l'eau, et lorsque cette dernière est arrivée sur les cellules qui reposent au fond du verre, on lève brusquement le doigt qui bouchait l'extrémité supérieure ; l'eau s'élève dans le tube, entraînant quelques cellules ; on replace le doigt sur l'orifice supérieur et on transporte les cellules ainsi recueillies sur une lame de verre.

On recouvre d'une lamelle et on observe ; si l'on veut rendre la préparation permanente on introduit de la glycérine sous la lamelle et on lute.

Il arrive que la glycérine en pénétrant sous la lamelle entraîne les prolongements de la cellule, les réunit en faisceaux et les emmêle au lieu de les laisser isolés et écartés comme ils le sont à l'état habituel. Pour éviter cet inconvénient, RANVIER conseille de monter la préparation dans la glycérine gélatinée (voy. p. 70). On place un petit fragment de cette dernière sur une lame de verre que l'on chauffe dans une étuve à 40° environ. Le fragment fond et forme une goutte qui s'étale. A ce moment on y ajoute les cellules ganglionnaires que l'on a recueillies avec la pipette, on mélange avec une aiguille et on recouvre d'une lamelle. La masse en se prenant par refroidissement empêche aux prolongements cellulaires de se déplacer sous les mouvements que l'on peut imprimer à la lamelle. On fait ainsi un grand nombre de préparations, il s'en trouve toujours quelques-unes renfermant des cellules de toute beauté.

Le corps cellulaire est très nettement fibrillaire ainsi que les prolongements protoplasmiques qui en partent. Ces derniers sont généralement cassés à une courte distance de la cellule, et ne présentent qu'une ou deux branches bien vite interrompues. Le noyau est sphérique, clair et muni d'un gros nucléole arrondi teint en rouge par le carmin. Le prolongement cylindraxile se reconnaît à ce qu'il est plus clair, plus homogène et qu'il ne présente pas de branches.

Dans certaines cellules on trouve un petit amas de pigment brun ou jaunâtre siégeant vers l'un des pôles de l'élément.

2° Dissociation des cellules des ganglions spinaux. — La méthode employée pour opérer cette dissociation est due à RANVIER.

On découvre un ganglion spinal, ou le ganglion de Gasser chez un lapin jeune, on y fait une injection interstitielle d'acide osmique à 2 p. 100. on laisse le ganglion séjourner environ un quart d'heure dans la même solution, puis on le lave à l'eau distillée et on le coupe en tranches minces sans inclusion préalable. Chaque tranche est portée sur une lame, et dissociée avec les aiguilles. On examine la préparation dans l'eau.

Lorsqu'on a trouvé quelques cellules bien fixées et bien dissociées, on peut les colorer à l'hématéine, puis laver à l'eau et monter la préparation dans la glycérine ou dans le baume.

Les cellules sont globuleuses, munies d'un gros noyau sphérique et d'une enveloppe mince, semée de noyaux qui répond à la gaine endothéliale dont il a été parlé plus haut. Beaucoup d'entre elles sont continues avec une fibre à myéline qui naît d'elles et qui n'est autre chose que leur prolongement cylindraxile. Ce prolongement est en réalité double comme le montre l'embryologie.

Lorsque les cellules sont bien fixées, elles remplissent

entièrement la gaine endothéliale qui les entoure, et elles
montrent une fibrillation circulaire, concentrique au noyau,
et particulièrement visible sur les préparations montées dans
la glycérine. A côté de ces cellules on en trouve beaucoup
d'autres dont le corps est rétracté au sein de l'enveloppe et
plus ou moins déformé. Tantôt il est ramassé sur lui-même
en une boule centrale dont le contour est partout également
distant de la gaine endothéliale, tantôt il est étoilé et présente
une série de pointes qui le rattachent à la gaine. Ces déformations sont extrêmement fréquentes. Elles sont dues pour
la plupart à l'action des réactifs qui n'ont qu'imparfaitement
agi sur elles et ne les ont pas suffisamment fixées. Elles se
produisent aussi sur des cellules bien fixées par l'acide
osmique et nettement globuleuses, lorsqu'on inclut le ganglion dans la paraffine.

Toutefois, il faut savoir qu'elles peuvent en partie au moins
tenir à un état particulier de la cellule au moment où elle a
subi l'action du fixateur. Ranvier a montré que si l'on fixe des
ganglions spinaux par le séjour pendant un mois dans le
bichromate de potasse à 2 p. 100, puis qu'après les avoir lavés
à l'eau, durcis à l'alcool, inclus dans la cire et l'huile, on en
fasse des coupes, on peut voir dans une même coupe et côte
à côte des cellules admirablement conservées, d'autres fortement rétractées, d'autres enfin avec des déformations intermédiaires. D'après ce que l'on sait aujourd'hui, ces déformations qui ont frappé autrefois Ranvier, s'expliquent sans doute
par les changements que les cellules subissent dans leur
teneur en substance chromatophile par le fait même de leur
fonctionnement.

**3° Coloration de la substance chromophile des cel-
lules nerveuses**. — On sait que l'on trouve dans les cellules
nerveuses une substance colorable par certains réactifs (substance chromophile) qui se présente soit sous la forme de
granulations, soit sous celle de fragments plus volumineux,
irréguliers et anguleux que l'on désigne sous le nom de
mottes.

Cette substance se voit avec beaucoup de facilité dans les cellules des cornes antérieures de la moelle. Nissl qui l'a décrite le premier, la mettait en évidence au moyen d'une méthode assez compliquée; on peut procéder plus simplement de la manière suivante. On fixe un fragment de moelle ou de bulbe rachidien du mouton par un séjour de quarante-huit heures dans du formol à 10 p. 100. On le retire et on le lave dans l'alcool à 70° puis dans l'alcool à 90°. La pièce est assez ferme pour être coupée sans autre préparation dans le microtome de Ranvier ou bien si l'on veut on l'inclut au collodion.

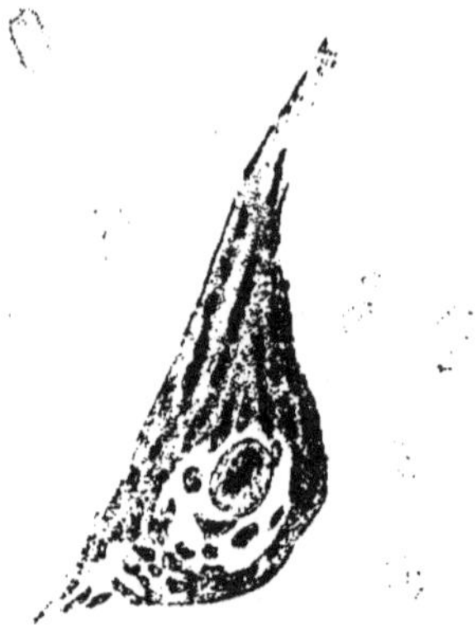

Les coupes recueillies dans l'alcool sont hydratées progressivement, puis mises dans un verre de montre renfermant du bleu de méthylène polychrome dans lequel elles doivent séjourner une heure environ. Au bout de ce temps on les lave à l'eau distillée puis on différencie la matière colorante par le glycerinœthermischung — quelques gouttes dans un verre de montre plein d'eau distillée. — On suit la différenciation à l'aide d'un faible grossissement; lorsqu'elle est suffisante on enlève les coupes et on les lave soigneusement à l'eau distillée, puis on les déshydrate rapidement dans l'alcool absolu, on éclaircit par l'essence de bergamote et on monte au baume.

Le fond de la préparation est clair, les cellules se détachent sur lui en bleu pur (fig. 92). Lorsqu'on les examine avec un fort grossissement, on voit que leur teinte bleue est due à la

Fig. 92.

Cellule nerveuse du bulbe du mouton, grains chromophiles (formol, bleu polychrome, baume du Canada).

Stiassnie, ocul. 2, object. 8.

présence des grains ou des mottes de substance chromophile,
qui avec le noyau sont les seules parties colorées de la cellule.
L'alignement des grains ou des fragments de substance chromophile dans le corps cellulaire et dans les dendrites donne
l'impression de l'interposition entre eux de filaments très fins
et incolores, et vient confirmer ainsi la structure fibrillaire de
ces parties telle qu'elle est montrée par la méthode indiquée
plus haut. Ces grains ne se rencontrent jamais sur le prolongement cylindraxile, tandis qu'ils se poursuivent très loin sur

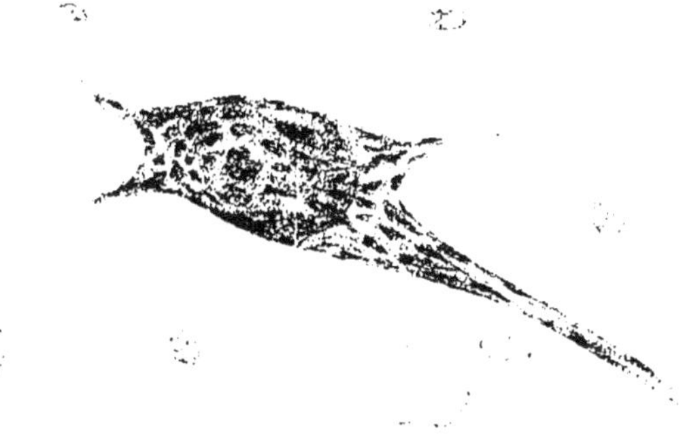

Fig. 93.

Cellule nerveuse de la moelle cervicale du cobaye. grains chromophiles (alcool absolu, carmin aluné).

Stiassnie, ocul. 2, object. 8.

les dendrites. Le noyau est clair, le gros nucléole qu'il renferme a le plus souvent une couleur verdâtre.

J'ai obtenu de la manière suivante de fort belles préparations de grains chromophiles dans les cellules nerveuses :
Un fragment de moelle de cobaye est fixé par l'alcool absolu,
puis hydraté et coloré en masse dans le carmin aluné: lavé,
déshydraté et inclus dans la paraffine, puis débité en coupes.
Dans les grandes cellules des cornes antérieures, les fragments anguleux de substance chromophile colorés en rouge
violacé par le carmin aluné étaient admirablement visibles
(voy. fig. 93).

4° Coloration des cellules par la méthode de Golgi. —

Pour préparer par cette méthode des cellules de la moelle, on isole soigneusement la colonne vertébrale d'un chat ou d'un lapin nouveau-nés, en la dépouillant de toutes ses parties molles. On ouvre le canal rachidien par derrière en coupant avec un scalpel les lames vertébrales encore cartilagineuses. On découvre ainsi la moelle le plus complètement possible sans l'enlever toutefois du canal rachidien, parce qu'elle est trop délicate pour supporter cette manipulation. On peut diminuer l'épaisseur des corps vertébraux en les sectionnant par une coupe frontale, de façon à ne laisser autour de la moelle que ce qu'il faut de la colonne pour la soutenir. On découpe alors la colonne vertébrale en tronçons de 4 à 5 millimètres de longueur que l'on porte dans le réactif de Cajal (bichromate de potasse à 3 p. 100, 100 volumes; acide osmique à 1 p. 100, 30 volumes). Il faut au moins 10 centimètres cubes du mélange pour chaque fragment. On laisse ces derniers pendant trois à cinq jours dans le liquide à la température de 25°, puis on les retire et on les porte sur une feuille de papier buvard qui boit l'excès du liquide dont ils sont chargés. Cette opération doit être faite très rapidement. On porte ensuite les pièces dans une solution à 0,75 p. 100 de nitrate d'argent. Il se fait un précipité rouge-brun de chromate d'argent dont on ne doit pas s'inquiéter.

Au bout de deux jours on retire l'un des fragments pour voir si l'imprégnation est réussie. On le plonge pendant un quart d'heure ou une demi-heure dans de l'alcool à 90°, puis on fait des coupes transversales après l'avoir calé dans le microtome de Ranvier avec de la moelle de sureau ou bien avec le mélange de cire et d'huile. On peut aussi inclure les pièces dans la celloïdine mais cela n'est pas nécessaire. Les restes du squelette existant autour de la moelle sont encore le plus souvent à l'état cartilagineux, et on les coupe en même temps que la substance médullaire; s'il s'agit d'un animal plus âgé, à colonne ossifiée, on enlèvera entièrement la moelle du canal rachidien, après qu'un séjour préalable dans le liquide de Cajal des fragments comprenant à la fois la colonne et la moelle, aura mis cette dernière, en la fixant, à l'abri des lésions qu'on lui aurait infailliblement faites en l'enlevant d'emblée.

Les coupes sont reçues dans l'alcool, elles n'ont pas besoin d'être très minces, les ramifications des éléments nerveux se trouvant dans plusieurs plans. On plonge une lame dans le récipient qui les renferme et on attire sur elle quelques coupes que l'on examine à un faible grossissement. Si la réduction de l'argent ne s'est pas opérée on reporte les pièces dans le liquide de Cajal. Si les coupes sont bonnes, on les reporte dans l'alcool où on les reprend sur une lamelle. Celle-ci étant essuyée, on met sur la coupe quelques gouttes d'essence de girofle. Après éclaircissement on remplace cette dernière par du baume au xylol. On ne recouvre pas d'une lamelle, et la préparation est mise à sécher. Il faut éviter soigneusement que les coupes remontent sur le baume et viennent ainsi s'exposer à l'air, elles doivent toujours être recouvertes du milieu conservateur. Lorsque ccelui-ci est sec, on place les lamelles sur les porte-objets en bois à ce destinés et on les y fixe à l'aide de cire à cacheter ou de bandes de papier gommé.

Si l'on veut examiner dans leurs plus fins détails les préparations montées sur la lamelle, avant de les fixer sur le porte-objet de bois, on se servira avec avantage du porte-objet de Cori. La lamelle étant maintenue entre les deux rainures de ce dernier, la préparation peut être observée à un très fort grossissement, la lamelle tournée du côté de l'objectif. On peut choisir ainsi les préparations que l'on veut monter définitivement, et ne garder que les meilleures.

On aurait pu traiter de même des fragments du cerveau, du bulbe olfactif, du cervelet, etc. Dans ce cas, ces parties encore entourées de la pie-mère doivent être enroulées dans une lame de pain azyme mouillée (voy. p. 121) pour protéger leur surface contre le dépôt d'argent.

Sur les coupes de moelle on aperçoit à la périphérie un épais dépôt d'argent formé souvent de cristaux emmêlés ; au centre on voit de très belles cellules nerveuses multipolaires qui se détachent en noir sur le fond clair de la préparation.

On peut suivre très loin leurs dendrites et leur prolongement cylindraxile. Il faut bien savoir que les cellules nerveuses ne sont pas toujours seules imprégnées et que l'on peut trouver à côté d'elles, également teints en noir, des cellules de la

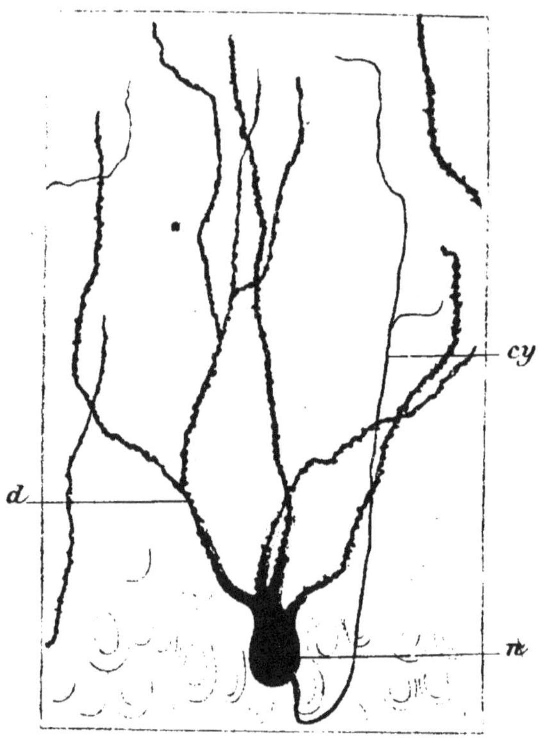

Fig. 94.
Cellule des hémisphères cérébraux de la grenouille
(méthode de Golgi).

n, noyau marqué par une teinte brun clair. — d, dendrites. — cy, cylindraxe.
Stiassnie, ocul. 2, object. 6.

névroglie et même des vaisseaux sanguins coupés sous diverses incidences. Aussi, pour étudier avec fruit les préparations faites par la méthode de Golgi, faut-il parfaitement connaitre au préalable l'histologie du centre nerveux que l'on étudie, et même l'histologie générale qui seule permettra de

reconnaître les éléments étrangers (vaisseaux, cellules connectives, dépôts irréguliers d'argent) qui se rencontrent dans
presque toutes les coupes. On sera étonné du petit nombre de
cellules imprégnées dans l'étendue d'une coupe, alors que,
avec les colorations ordinaires on en distingue toujours plu-

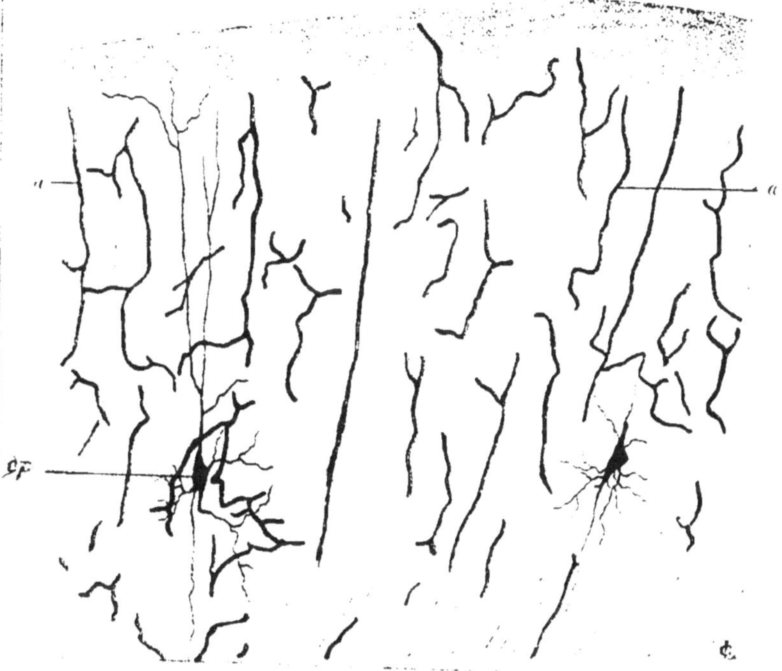

Fig. 95.

Coupe des hémisphères cérébraux du lapin (méthode de Golgi,
imprégnation des vaisseaux).

vv, vaisseaux. — *cp*, cellules pyramidales. Stiassnie, ocul. 2, object. 3.

sieurs et même un grand nombre. La méthode de Golgi ne
colore donc que certains éléments, mais en revanche elle les
dissèque pour ainsi dire, d'une manière admirable, et permet
mieux que toute autre de voir leur forme et leurs connexions.
Comme elle ne colore pas seulement les cellules d'un même
ordre, on peut, en multipliant les examens, arriver à retrouver
par son concours tous les éléments nerveux d'un centre.

Les débutants devront toujours commencer l'étude du système nerveux par d'autres méthodes que celle de Golgi, et n'aborder celle-là que lorsqu'ils auront une bonne instruction histologique générale. On ne saurait imaginer les erreurs que certaines personnes, pourtant instruites en anatomie, sont capables de faire dans l'interprétation des préparations obtenues à l'aide de cette méthode.

Pour étudier les différentes formes de cellules nerveuses, il faudra s'aider dans l'interprétation des coupes, des planches annexées aux mémoires originaux et ne pas trop se fier aux schémas répandus dans les classiques.

§ 2. — NERFS

Les nerfs sont formés par les prolongements cylindraxiles des neurones, réunis en faisceaux plus ou moins volumineux, entourés d'une gaine et munis de vaisseaux propres. Parmi ces prolongements les uns sont entourés d'une gaine de myéline (substance grasse spéciale) et d'une membrane d'enveloppe (membrane de Schwann) : ce sont les fibres nerveuses à myéline ; les autres restent nus, ce sont les fibres de Remak.

Pour étudier les nerfs il faut les dissocier après l'action de divers réactifs afin d'examiner leurs éléments constituants (fibres nerveuses). On doit aussi en faire des coupes transversales sur lesquelles on verra les rapports des fibres avec leur gaine et avec les vaisseaux.

1° Dissociation d'un nerf après fixation à l'acide osmique. — On peut choisir n'importe quel nerf assez mince, mais le meilleur objet d'étude est le sciatique de la grenouille. On le découvre en ayant bien soin de ne pas le léser, puis on place, suivant sa longueur, une tige de bois évidée entre ses deux extrémités. On lie la partie supérieure du nerf sur l'extrémité correspondante du morceau de bois; on en fait autant pour l'extrémité inférieure ; puis, le nerf étant ainsi maintenu dans son état habituel d'extension sans être comprimé grâce à l'évidement du support, on le coupe en dessus et en dessous de ce dernier. On le suspend alors avec le morceau de bois sur lequel il est fixé dans les vapeurs d'acide osmique où on le laisse une heure au moins et douze heures au plus. Au bout de ce temps on le lave soigneusement à l'eau distillée, puis on le coupe en fragments de 1 centimètre environ que l'on soumet à la dissociation par les aiguilles. On obtient d'abord des faisceaux assez volumineux mesurant un quart ou un cinquième du diamètre du nerf. On choisit l'un d'eux que l'on dissocie aussi complètement que possible en réservant les autres pour des préparations ultérieures.

On peut dissocier soit dans l'eau, soit dans la glycérine étendue d'eau. Dans ce dernier cas, pour rendre les préparations permanentes il suffit, après les avoir recouvertes d'une lamelle, de luter les bords de celle-ci à la paraffine et à la cire.

Dans ces préparations on voit très bien les fibres à myéline teintes en noir par l'acide osmique. Elle sont de grosseur très inégale, les plus grosses ayant trois ou quatre fois le diamètre des plus petites. Elles sont cylindriques et présentent, de distance en distance et à des intervalles réguliers, des rétrécissements circulaires *étranglements annulaires* de Ranvier). Chaque fibre présente une partie centrale pâle (cylindraxe) et une écorce fortement colorée en noir (myéline), limitée en dehors par une membrane très mince (gaine de Schwann). La myéline est interrompue de distance en distance par des traits clairs allant de dehors en dedans (incisures de la myéline) qui la divisent en une série de segments cylindro-coniques ou de cornets emboîtés les uns dans les autres. Les incisures ne se voient pas toujours sur toutes les fibres, mais on en trouvera toujours sur certaines de ces dernières. On les voit admirablement sur des coupes longitudinales de nerfs pris dans un tissu injecté par le liquide picro-osmio-argentique, lors même que les nerfs ainsi fixés par ce mélange n'étaient pas tendus. Parfois des tractus noirs traversent comme les dents d'un peigne la ligne claire de l'incisure; peut-être répondent-ils aux interstices des fibres en spirale que GOLGI a décrites à ce niveau.

La myéline se montre d'habitude, en dehors des incisures, sous la forme d'une substance continue et homogène, uniformément teinte en noir par l'acide osmique ; mais dans certains cas elle paraît comme semée de vacuoles claires arrondies et prend un aspect spumeux. Pour la discussion de ces diverses apparences de la myéline voyez KÖLLIKER, *Handbuch der Gewel.* (9e édition.) La gaine de Schwann est très mince ; on la voit surtout au niveau des étranglements annulaires.

Les étranglements divisent la fibre en une série de segments égaux (*segments interannulaires*) et d'autant plus longs que la fibre est plus grosse. A peu près au milieu de chaque segment se trouve un noyau placé immédiatement en dedans de la gaine de Schwann. On le voit bien lorsqu'il se présente de profil, il offre alors la forme d'une lentille plan convexe, dont la convexité déprime en dedans la myéline.

Le cylindraxe se voit malaisément à cause de sa faible réfringence. Pour le bien distinguer il faut colorer la préparation pendant vingt-quatre heures au picro-carmin. Le cylindraxe se reconnaît alors très bien grâce à la teinte rose qu'il prend. Dans les fibres à myéline cassées il se prolonge parfois un peu au delà de la gaine de myéline et se voit très facilement.

2° Examen dans l'eau d'un nerf à myéline vivant. — On enlève le sciatique d'une grenouille qui vient d'être tuée, et on le place sur une lame dans quelques gouttes d'eau. Saisissant alors avec deux pinces les deux branches qu'il présente à sa partie inférieure, on les écarte l'une de l'autre (RANVIER). Quelques fibres sont isolées dans ce mouvement, on recouvre d'une lamelle et on observe.

Chaque fibre paraît formée d'un cylindre présentant un double contour très brillant, produit par la réfringence de la myéline, et un centre plus pâle (cylindraxe). Peu à peu le double contour brillant disparaît et la myéline s'échappe de la fibre au niveau de ses cassures ; en ces points on voit se former des gouttes épaisses qui s'écoulent très lentement en se gonflant dans l'eau et en prenant des formes variées : en larmes, en boyaux, en boules, qui se modifient peu à peu donnant l'apparence d'une sorte de mouvement compliqué (vermiculation de la myéline).

3° Imprégnation des nerfs par le nitrate d'argent. —

C'est un procédé classique indiqué par RANVIER pour l'étude des étranglements annulaires. On peut l'appliquer comme suit : Une grenouille récemment tuée est placée sur le dos. On ouvre son abdomen et on enlève tous les viscères, puis le péritoine, sans léser les nerfs lombaires qui doivent rester en place maintenus tendus par leurs connexions naturelles. On les lave rapidement à l'eau distillée, et on les baigne dans une solution à 1 p. 500 de nitrate d'argent qu'on peut laisser séjourner pendant dix à quinze minutes dans la cavité formée par les parois latérales et dorsales de l'abdomen qui constituent une petite cuvette, dans laquelle sont contenus les nerfs. Au bout de ce temps on lave soigneusement à l'eau distillée, on coupe les nerfs qui sont devenus rigides et on les dissocie dans l'eau ou dans la glycérine, on recouvre d'une lamelle et on observe. On peut aussi déshydrater les nerfs par l'alcool, les éclaircir par l'essence de girofle et monter dans le baume.

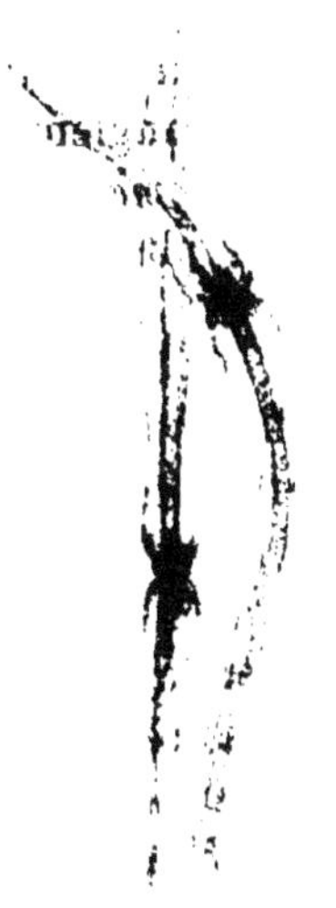

Fig. 96.
Fibres à myéline de la grenouille, traitées par l'azotate d'argent (croix de Ranvier).

Stiassnie, ocul. 2, object. 6.

Les fibres nerveuses sont très pâles ou quelquefois légèrement teintées de brun sur leurs bords. En examinant avec soin on aperçoit de petites figures noires ou brunes en forme de croix courtes, dont la barre longitudinale est égale à peu près à la barre transversale (croix latines de Ranvier). A un fort grossissement on voit que la barre droite de la croix est formée par le cylindraxe. A ses deux extrémités on trouve parfois, mais pas toujours, des traits noirs transversaux, équidistants, dont la teinte va s'affaiblissant à mesure que l'on s'éloigne de la croix et qui disparaissent enfin. Ce sont les stries de Fromann, caractéristiques de l'action du nitrate d'argent sur le cylindraxe.

La barre transverse de la croix est formée par une sorte de virole que le cylindraxe traverse et dont le centre est plus épais que le bord, de telle sorte qu'elle semble formée par l'accolement sur leur grande base de deux troncs de cône courts, d'où le nom de *renflement biconique* sous lequel RANVIER l'a désignée. Toutes les fibres ne présentent pas des figures aussi parfaites que l'on pourrait le désirer, et là comme ailleurs on n'arrive à se faire une bonne idée de la disposition des choses qu'en examinant beaucoup de préparations.

Si dans une région contenant des nerfs, on a fait une injection interstitielle de liquide picro-osmio-argentique, on peut sur les coupes examiner ces derniers. On voit alors la myéline imprégnée en noir avec les incisures, puis le renflement biconique marqué par une barre transversale noire. Il n'y a pas de croix comme lorsqu'on a employé le nitrate d'argent seul.

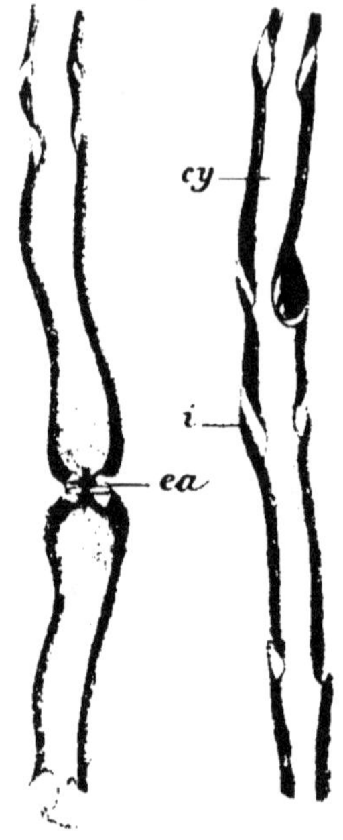

Fig. 97.

Fibres à myéline prises dans une coupe longitudinale d'un nerf de la conjonctive du lapin (injection interstitielle de liquide picro-osmio argentique).

ea, étranglement annulaire. *cy*, cylindraxe. *in*, incisure. Stiassnie, ocul. 2, object. 8.

4° Préparation des fibres spirales au niveau des incisures. — GOLGI a

montré que l'on trouve le long des fibres nerveuses, à des intervalles réguliers, des sortes de petits entonnoirs formés par l'enroulement en spirale d'une fibre extrêmement fine. Ces entonnoirs siègent au niveau des incisures, et ils constituent la charpente de la myéline. Pour les mettre en évidence on choisit le nerf sciatique d'un animal frais, et on le découpe en segments d'un centimètre environ de longueur, que l'on porte dans du liquide de Müller. On les y laisse pendant deux à quarante-huit heures suivant leur grosseur, puis on les immerge dans du nitrate d'argent à 1 p. 100 pendant vingt-quatre heures et plus. On les dissocie ensuite dans l'alcool et on les monte au baume. On voit le long du cylindraxe les entonnoirs formés par les fibres spirales.

5° Préparation des fibres de Remak. — Les fibres de Remak se rencontrent surtout dans les nerfs qui vont aux viscères, que ces nerfs appartiennent d'ailleurs au système cérébro-spinal ou au système sympathique. Le pneumogastrique est très employé pour leur préparation. On prend un fragment de pneumogastrique frais du lapin. On le place sur une lame dans une goutte d'acide osmique, et on l'ouvre rapidement avec des aiguilles afin de le dissocier légèrement. Au bout de dix minutes environ on le lave à l'eau et on poursuit la dissociation mais avec ménagement et sans chercher à isoler entièrement les éléments, parce que les fibres de Remak s'anastomosent entres elles et que l'on romprait leurs branches d'union. On colore vingt-quatre heures au picro-carmin et on monte dans la glycérine.

Au milieu de nombreuses fibres à myéline on distingue des fibres pâles rubanées, légèrement colorées en jaune sale, et que l'on distingue des fibres connectives par leur aspect fibrillaire, par leur coloration (les fibres connectives sont à peu près incolores) et par leurs anastomoses. Ce sont les fibres de Remak. Elles sont munies de noyaux ovales aplatis, très étroitement collés contre la fibre, et que l'on distingue des noyaux conjonctifs par l'absence de tout corps cellulaire autour d'eux. Ils sont en effet absolument soudés à la fibre et entourés seulement d'une couche très faible de protoplasma. La fibre n'a pas de myéline ni de gaine de Schwann.

RANVIER a montré que le bichromate de potasse rend les fibres de Remak variqueuses et vacuolaires ; cette modification se produit aisément lorsque les réactifs arrivent sur un cylindraxe nu ; elle est très marquée au niveau des terminaisons nerveuses où toute gaine manque.

6° Coupes transversales de nerfs. — On choisit un sciatique de grenouille, on le fixe par les vapeurs d'acide osmique, puis on le durcit à la gomme et à l'alcool. On fait les coupes et on les colore par le picro-carmin pendant vingt-quatre heures. On monte à la glycérine et on examine.

Les fibres nerveuses se montrent coupées en travers et avec des diamètres différents. Elles sont entourées par la myéline qui dessine autour du cylindraxe un ou deux cercles noirs emboîtés l'un dans l'autre. On comprend que cette apparence est due à la présence des incisures, l'incisure divisant justement la gaine de myéline en deux moitiés, l'une interne et l'autre externe. Sur certaines fibres, la myéline ne forme pas un cercle ordinaire, mais une série de festons. C'est que la coupe passe alors au voisinage d'un étranglement annulaire où la myéline présente des sillons longitudinaux. Enfin dans certains points on voit autour du cylindre une aire peu colorée qui répond au renflement biconique. Les fibres de Remak se voient sous la forme de petits cercles pâles. La gaine du nerf est formée de lamelles emboîtées les unes dans les autres et soudées entre elles par places. Elles sont colorées en rouge par le picro-carmin.

Le tissu conjonctif intra-fasciculaire se compose de cellules et de fibres. Les fibres sont longitudinales.

7° Préparation de la gaine de Henle des nerfs. — Les plus petits faisceaux nerveux composés d'une seule ou de quelques fibres sont entourés d'une gaine lamelleuse simple, la gaine de Henle.

Pour la préparer il suffit d'imprégner d'argent des nerfs très fins comme les nerfs thoraciques de la souris ou du rat. Après avoir écarté la peau de façon à les tendre entre celle-ci et les parois thoraciques, on les arrose d'eau distillée, puis de la solution de nitrate d'argent à 1 p. 300, et au bout d'une ou deux minutes d'eau distillée qui les lave. On les arrose ensuite d'al-

cool à 90° qui achève de les rendre rigides, et alors seulement
on les coupe pour les éclaircir à l'essence de girofle et les
monter au baume. La gaine de Henle se reconnaît sous la
forme d'un revêtement endothélial tracé à la surface du nerf.

On peut observer de belles gaines sur les nerfs du mésentère, chez les animaux maigres où les nerfs ne sont pas accom-
pagnés de graisse. On imprègne le mésentère tendu suivant le
mode ordinaire, puis on balaie au pinceau l'endothélium de
ses deux faces et on monte dans le baume.

Enfin on voit de très belles gaines de Henle dans les coupes
de la muqueuse conjonctive ou d'autres muqueuses injectées
interstitiellement par le liquide de Renaut. Dans ce cas les
fibres nerveuses étant colorées en noir par l'acide osmique, la
préparation est très démonstrative et l'on voit un espace vide
compris entre la gaine et les fibres.

§ 3. — TERMINAISONS NERVEUSES

On étudie les terminaisons nerveuses à l'aide de méthodes
diverses qui sont : la méthode de l'or, la méthode de Golgi, la
méthode de coloration vitale au bleu de méthylène.

1° Méthode de l'or. — Cette méthode s'emploie suivant
divers procédés ; le meilleur d'après RANVIER est celui du chlorure d'or après le jus de citron (voy. p. 122). On étudiera
surtout par cette méthode les terminaisons motrices dans les
muscles et les terminaisons sensibles dans la cornée.

a. *Terminaisons motrices.* — On choisit de préférence les
muscles de la cuisse ou les muscles intercostaux du lézard, ou
bien le triceps crural du lapin. On coupe de petits fragments
de ces muscles, on les porte dans du jus de citron récemment
exprimé et filtré où on les laisse pendant cinq minutes. Au
bout de ce temps on les lave à l'eau distillée, puis on les me
dans la solution à 1 p. 100 de chlorure d'or dans laquelle ils
restent vingt minutes. On les lave de nouveau à l'eau distillée
et on les porte dans le même liquide additionné de quelques
gouttes d'acide acétique. Au bout de vingt-quatre à quarante-

huit heures, la réduction de l'or est opérée. On dissocie le muscle avec ménagement, et l'on cherche avec un faible grossissement les fibres qui présentent des terminaisons nerveuses. Isolant convenablement ces fibres, on les monte dans la glycérine en préparation persistante.

Les nerfs ont une teinte violet foncé. Les muscles doivent

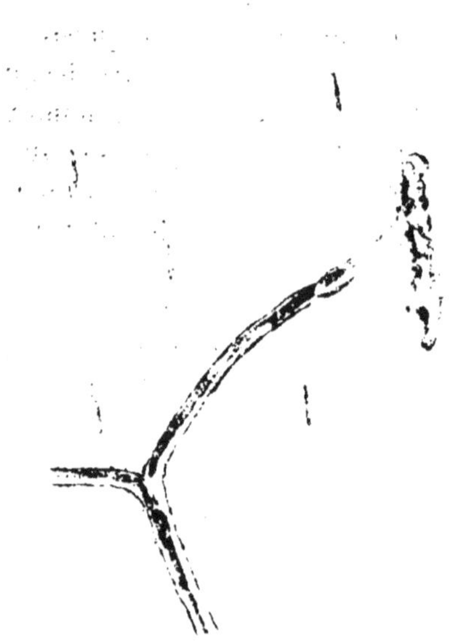

Fig. 98.

Plaque motrice des muscles intercostaux du lézard gris imprégnée au chlorure d'or.

Stiassnie, ocul. 2, object. 5.

être jaunâtres, ou à peine teintés de violet; lorsqu'ils sont entièrement colorés en violet, ce qui arrive quelquefois, les terminaisons nerveuses ne tranchent pas suffisamment sur le fond de la fibre colorée comme elles, et il faut chercher pour les étudier d'autres fibres moins colorées.

Sur les préparations réussies on voit que la myéline est très fortement colorée en violet. Les noyaux des segments interannulaires se voient bien. Au moment où la fibre nerveuse pénètre dans le muscle, sous le sarcolemme, elle perd sa myéline et forme un bouquet dont les fibrilles sont plus ou moins moniliformes ou variqueuses. C'est là un aspect que l'on retrouve toujours sur les terminaisons nerveuses. Il arrive même, comme on le voit souvent dans les préparations faites à l'aide de la méthode de Golgi, que la terminaison ultime d'un nerf semble se faire par des gouttelettes séparées, mais il est tout probable que les gouttelettes en question ne sont que les dernières varicosités de la fibre entre lesquelles manque la substance du nerf qui s'est rompue au moment de leur formation. RANVIER a montré que l'aspect variqueux varie avec la méthode employée, et qu'il est plus marqué lorsque, au lieu de jus de citron, on a fait agir avant le chlorure d'or de l'acide formique.

Les noyaux de l'arborisation terminale sont colorés en violet, ceux qui sont semés dans la substance granuleuse fondamentale noyaux fondamentaux sont le plus souvent réservés en clair.

b. *Terminaisons sensitives dans la cornée.* — On traite une cornée de lapin, de rat ou de grenouille par le jus de citron, puis par le chlorure d'or pendant une demi-heure au moins, on lave à l'eau distillée, et on opère la réduction du métal à l'obscurité dans de l'eau additionnée d'un quart d'acide formique. Au bout de vingt-quatre à quarante-huit heures la réduction est faite. Pour voir la distribution des nerfs dans l'épaisseur de la cornée on prépare des pièces à plat, en enlevant l'épithélium antérieur par un raclage léger. On monte dans la glycérine et on examine les préparations qui montrent les fibres nerveuses sans myéline formant des plexus dans l'épaisseur de la couche lamelleuse de la cornée. De ces plexus partent les fibres terminales qui se rendent dans l'épithélium antérieur. Pour les voir il faut, après traitement et réduction dans l'eau formiquée, durcir la cornée dans l'alcool à 90°, et en faire des coupes minces que l'on montera ensuite dans la glycérine.

c. *Remarques générales sur la méthode de l'or.* — L'imprégnation par le chlorure d'or ne réussit pas toujours et l'on voit nombre de préparations dans lesquelles elle manque tout à fait ou n'est que partielle. En multipliant les essais, on arrivera cependant à obtenir des résultats semblables à ceux qui sont énoncés ci-dessus.

Il faut bien se rappeler aussi que le chlorure d'or n'a pas une action spécifique ne s'exerçant que sur les éléments nerveux exclusivement. Beaucoup d'autres éléments sont aussi colorés par lui en beau violet, comme on l'a vu pour les cellules connectives de la cornée (voy. p. 247). Le débutant ne devra donc pas conclure à la nature nerveuse des parties seulement d'après la coloration qu'elles prennent après l'or, et, pour décider la question, il devra s'aider de la forme et des connexions des éléments en question. Lorsqu'on étudie un organe par la méthode de l'or, il faut avant tout avoir bien présente à l'esprit la notion de la structure de cet organe, telle qu'elle résulte de l'emploi des diverses méthodes de technique qui peuvent lui être appliquées.

2° Méthode de Golgi. — On peut employer la méthode de Golgi pour colorer les terminaisons nerveuses tant motrices que sensitives mais son application ne réussit pas toujours.

Nous donnons ici d'après Fusari et Panasci la méthode qu'ils ont suivie pour l'étude des terminaisons nerveuses dans la muqueuse linguale des mammifères et dans les glandes séreuses qui lui sont annexées.

La muqueuse linguale de la souris, du chat nouveau-né, du chevreau ou du lapin était enlevée avec soin, de façon à ne laisser que quelques fibres musculaires attachées à sa profondeur. Quelques fragments étaient portés dans une abondante quantité du mélange suivant :

> Acide osmique à 1 p. 100. . . . . 1 volume
> Bichromate de potasse à 2 p. 100 . . . 5 volumes

où ils séjournaient un temps variable, de cinq à neuf jours, puis passés dans une solution de nitrate d'argent à 1 p. 100

dans laquelle on les laissait plusieurs jours, jusqu'au moment où l'on avait le loisir de les couper soit à la main, soit au microtome.

Suivant la durée de l'immersion dans le bain osmio-bichromique on obtenait des résultats divers, c'est-à-dire que l'on avait la réaction noire tantôt sur certains éléments nerveux, tantôt sur certains autres. Parfois aussi on obtenait la coloration des vaisseaux et des éléments élastiques du stroma des papilles et du tissu connectif intermusculaire; enfin, les plaques motrices des muscles striés étaient, dans certains cas, admirablement dessinées par la méthode.

3° Méthode au bleu de méthylène (coloration vitale). —

Il existe un bleu de méthylène qui a la propriété de colorer en bleu les cellules et les terminaisons nerveuses (EHRLICH), à la condition expresse d'être mis en contact avec ces éléments lorsqu'ils sont encore vivants. Il doit donc être employé en injections intravasculaires faites sur un animal vivant ou que l'on vient de sacrifier à l'instant même, ou sur des fragments de tissus enlevés immédiatement après la mort ou pendant l'anesthésie. Arrivé sur les éléments nerveux, le bleu de méthylène est réduit et devient incolore; mais, par exposition à l'air, il récupère sa coloration par absorption d'oxygène et donne aux éléments qu'il imprègne une magnifique teinte bleue qui persiste pendant quelque temps puis disparaît si elle n'est pas fixée. Ces notions étaient indispensables à connaître pour comprendre la technique de ce mode de coloration. Il ne faut pas oublier non plus que, comme l'argent dans la méthode de Golgi, le bleu de méthylène ne colore pas toutes les cellules nerveuses, mais seulement quelques-unes d'entre elles dans un centre nerveux donné.

Il y a deux manières d'employer le bleu de méthylène : 1° par application directe; 2° par injection intra-vasculaire.

a. *Procédé par application directe.* — L'objet le plus facile à étudier par ce procédé est la rétine. On prend l'œil d'un animal que l'on vient de sacrifier, on le coupe suivant l'équateur, on enlève soigneusement le corps vitré sans léser la rétine, puis on dépose dans la cupule formée par le fond de l'œil quelques gouttes d'une solution de bleu à 1 p. 1000 dans l'eau salée :

Eau salée à 0.75 p. 100	1 000 grammes
Bleu de méthylène	1 gramme

Au bout de vingt minutes environ on enlève la matière colorante, on lave le fond de l'œil avec un peu d'eau salée à 0.75 p. 100, puis on le découpe en quatre secteurs par des incisions convergeant vers la papille optique. Faisant flotter ces secteurs dans l'eau salée, on arrive en s'aidant d'instruments mousses à en détacher la rétine que l'on reçoit sur un porte-objet, la face externe de la membrane (couche des cônes et des bâtonnets) étant appliquée contre ce dernier. On attend que l'oxydation s'opère et que les cellules bleuissent en laissant la membrane exposée à l'air pendant trois quarts d'heure à deux heures environ ; il faut absolument éviter de la recouvrir d'une lamelle qui empêcherait l'accès de l'air, mais on peut placer au-dessus de la préparation une cloche élevée sur des supports de manière à laisser un libre courant d'air, et à empêcher la chute des poussières. Pour éviter la dessiccation de la préparation, on l'humecte de temps à autre avec un peu d'eau salée.

Lorsque la coloration est produite, ce dont on s'assure en examinant la préparation à un faible grossissement, on peut recouvrir celle-ci d'une lamelle et l'observer dans l'eau salée, mais peu à peu la coloration disparaît.

On rend la préparation permanente en employant le procédé suivant dû à Bethe :

On porte la pièce colorée dans une solution ainsi constituée :

Molybdate d'ammoniaque	1 gramme
Eau distillée.	10 c. cubes
Eau oxygénée	1 —
Acide chlorhydrique pur	1 goutte

Le molybdate d'ammoniaque précipite le bleu de méthylène en lui laissant sa couleur ; de plus, la présence dans le mélange de l'eau oxygénée en fait un oxydant énergique qui, pénétrant dans les tissus, y opère l'oxydation du bleu que l'air n'aurait pas suffi à produire. Le mélange de Bethe est donc un oxydant fixateur et il suffit d'y plonger un organe traité par le bleu pour faire apparaître et fixer ce dernier. Ce mélange doit être fraîchement préparé et aussi froid que possible ; pour cela on peut refroidir le vase qui le renferme dans un mélange de glace et de sel.

Le séjour des pièces dans le liquide de Bethe varie, suivant leur volume, entre deux et cinq heures ; la rétine est généralement fixée en deux heures. La fixation opérée, on lave longuement à l'eau distillée (une demi-heure à deux heures) pour enlever l'excès de molybdate qui serait précipité par l'alcool, puis on déshydrate rapidement les morceaux dans de l'alcool absolu *froid* qui dissout très peu du précipité. On remplace l'alcool par du xylol, puis on monte au baume. On peut même colorer les pièces au carmin après qu'on les a lavées à l'eau, et avant de les déshydrater.

On pourrait de même préparer de minces lambeaux de muqueuse, des glandes étalées en surface et de faible épaisseur, comme les bords du pancréas du lapin, etc.

b. *Procédé par injection intra-vasculaire du bleu.* — On anesthésie un lapin, on place une canule dans l'aorte abdominale (REGAUD), et on injecte dans le bout périphérique une solution concentrée de bleu dans l'eau salée (celle-ci dissout environ 3 à 4 p. 100 de bleu).

La solution doit être soigneusement filtrée.

On en pousse d'abord une petite quantité : 5 centimètres cubes environ ; puis on injecte de nouveau la même quantité au bout de cinq minutes et l'on recommence ainsi trois ou quatre fois de façon à injecter 25 à 30 centimètres en tout. L'animal meurt généralement avant d'avoir reçu cette quantité de solution ; mais s'il ne mourait pas, on le tuerait et on se hâterait d'exposer à l'air les parties que l'on désire étudier. S'il s'agit des yeux, on les enlève et on les ouvre par une section équatoriale, on écarte le corps vitré, en laissant la rétine adhérente au fond de l'œil parce que les capillaires de la choroïde peuvent encore lui céder de la matière colorante (Regaud), on l'humecte d'eau salée, puis on la détache comme il a été dit plus haut.

De même on ouvre la boîte cranienne, le canal rachidien, et on fait dans les centres nerveux qu'ils renferment des incisions profondes de manière à mettre leur épaisseur en contact avec l'air. On enlèvera de même tous les organes dont on voudra se servir; mais il importe d'aller vite, les pièces mises à l'air plus de cinq minutes après la mort sont souvent perdues.

Après l'injection de bleu, on peut traiter les pièces minces (rétine, membranes) comme il a été dit plus haut; s'il agit de pièces épaisses, on peut, après les avoir oxydées et fixées par le réactif de Bethe, les inclure au collodion ou à la paraffine et les mettre en coupes.

Cajal a proposé la modification suivante : Le cerveau ayant été exposé à l'air pendant trois quarts d'heure à deux heures après l'injection et les incisions dont il a été parlé, est débité en tranches minces que l'on plonge dans le réactif de Bethe auquel on ajoute 5 p. 100 d'acide osmique, qui semble rendre le précipité de bleu absolument insoluble dans l'alcool. Après fixation et lavage à l'eau on porte les pièces dans le liquide suivant :

Formol du commerce.	30 c. cubes
Eau distillée	100 —
Chlorure de platine à 1 p. 100	5 —

où elles restent de deux à quatre heures. Le chlorure de platine rend le bleu de méthylène insoluble dans l'alcool, et le formol durcit suffisamment la pièce pour qu'on puisse la couper sans inclusion préalable de la manière qui a été indiquée plus haut (voy. *Coupes après coloration de la substance chromatophile*).

On reçoit les coupes dans l'alcool absolu additionné de quelques gouttes de la solution aqueuse de chlorure de platine, puis on les passe rapidement dans l'alcool absolu pur, on éclaircit par l'essence d'origan et on monte au baume.

L'étude des préparations faites par la coloration vitale au

bleu de méthylène, demande les mêmes connaissances histologiques préalables que la méthode de Golgi, parce que toutes les parties colorées ne sont pas toujours de nature nerveuse, et il arrive souvent que des fibres connectives ou d'autres éléments sont colorés en bleu.

Tous les bleus de méthylène ne conviennent pas pour faire cette coloration. Il faut demander chez Grübler le bleu de méthylène rectifié d'après Erlich pour coloration vitale, ou bien chez Merck à Darmstadt le bleu de méthylène BX.

§ 4. — NÉVROGLIE

La névroglie est une substance de soutien qui existe dans les centres nerveux de l'axe cérébro-spinal exclusivement. Elle consiste en cellules émettant des fibres longues et nombreuses qui forment en s'entre-croisant un fin treillis dans lequel passent les éléments nerveux. Les cellules de la névroglie présentent deux formes principales : la forme épithéliale, qu'elles offrent au niveau des parois du canal épendymaire qu'elles tapissent, et la forme étoilée à nombreux prolongements, qu'elles revêtent dans l'épaisseur des centres nerveux. On les appelle dans ce dernier cas astrocytes.

On étudiera les cellules névrogliques dans des préparations faites par la méthode de Golgi, et dans des dissociations faites spécialement dans ce but.

1° Préparation des cellules névrogliques par la méthode de Golgi. — On sait que les cellules névrogliques sont colorées dans la méthode de Golgi et particulièrement dans les pièces qui ont séjourné peu longtemps (de deux à trois jours) dans le mélange osmio-bichromique. On trouvera donc ces cellules dans toutes les pièces du système nerveux central, et on étudiera leur forme en se servant des dessins fournis par différents auteurs. Cette dernière se reconnaît toujours à ce que la cellule est peu volumineuse et présente une foule de prolongements très fins.

Les cellules épendymaires qui forment une partie importante

de la névroglie montreront mieux leurs connexions sur les jeunes animaux et sur les fœtus. On prend un embryon de poulet de trois à dix jours, on le traite pendant deux ou trois jours par le liquide de Cajal, puis par le nitrate d'argent ; on inclut dans la celloïdine à cause de la fragilité des parties et on fait les coupes. Les cellules épendymaires colorées en noir forment une bordure complète au canal épendymaire ; elles présentent sur leur sommet opposé à ce dernier un long prolongement dirigé radialement, qui traverse toute l'épaisseur de la moelle et vient se terminer à la surface de celle-ci par un petit épanouissement en entonnoir ou pied. Les pieds élargis de ces cellules forment par leur réunion une sorte de membrane limitante analogue à la limitante interne de la rétine.

2° Dissociation des cellules névrogliques. — Ranvier a indiqué le procédé suivant pour obtenir des cellules névrogliques convenablement isolées. Un fragment de moelle de bœuf est fixé dans du liquide de Müller. Au bout de quinze jours on y fait dans le cordon antéro-latéral une coupe grossière qu'on lave à l'eau et qu'on colore pendant vingt-quatre heures dans le picro-carmin. On lave de nouveau à l'eau et on monte la coupe dans une goutte de glycérine. On la recouvre d'une lamelle qu'on soulève et qu'on laisse retomber plusieurs fois, de manière à dissocier la coupe par ces chocs successifs. On voit alors dans la préparation une série de cellules munies de nombreux prolongements et qu'il est aisé de distinguer des cellules nerveuses. Ce sont des cellules plates ou munies de lames entées sur le corps cellulaire dans différentes directions et pourvues d'un noyau uniformément coloré en rouge, tandis que le noyau des cellules nerveuses, plus volumineux, est vésiculeux et clair. Les prolongements sont très minces et d'une épaisseur uniforme au niveau de la cellule et aussi loin qu'on peut les suivre, ce qui les distingue aisément des dendrites. De plus ils ne naissent pas du corps cellulaire par une base plus ou moins élargie, mais ils sont accolés aux bords de la cellule, comme l'a montré Ranvier.

Les cellules névrogliques de l'écorce cérébrale offrent certaines particularités. On les dissocie après l'action de l'alcool au tiers pendant vingt-quatre à quarante-huit heures et on les colore au picro-carmin. Elles sont beaucoup moins nettes que celles de la moelle et ont la forme de petites masses globuleuses d'où partent dans tous les sens des prolongements courts, cassés au voisinage de la cellule. Leur noyau, le protoplasma qui l'entoure et les prolongements qui en partent sont entourés d'une substance granuleuse plus ou moins abondante suivant les hasards de la dissociation, et qui renferme des débris de diverses natures: fragments de prolongements nerveux ou protoplasmiques, de fibres à myéline réunis par une substance cimentante névroglique. C'est cette substance qui s'oppose à la pénétration des injections interstitielles aussi bien dans la substance grise que dans la substance blanche du cerveau (RANVIER). Elle n'existe pas dans la moelle épinière où les éléments de la substance grise, comme ceux de la substance blanche, s'écartent les uns des autres pour donner place à l'injection.

§ 5. — COUPES D'ENSEMBLE DU SYSTÈME NERVEUX

Nous avons déjà indiqué le moyen de faire des coupes du système nerveux soit après le formol, soit après la méthode de Golgi; mais ces coupes étaient plutôt destinées à étudier les détails histologiques de la structure que la topographie des parties dans lesquelles elles étaient faites. Nous indiquerons ici deux autres méthodes qui donnent à ce dernier point de vue d'excellents résultats. Ce sont : 1° les coupes après durcissement dans les sels de chrome et coloration au picro-carmin; 2° les coupes faites d'après la méthode de WEIGERT modifiée par PAL.

1° Durcissement par le bichromate de potasse, coloration au picro-carmin. — Cette méthode est particulièrement recommandable pour la moelle. Voici d'après RANVIER les détails qu'elle comporte. Des fragments de moelle sont sus-

pendus dans une grande quantité de liquide de Müller ou simplement de bichromate de potasse à 2 p. 100 que l'on renouvelle de temps à autre. Le durcissement se produit lentement
et dure des mois ; si l'on est pressé, au bout de deux ou trois
semaines de séjour dans le bichromate, on porte les fragments
de moelle dans une solution à 2 p. 1 000 d'acide chromique,
lequel active le durcissement sans produire alors la rétraction
des éléments qu'il aurait causée si la moelle y avait été plongée
directement. Quelques semaines suffisent pour avoir un durcissement convenable. Du reste, on peut aussi activer ce dernier
lorsqu'on se sert du bichromate seul en mettant le flacon qui
renferme les fragments de moelle dans une étuve à 30° environ.

On juge si le durcissement est suffisant pour permettre de
faire des coupes au microtome de Ranvier, par l'épreuve suivante : On fait à main levée des coupes que l'on porte dans
l'eau. Si elles s'y plissent, le durcissement est insuffisant (la
substance blanche, plus difficile à pénétrer que la substance
grise, se gonfle en effet par l'eau lorsqu'elle n'a pas été suffisamment fixée par le bichromate). En ce cas, on remet la pièce
dans le réactif durcissant. Si au contraire les coupes restent
planes on peut faire les préparations définitivement. On
coupe alors la moelle en fragments de 5 millimètres environ
de hauteur, qu'on lave à l'eau pendant vingt-quatre ou quarante-
huit heures et qu'on porte ensuite dans du picro-carminate
pendant vingt-quatre à quarante-huit heures de façon à les
colorer en masse.

Au bout de ce temps on les lave à l'eau, puis on les passe
dans de l'alcool à 90°. Au bout de vingt-quatre heures, on
monte les fragments dans le microtome de Ranvier en les
calant convenablement dans de la moelle de sureau et l'on fait
des coupes minces que l'on reçoit dans l'alcool. On les éclaircit
ensuite à l'essence de girofle et on les monte au baume. Ces
coupes sont différemment colorées suivant qu'elles proviennent du voisinage de la surface de section ou bien du centre
du fragment, la substance blanche étant toujours moins facilement pénétrable que la grise. Cette différence de coloration

présente même des avantages, en permettant d'avoir des coupes dans lesquelles certaines parties sont mieux colorées.

Dans ces préparations les cellules de la substance grise sont colorées en rose, leurs noyaux en rouge, les cylindraxes sont également teints en rouge, la myéline est incolore. Les cellules sont fréquemment un peu rétractées et laissent autour d'elles un espace clair; dans celles qui ne sont point rétractées, le noyau est vésiculeux, clair et muni d'un beau nucléole, le protoplasma est à peine teint. Les fibres de la névroglie fortement colorées en rouge se voient très bien, elles forment une enveloppe réticulée complète autour de la moelle, elles entourent de même les vaisseaux d'une sorte de manchon et se poursuivent à travers toute l'épaisseur de la moelle. Il n'est pas rare de voir une même fibre entrer en rapport avec deux cellules névrogliques (RANVIER).

Ce mode de préparation peut être aussi employé pour les coupes de cerveau ou de cervelet, mais les résultats sont moins beaux. Les fibres de la névroglie sont beaucoup moins nettes et les cellules nerveuses, beaucoup plus petites que celles de la moelle, sont aussi moins bien conservées et plus difficilement reconnaissables; beaucoup d'entre elles présentent bien la forme pyramidale caractéristique, mais un grand nombre sont remplacées par une grande vacuole dans laquelle est encore contenu leur noyau. Dans les cellules qui ont conservé la forme pyramidale, le noyau est toujours rétracté, revenu sur lui-même et parfois peu facile à distinguer du protoplasma qui l'entoure.

2° Méthode de Weigert-Pal. — Cette méthode, qui colore vivement les gaines de myéline en bleu-noir, est surtout employée pour suivre la marche des fibres nerveuses et pour distinguer celles qui ont subi la dégénérescence. C'est donc plutôt une méthode anatomo-pathologique qu'histologique; nous la citerons cependant en raison de son importance.

Le centre nerveux que l'on veut étudier est durci par le bichromate de potasse ou par la liqueur de Müller, le durcissement étant hâté par le séjour à l'étuve à 30° environ. Les

pièces sont ensuite incluses au collodion et débitées en coupes.
Le collodion a pour but de remédier à la fragilité des coupes
qui risqueraient de se briser pendant le cours des nombreuses
manipulations qu'elles doivent subir. Les coupes sont reçues
dans l'alcool, on les passe ensuite pendant quelques heures
(5 à 6) dans la solution colorante suivante :

Eau distillée	100 c. cubes
Hématoxyline.	1 gramme
Alcool absolu.	10 c. cubes
Solution saturée à froid de carbonate	
de lithine.	5 —

On dissout d'abord l'hématoxyline dans l'eau chaude ; lorsque
cette solution est refroidie on y ajoute l'alcool, puis au moment
de s'en servir seulement, le carbonate de lithine. Lorsque les
coupes sont bien colorées on les lave longuement dans une
solution à 1 p. 100 de carbonate de lithine, puis on les porte
dans un premier bain de différenciation composé d'une solution au quart de permanganate de potasse dans l'eau distillée
(eau 100 ; permanganate de potasse, 0,25) où on les laisse
vingt à trente secondes environ ; la substance grise se colore
et devient jaunâtre. De là on porte les coupes dans un bain
de différenciation dont voici la formule :

Eau distillée.	200
Sulfite de potasse	1
Acide oxalique.	1

L'action de ce bain est très énergique et décolore entièrement
la substance grise, aussi faut-il prendre garde de ne pas pousser
la décoloration trop loin et de ne pas le laisser agir plus de
vingt secondes. C'est un temps très important de la méthode
et qui demande beaucoup d'attention.

Après cette différenciation les coupes sont lavées à grande
eau, puis colorées au picro-carminate pendant vingt-quatre
heures environ, lavées de nouveau à l'eau, déshydratées par
l'alcool à 90 à 95° (mais pas à l'alcool absolu qui dissoudrait le
collodion), éclaircies par un mélange de xylol et d'acide phé-

nique (xylol 3 parties, acide phénique anhydre 1 partie) ou
d'huile d'aniline et de xylol (huile d'aniline 2 parties, xylol
1 partie), puis par du xylol pur et montées au baume. Ce mode
d'éclaircissement est employé pour éviter l'essence de girofle
qui dissout le collodion. On pourrait se servir plus simplement
d'essence de bergamote, laquelle, il est vrai, rétracte un peu.

Dans ces préparations les cellules sont colorées en rose, les
gaines de myéline en bleu foncé. Les cellules sont généralement un peu rétractées.

CHAPITRE IX

CELLULE ET DIVISION CELLULAIRE

Nous ferons entrer ici quelques indications pour l'étude de
la cellule en général, et pour celle de la division cellulaire.

Une règle constante pour ce genre d'études est de prendre
autant que possible pour matériaux de recherches, des animaux chez lesquels les grandes dimensions des cellules en
facilitent considérablement l'examen. Ce sont : en première ligne,
la salamandre terrestre et ses larves ; puis les tritons et leurs
larves ; les batraciens en général, etc.

§ 1. — CELLULE EN GÉNÉRAL

1° Fixation. — Pour l'étude de la cellule il convient d'employer tout d'abord des fixateurs de premier ordre, tels que le
liquide de Flemming fort ou le sublimé, dont nous avons déjà
parlé, auxquels on peut ajouter encore le liquide de Lindsay
et le formol picrique.

a. *Liquide de Lindsay*. — Le liquide de Lindsay est ainsi
composé :

Bichromate de potasse à 2.5 p. 100 . . 70 c. cubes
Acide osmique à 2 p. 100. . . . . 10 —
Chlorure de platine à 1 p. 100 . . . . . 15 —
Acide acétique ou formique . . . . 5 —

Cette formule est donnée d'après BOLLES LEE et HENNEGUY. On ajoute l'acide formique ou acétique au moment de s'en servir. Les pièces après fixation sont lavées à l'eau, incluses dans la paraffine et colorées par les couleurs d'aniline.

b. *Formol picrique.* — On a proposé aussi comme un excellent fixateur un mélange d'acide picrique et de formol. Ce réactif rend les pièces moins cassantes que le Flemming et que le sublimé, de plus il a un grand pouvoir pénétrant. On peut employer la solution suivante (BOUIN) :

```
Formol du commerce . . . . . . . .   10 c. cubes
Solution saturée d'acide picrique dans
    l'eau distillée . . . . . . . . . . .   30   —
Acide acétique glacial . . . . . . . .    2   —
```

Les pièces restent dans la solution de cinq à douze heures, suivant leur épaisseur et leur pénétrabilité. Au bout de ce temps on les porte dans l'alcool à 70° renouvelé fréquemment, jusqu'à décoloration complète. Changer souvent le liquide pour ne pas faire durer trop longtemps la décoloration. On passe ensuite les pièces dans l'alcool à 90°, puis on les inclut à la paraffine. Toutes les colorations sont possibles.

GRYNFELTT a trouvé que les pièces pigmentées (iris) fixées par ce procédé, ou même simplement avec le formol, se dépigmentent plus aisément et d'une façon plus uniforme que celles qui ont été traitées par le liquide de Flemming, ou par le liquide de Müller.

2° Coloration. — Comme moyen de coloration pour les recherches cytologiques, on emploie beaucoup le procédé suivant dû à **M. HEIDENHAIN.**

a. *Hématoxyline au fer de Heidenhain.* — Les pièces fixées par le liquide de Flemming, le sublimé ou d'autres réactifs, sont incluses dans la paraffine et débitées en coupes très minces, de 3 à 6 μ environ. Il importe que leur épaisseur soit très régulière, et pour cela on fait de longs rubans ininterrompus que l'on découpe ensuite en segments de dimensions convenables. Les coupes sont collées sur la lame par le procédé habituel; la paraffine une fois enlevée, et les coupes bien hydratées, on les passe dans un mordant ainsi constitué :

Eau distillée. 100
Sulfate double d'ammoniaque et de sesqui-
    oxyde de fer (alun ferrique) 2,5

où on les laisse pendant six à huit heures environ, puis on les lave à l'eau et on les porte dans une cuvette de porcelaine à rainures contenant la solution colorante. Celle-ci se prépare de la manière suivante : On fait d'avance une solution ainsi composée :

Eau distillée. . . . . 90 c. cubes
Alcool absolu . . . . 10 —
Hématoxyline . . . . 1 gramme

puis au moment de s'en servir on l'allonge de son volume d'eau distillée. C'est dans le bain ainsi dilué que sont placées les lames supportant les coupes. La position verticale qu'elles présentent dans la cuvette est utile en ce qu'elle évite le dépôt à leur surface de précipités qui se forment souvent dans cette solution. On laisse les coupes pendant vingt-quatre à trente-six heures dans le bain d'hématoxyline, puis on les lave à grande eau et on *différencie* la couleur en les plongeant dans la solution d'alun ferrique qui a servi au mordançage. On suit la décoloration au microscope sans recouvrir d'une lamelle et en se servant d'un objectif à immersion dans l'eau. Il faut avoir bien soin, avant d'examiner la coupe, de la laver pour chasser l'alun ferrique qui détériorerait l'objectif et de la couvrir d'eau. Lorsque la décoloration est achevée on lave à l'eau courante pendant quinze à vingt minutes, puis on déshydrate par les alcools successifs, on éclaircit au xylol et on monte dans une petite quantité de baume au xylol. Il faut éviter d'employer pour éclaircir, les essences de girofle, de bergamote, d'origan ou de térébenthine et s'en tenir au xylol.

Cette méthode colore les noyaux en bleu foncé ou noir; les filaments du fuseau et les plaques cellulaires sont également colorés et les centrosomes sont teints en noir intense. C'est généralement pour la recherche de ces derniers que cette méthode est employée. Le protoplasma est incolore ou grisâtre. Du reste la teinte varie suivant l'intensité de la coloration et le degré de la différenciation.

b. *Autres colorants.* — En dehors de l'hématoxyline au fer on emploiera, suivant le fixateur choisi, exclusivement les couleurs d'aniline ou concurremment avec ces dernières l'hématéine et l'éosine, ou bien le carmin aluné et l'éosine. L'étude des préparations doit être faite avec un objectif à immersion.

3° Exemples de quelques préparations cytologiques.

— Nous donnerons ici quelques exemples de préparations cytologiques; chacun en trouvera d'autres dans sa propre pratique.

a. *Mésentère de la salamandre.* — Le mésentère de la salamandre fixé par la liqueur de Flemming et coloré au bleu de méthylène polychrome exactement comme il a été dit page 249, peut servir d'objet d'étude pour nombre d'éléments. On y examinera avec fruit les cellules endothéliales, les fibres musculaires lisses, les vaisseaux sanguins, les globules rouges du sang et les globules blancs tant intra-vasculaires que extra-vasculaires. Des détails suffisants ont été donnés sur ces différents éléments pour qu'il n'y ait rien à ajouter ici.

b. *Cellules épithéliales du rein de la salamandre.* — Le rein fixé par la liqueur de Flemming et inclus à la paraffine est coloré à la safranine et au vert lumière : la striation longitudinale des cellules se voit admirablement. On préparera de

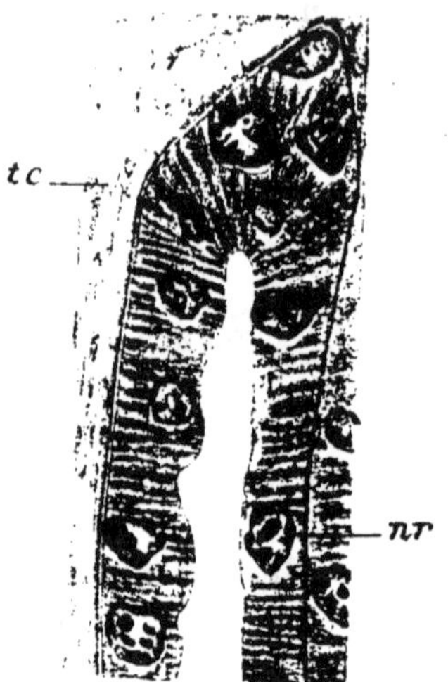

Fig. 99.

Rein de la salamandre (fixation au liquide de Flemming, coloration par la méthode de Benda).

tc, tissu conjonctif. — *nr*, noyau des cellules rénales. Stiassnie, ocul. 2, object. 5.

même avec succès les cellules cylindriques à plateau strié de l'intestin du même animal.

c. Écorce lymphoïde du foie de la salamandre. — Le foie de la salamandre comme celui d'autres Batraciens présente en dessous de son enveloppe péritonéale une couche de globules blancs pressés les uns contre les autres. Ces globules, de grande taille, permettent de voir les sphères attractives sous la forme de petits corps fortement colorés et souvent entourés d'un aster de petite taille. Les sphères attractives siègent surtout dans le protoplasma situé dans la partie concave du noyau généralement courbé en arc ou en fer à cheval.

§ 2. — Division cellulaire

Comme il est difficile de trouver un exemple parfait pour la démonstration de la karyokinèse, on étudiera cette dernière dans plusieurs cas, qui offrent l'avantage de montrer chacun d'une manière particulièrement nette un des côtés de la question. C'est ainsi que l'on verra très aisément le filament nucléaire et ses transformations dans les cellules épidermiques des larves de triton, tandis que les figures achromatiques et les centrosomes devront être recherchés dans les divisions cellulaires des spermatocytes. J'ajouterai, comme particulièrement favorable à l'étude de la division cellulaire, le blastoderme de la seiche.

1° Cellules épidermiques de la queue des larves de triton. — On choisit la queue de préférence à toute autre partie du corps parce qu'elle ne renferme pas de cellules à mucus qui, par leur présence, gênent l'observation des cellules épidermiques. On fixe les larves entières par le liquide de Kleinenberg; puis, après les avoir parfaitement décolorées par l'alcool à 70°, on les met dans l'eau et, se servant de pinces fines et de petits ciseaux, on arrache de grands lambeaux d'épiderme que l'on colore ensuite à l'hématéine et à l'éosine et que l'on monte au baume. On rencontre dans ces préparations de larges espaces dans lesquels les cellules épidermiques restent seules.

En d'autres points il y a un peu de tissu muqueux, mais cela ne gêne en rien l'étude des figures de division que l'on trouve à tous les stades désirables.

On peut aussi fixer les larves par le liquide de Flemming,

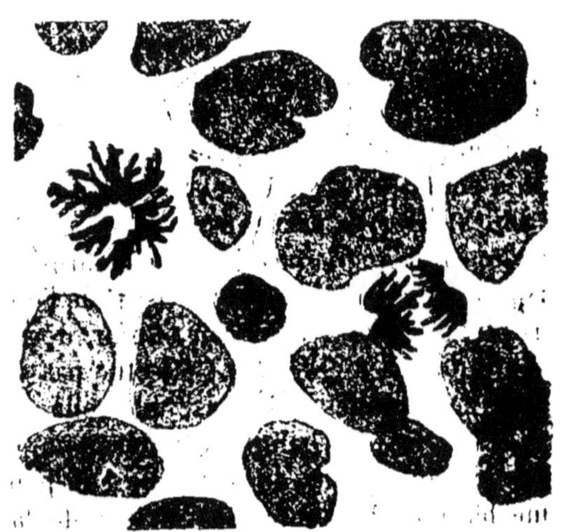

Fig. 100.

Karyokinèse dans l'épithélium de la queue des larves de triton (liquide de Kleinenberg, hématéine, éosine).

Stiassnie, ocul. 2, object. 8.

enlever des lambeaux d'épiderme et colorer au violet de gentiane et à l'orange G ou au bleu polychrome.

2° Division cellulaire dans la spermatogenèse. — On fixe à l'aide du liquide de Flemming des fragments de testicule du rat : par exemple du rat blanc, animal facile à avoir dans les laboratoires. On inclut dans la paraffine et on fait des coupes très minces que l'on colore par la méthode de Flemming, par le bleu polychrome, l'hématoxyline d'Heidenhain, ou mieux encore par la safranine et le vert lumière. On trouve toujours certains points des tubes séminifères dans lesquels les gros spermatocytes sont en voie de division. On reconnaît alors les fuseaux dont les filaments sont colorés en vert. La sphère attractive est assez volumineuse et également colorée en vert.

3° Étude de la segmentation des œufs de seiche. —

Bien que l'exemple que voici ne soit pas fourni par un animal vertébré, il me paraît avoir tant d'avantages pour l'étude de la division cellulaire que je ne puis le passer sous silence. La segmentation de l'œuf de seiche s'effectue dans une lame protoplasmique mince placée au pôle de l'œuf. Le. cellules de segmentation sont très grandes, plates et minces, de sorte qu'il est aisé de les observer par transparence sans être obligé d'y faire des coupes et que la position des figures de division dans un plan perpendiculaire au rayon visuel de l'observateur rend ces figures très faciles à bien voir. Enfin, dernier détail de grande importance. la division ne s'effectue pas simultanément dans toutes les cellules à la fois, mais elle commence toujours à un des pôles du champ blastodermique et marche régulièrement vers l'autre pôle, de sorte que l'on peut trouver dans un même blastoderme toutes les phases de la division cellulaire régulièrement échelonnées les unes après les autres.

Voici comment on prépare les blastodermes. Les œufs sont dépouillés de leur enveloppe noire; on porte dans un mélange à parties égales de liquide de Kleinenberg et de bichromate de potasse à 2, 5 p. 100, le globe de l'œuf parfaitement clair et transparent. Sous ce mélange on coupe l'œuf suivant l'équateur; le chorion se durcit rapidement. On le saisit avec des pinces fines et on l'enlève de la moitié de l'œuf portant le blastoderme (hémisphère pointu), puis, se servant de la spatule de platine, on se hâte de porter cet hémisphère blastodermique dans la liqueur de Kleinenberg pure. Au bout de deux heures, à l'aide de la pointe de la spatule de platine, on détache le blastoderme du vitellus, ce qui est assez facile. on le met dans l'alcool à 70° et on fait les lavages nécessaires. On colore ensuite ces blastodermes soit à la safranine, soit au carmin boracique, soit à l'hématoxyline de Kleinenberg.

Cette dernière solution se prépare ainsi : On fait une solution concentrée d'hématoxyline dans l'alcool absolu. Cela donne un liquide brun acajou foncé. D'autre part on prépare d'avance une solution saturée à froid de chlorure de calcium et d'alun dans l'alcool à 70°. Lorsqu'on veut préparer le liquide colorant, on filtre quelques centimètres cubes de cette dernière solution auxquels on ajoute six ou huit fois leur volume d'alcool

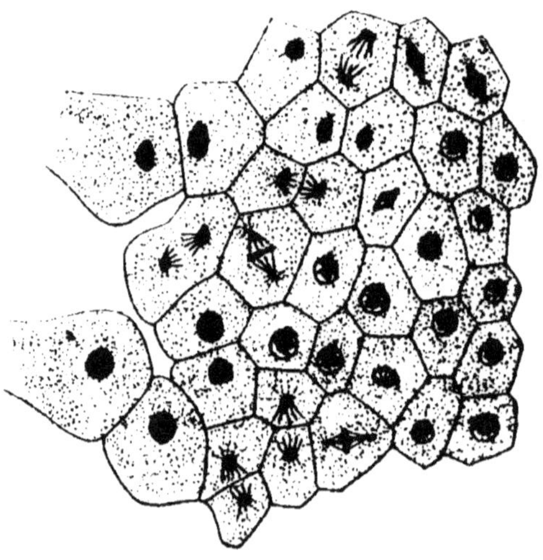

Fig. 101.

Blastoderme de seiche en segmentation.

à 70°. C'est ce liquide qui va former le fond du bain colorant, qu'on achève de préparer en y ajoutant quelques gouttes de la solution alcoolique d'hématoxyline, de manière à avoir une belle teinte bleu-violet peu foncé. Si la teinte était rouge, il faudrait rejeter ce bain et en préparer un autre. Les blastodermes sont plongés dans cette couleur pendant quelques heures, puis portés dans de l'alcool à 70° légèrement acidulé à l'acide chlorhydrique (0.5 p. 100 qui fixe plus particulièrement la couleur sur les éléments nucléaires. Dès qu'ils deviennent rouges il faut se hâter de les retirer de ce liquide pour les laver longuement à l'alcool à 70° pur. Il importe de bien surveiller ce temps de la coloration pour ne pas trop décolorer, puis de bien laver à l'alcool à 70° renouvelé pour enlever toute trace d'acide, sans quoi les préparations se décoloreraient à la longue. On déshydrate ensuite complètement, on éclaircit à l'essence de girofle et on monte dans la résine dammar. Ce mode de coloration est extrêmement précieux; en effet, le bain colorant étant alcoolique, les pièces une fois fixées n'ont pas à subir une hydratation et une déshydratation successives, qui peuvent les altérer plus ou moins. Les figures de division sont très nettes; les sphères attractives sont fortement colorées en bleu, il est très facile de suivre leur dédoublement et leur marche autour du jeune noyau, puis de les voir devenir les pôles d'un nouveau fuseau, comme je l'ai décrit l'un des premiers en 1888.

J'ai fait représenter ici le bord d'un blastoderme vers la fin de la segmentation pour montrer la richesse et la diversité des stades de karyokinèse. Dans ce cas la segmentation est trop avancée pour présenter la régularité dans sa marche qu'elle offre à ses débuts, mais le nombre et la diversité des figures karyokinétiques répandues sur un faible espace rend les préparations très instructives.

CHAPITRE X

SYSTÈME VASCULAIRE

Le système vasculaire comprend deux grandes divisions le système vasculaire sanguin et le système vasculaire lymphatique. Le premier forme un cercle complet partant du cœur et y revenant. Le second est constitué par un système de tubes aveugles, étendus dans tout l'organisme et qui viennent se jeter dans le système veineux. Il a été comparé à cause de cela à une immense glande en tube ramifié, dont le canal excréteur viendrait s'ouvrir dans la veine cave supérieure (RANVIER).

Nous examinerons : 1° le système vasculaire sanguin; 2° le système lymphatique, ses ganglions, la rate et le thymus.

§ 1. — Système vasculaire sanguin

Ce système comprend le cœur et les vaisseaux artériels, capillaires et veineux. Les procédés employés pour l'étude du cœur ont été indiqués à propos du tissu musculaire. On indiquera seulement ici les méthodes propres à la préparation des vaisseaux, autres que celle des injections qui a été exposée antérieurement. Disons encore, une fois pour toutes, que l'on ne saurait étudier un organe sans avoir injecté son système vasculaire. Les injections vasculaires permettent de connaître a distribution des vaisseaux. Les méthodes indiquées ci-dessous font connaître leur structure et les aspects qu'ils offrent après les divers réactifs. C'est une donnée très importante pour permettre d'analyser ensuite convenablement les organes dans lesquels ils entrent pour une si grande part.

Nous étudierons d'abord les capillaires, puis les artères et les veines.

1° Capillaires de l'épiploon, fixation à l'acide osmique. —On tue un lapin (un animal maigre est nécessaire) on ouvre le ventre avec précaution de façon à ne pas répandre de sang, qui souillerait la masse intestinale et l'épiploon. On tire l'épiploon au dehors et l'on en tend quelques portions renfermant des vaisseaux, sur les anneaux d'Eternod. Il faut avoir bien soin de ne couper l'épiploon que lorsque les anneaux sont en place et le maintiennent tendu. On porte alors rapidement les anneaux et la membrane qu'ils tendent dans une boîte de verre contenant quelques centimètres cubes d'acide osmique. La membrane doit être en contact avec ce dernier par ses deux faces. Au bout de vingt minutes on retire le couple d'anneaux de l'acide osmique et, sans les séparer l'un de l'autre, on lave complètement la membrane à l'eau distillée. Ceci fait, on porte le tout dans de l'alcool à 90° qui rend la membrane entièrement rigide. Au bout de quelques heures on peut séparer les anneaux l'un de l'autre : l'épiploon abandonné à lui-même reste plan et tendu. On sépare ses deux feuillets et l'on a ainsi de grandes lames minces dans lesquelles on voit aisément à un faible grossissement les vaisseaux avec leurs boucles terminales

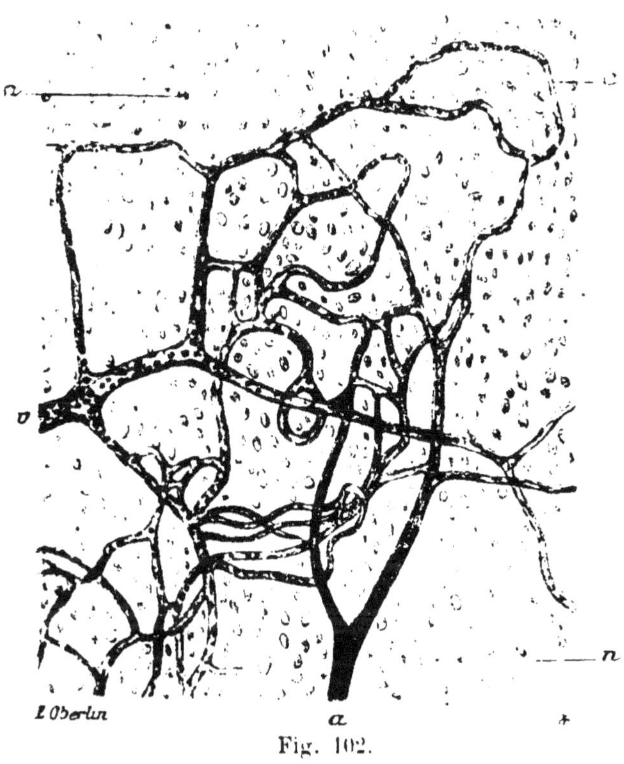

Fig. 102.

Réseau capillaire terminal dans l'épiploon de lapin adulte tendu par l'acide osmique, coloration par l'hématéine et l'éosine.

a, capillaire artériel. — v, capillaire veineux. — c, capillaire. — n, noyaux de l'épiploon. Stiassnie, ocul. 2, object. 5,

telles que les a décrites RANVIER. On choisit un point où se trouvent ces dernières, puis on hydrate la préparation, on la colore à l'hématéine et à l'éosine alcoolique, et on la monte dans la résine dammar.

A un faible grossissement on voit deux troncs principaux :

l'un, plus étroit, qui est le prolongement d'une artériole (capillaire artériel); l'autre plus large (capillaire veineux), entre lesquels s'étendent de nombreux capillaires plus étroits, recourbés en anses. De telles figures sont très propres à donner une bonne idée de la manière dont est constitué un système capillaire, qui est ici réduit à une grande simplicité, et par suite très facile à suivre.

Le fond de la préparation est semé de noyaux violets qui appartiennent soit au tissu conjonctif formant la trame de l'épiploon, soit à l'endothélium qui revêt ses deux faces.

Sur de telles préparations il est facile de voir la structure des capillaires. Ce sont des tubes à paroi très mince dans l'épaisseur de laquelle se voient des noyaux (noyaux endothéliaux *e*, fig. 103). A la surface externe du tube sont appliqués des noyaux appartenant à des cellules conjonctives qui forment un revêtement au capillaire *périthé-*

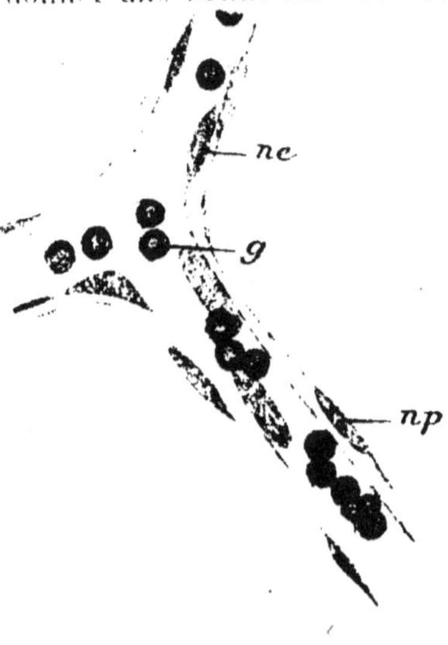

Fig. 103.

Capillaire sanguin (portion du réseau précédent vu à un plus fort grossissement).

g, globule rouge. — *np*, noyau du périthélium. — *nc*, noyau de l'endothélium. Stiassnie, ocul. 2, object. 8.

lium d'Eberth p. fig. 103). Dans l'intérieur du capillaire se voient les globules rouges colorés par l'éosine tantôt de forme normale, tantôt hérissés d'épines par suite d'un commencement de déformation.

2° Imprégnation des capillaires au nitrate d'argent. — On anesthésie profondément une grenouille. On découvre son cœur en évitant de produire des hémorragies, on attire la pointe du cœur en dehors, et on la tranche d'un coup de

ciseau. Le cœur continue à battre et le système vasculaire se
vide. On place alors une canule dans le ventricule en dirigeant
son extrémité vers l'aorte dans laquelle il n'est pas difficile de
la faire pénétrer. On lie le tronçon du cœur sur la canule et
on pousse une certaine quantité de liquide
de Renaut. L'animal est ensuite plongé
en entier dans l'alcool à 90°.

On pourrait de même, après avoir anes-
thésié un cobaye ou un lapin, lui ouvrir
une carotide et, après l'hémorragie, placer
dans le bout central de ce vaisseau une
canule par laquelle on pousserait une
injection du liquide ci-dessus indiqué.
L'animal entier ou certains de ses organes seraient ensuite placés dans l'alcool
à 90°.

Au bout de vingt-quatre heures on
prend le mésentère des animaux ainsi
traités, ou bien l'enveloppe fibreuse du
rein, ou toute autre partie mince, on la
monte dans la résine dammar et l'on
observe les vaisseaux qu'elle contient. On
voit ceux-ci admirablement nets se détacher en brun plus ou moins foncé sur le
fond jaune pâle de la préparation. On
distingue à un fort grossissement les contours des cellules endothéliales des capillaires imprégnés en noir par l'argent.
Pour que l'imprégnation soit bonne et la
figure démonstrative, il importe que les
capillaires aient été distendus par l'injection et qu'ils ne soient pas placés dans

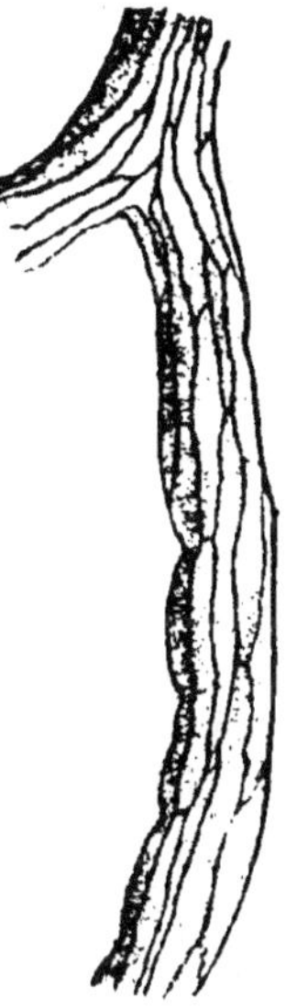

Fig. 104.
Capillaire sanguin
de la capsule du
rein du lapin, in-
jecté par le liqui-
de picro-osmio-
argentique, im-
prégné par l'ar-
gent monté au
baume.

Stiassnie, ocul. 2,
object. 8.

une membrane chiffonnée et revenue sur elle-même, mais
bien tendue de la manière naturelle.

3· Artérioles et veinules. — Dans ces mêmes préparations
on peut observer des artérioles et des veinules dans lesquelles

on voit non seulement les traits noirs limitant les cellules endothéliales, mais encore ceux qui existent entre les cellules musculaires lisses de la paroi. C'est ainsi que l'on obtient des figures semblables à celle ci-jointe et qui appartient au mésentère de la grenouille. On voit les cellules endothéliales étroites et allongées en forme de fuseaux et, transversalement à elles, les figures également fusiformes des fibres lisses. Dans la préparation représentée ici, quelques cellules endothéliales ont été imprégnées positivement et forment des fuseaux rouge-brun dirigés dans le sens de l'artériole.

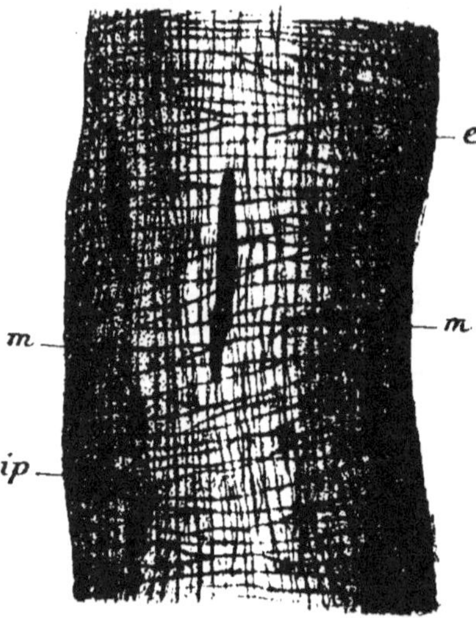

Fig. 105.

Artériole du mésentère de la grenouille imprégnée par l'azotate d'argent.

mm, contour des cellules musculaires. — *e*, cellules endothéliales. — *ip*, imprégnation positive d'une cellule endothéliale. Stiassnie, ocul. 2, object. 5.

La distinction entre les artérioles et les veinules préparées de cette manière est assez délicate. Voici quelques caractères qui permettront de la faire. En général, les veinules sont plus larges que l'artère à laquelle elles répondent et leur endothélium est formé de cellules plus courtes, moins fusiformes et plus régulièrement polygonales. Cependant, comme il faut bien se rappeler que la forme d'une cellule endothéliale varie beaucoup suivant l'état de tension de la surface sur laquelle elle repose, on comprend que ce caractère est assez difficile à apprécier toujours convenablement. Dans les veinules, le revêtement de fibres lisses est souvent moins régulier que dans les artérioles, quelques fibres ne sont pas transversales mais obliques.

Il ne faut pas colorer à l'hématéine ou au carmin les lames minces contenant des vaisseaux et préparées comme il vient

d'être dit, parce que les nombreux noyaux du stroma ou de
l'endothélium de revêtement, s'il y en a un, mis en évidence
par la coloration, compliqueraient la préparation et en ren-
draient l'observation difficile. Il faut se contenter de colorer
les coupes minces faites dans des organes après l'injection
sus-indiquée. On rencontre alors dans certaines coupes des
artérioles dont la paroi musculaire est très facile à étudier,
les fibres lisses ayant à la fois leurs contours marqués par
l'imprégnation et leurs noyaux colorés.

4° Coupes d'artères et de veines. — Les artères et les
veines de moyen calibre peuvent être fixées à l'aide de n'importe
quel fixateur. Le mieux est de les prendre sur un animal très
frais, de les ouvrir par une section longitudinale, et de les tendre
à l'aide d'épingles sur un cadre de liège. Une fois la fixation
faite, on les inclura dans la celloïdine ou dans la paraffine,
en se rappelant toutefois que les grosses artères sont difficiles
à pénétrer par ce réactif, et on colorera les coupes comme on
le voudra, en tenant compte du fixateur choisi.

Le procédé classique pour la confection des coupes d'artères
est beaucoup plus simple : nous le donnons en détail d'après
RANVIER. Une artère ouverte et tendue sur un cadre de liège est
mise à sécher suspendue au-dessus d'une étuve ou à l'air libre.
Au bout de quelques heures la dessiccation est suffisante et
l'artère détachée de son cadre est devenue rigide. On l'insère
alors dans une fente pratiquée sur un bouchon de liège très
fin et sans défauts, en la plaçant de la manière convenable
pour que le rasoir en fasse des coupes bien orientées en long
ou en travers. Le bouchon étant tenu de la main gauche on
pratique une première coupe à l'aide d'un rasoir à trempe dure,
sec. Cette première coupe a pour but de faire une surface de
section nette. Appuyant alors le plat de la lame du rasoir sur
l'une des moitiés du bouchon, on déprime un peu sa surface
et, glissant sur elle comme point d'appui, on fait une coupe de
l'artère aussi mince que possible. On fait de suite deux ou trois
coupes minces, puis on fait une nouvelle surface de section
après laquelle on recommence des coupes et ainsi de suite.

Les coupes reçues sur le rasoir sec sont portées sur une feuille de papier. On choisit les meilleures et on les met dans l'eau où elles se gonflent et deviennent plus épaisses. On les colore au picro-carminate et on les monte dans la glycérine formiquée à 1 p. 100. Le tissu musculaire est rouge sang, le tissu connectif rose et les fibres élastiques sont d'un jaune vif.

Dans les coupes d'organes on distinguera les artères de petit calibre des veines de même dimension, aux caractères suivants : les artères ont leurs tuniques musculaire et connective bien nettement distinctes l'une de l'autre et ne se confondant pas; de plus elles possèdent en général une épaisse lame élastique interne, placée à la limite de la couche moyenne et de la couche interne et qui, sur les coupes transversales, forme des festons saillants à l'intérieur de la lumière des vaisseaux. Ces festons repoussent au-devant d'eux les noyaux de l'endothélium et de la couche conjonctive mince qui forme l'endartère. Dans les veines, la lame élastique interne est mince, souvent discontinue, et la couche musculaire est formée de faisceaux de fibres lisses quelquefois écartés les uns des autres et entre lesquels peuvent se glisser des lames conjonctives assez épaisses.

5° Développement des vaisseaux sanguins. — Nous indiquerons deux exemples pour l'étude de ce développement :

a. *Développement des vaisseaux dans la queue des larves de batraciens.* — Sur des queues de tritons ou de têtards, préparées comme il est dit page 231, il est facile de voir les *pointes d'accroissement* et de suivre à des âges successifs le développement des vaisseaux. Si l'on veut se débarrasser de l'épithélium cutané qui gêne un peu l'observation, on fixera les larves dans de l'alcool au tiers salé : alcool à 90°, 1 volume ; eau salée à 1 p. 100, 2 volumes (RANVIER). Ce réactif permet de balayer l'épithélium et il conserve en même temps l'intégrité des globules rouges, ce que ne fait pas l'alcool au tiers ordinaire, lequel dissout l'hémoglobine et fait même disparaître le stroma des globules rouges (RANVIER). On colore ensuite au picro-carminate ou à l'hématéine et l'éosine et on monte à la glycérine ou au baume.

b. *Développement des vaisseaux dans l'embryon de poulet.* — Ce développement peut se suivre très aisément sur des blastodermes de vingt-quatre à quarante-huit heures fixés par la liqueur de Kleinenberg, colorés au carmin boracique et montés entiers dans la résine dammar (voy. p. 188 pour le mode de préparation. Pour les détails de ce développement, consultez : VIALLETON. *Développement des aortes chez l'embryon de poulet*, Journal de l'Anat., 1892, t. XXVIII.

§ 2. — SYSTÈME LYMPHATIQUE

Le système lymphatique est formé de vaisseaux de deux ordres. Les uns, *capillaires lymphatiques*, irréguliers, formés d'une simple paroi endothéliale, ne présentent pas de valvules. Ils prennent leur origine dans le tissu conjonctif par des tubes en cul-de-sac qui s'anastomosent bientôt entre eux et forment un vaste réseau se continuant dans les tubes de l'autre ordre, *lymphatiques vrais* (RANVIER). Ceux-ci sont munis de valvules, leur paroi endothéliale se double d'une couche musculaire et ils constituent les canaux isolables que l'on injecte au mercure dans les recherches d'anatomie descriptive. Sur le trajet des lymphatiques sont placés des organes, ganglions lymphatiques, follicules clos, qui interrompent leur cours. On indiquera la manière d'étudier ces organes et, en même temps, celle de préparer la rate et le thymus qui présentent tant d'analogies avec eux.

1° Préparation des capillaires lymphatiques. — Il y a deux manières principales de préparer ces vaisseaux : *a.* par injection de nitrate d'argent ; *b.* par injection de bleu de Prusse.

a. Injection au nitrate d'argent. — On emploiera la solution picro-osmio-argentique de Renaut. Celle-ci étant placée dans une seringue de Pravaz munie de son aiguille, on piquera le point dans lequel on voudra injecter les lymphatiques — par exemple le péricarde, le péritoine ou une capsule d'organe quelconque — en tenant la seringue très obliquement de façon à ne pas pénétrer dans la profondeur des parties mais à rester bien dans l'épaisseur de la séreuse ou de la capsule. On pousse alors doucement l'injection, il se fait une boule d'œdème de laquelle on voit partir des traînées de liquide jaune qui filent en divers sens : ce sont les lymphatiques qui s'injectent. Parfois la boule d'œdème se tend sans qu'il en parte des fusées d'injection, on recommence alors sur un autre point et, après quelques essais semblables, il est rare que l'on n'obtienne pas de capillaires lymphatiques injectés. On place l'organe ou la portion d'organe injecté dans l'alcool à 90°, que l'on renouvelle souvent pour enlever l'acide picrique, on enlève ensuite la membrane dans laquelle on suppose l'injection faite, on la déshydrate complètement par l'acool, on l'éclaircit à l'essence de girofle et on la monte au baume.

A un faible grossissement on distingue aisément le réseau lymphatique qui est caractérisé par l'inégalité de calibre de ses vaisseaux dont beaucoup sont renflés en ampoule. A un fort grossissement on voit que les cellules endothéliales ont un contour à grandes sinuosités.

Ce procédé permet de bien voir les vaisseaux lymphatiques et de les reconnaître à leurs caractères principaux (grosseur, inégalité du calibre, endothélium en feuille de chêne); il faudra toujours avoir ces caractères présents à l'esprit pour éviter des confusions, car il peut arriver dans des organes très vasculaires que l'on injecte en même temps par ce procédé une portion du système sanguin. On la reconnaîtra au calibre uniforme ou bien irrégulièrement croissant ou décroissant de ses vaisseaux et à l'endothélium non festonné. Cependant ce dernier caractère n'est pas absolu, car des capillaires sanguins revenus sur eux-mêmes peuvent avoir un endothélium plus ou moins festonné et l'appréciation de la vraie nature de cet endothélium est alors très délicate.

Le procédé d'injection au nitrate d'argent, très bon pour donner une idée histologique des capillaires lymphatiques, est quelquefois insuffisant pour étudier ces vaisseaux sur de grandes surfaces comme on doit le faire pour reconnaître leur disposition dans un organe. On emploie alors les injections au bleu de Prusse.

b. *Injections au bleu de Prusse.* — On utilise la masse au bleu indiquée à propos des vaisseaux sanguins, ou même simplement la solution aqueuse du bleu, sans gélatine. On pique comme nous l'avons dit à propos de l'injection à l'argent et on remplit les lymphatiques par l'intermédiaire d'une boule d'œdème. Lorsque l'injection est faite, on porte les pièces dans le liquide de Müller où elles se durcissent et où le bleu se fonce un peu. On y fait ensuite des coupes ou bien on enlève des lambeaux minces que l'on éclaircit à l'essence de girofle et l'on monte dans le baume.

On voit un réseau bleu présentant des renflements monili-formes sur le trajet des vaisseaux et répondant absolument par sa forme à celui que l'on obtient à l'aide du procédé indi-qué plus haut.

L'interprétation de ces préparations est assez délicate, car peut se produire des ruptures et l'injection peut se répandre dans des interstices que l'on décrira ensuite par erreur comme des lymphatiques. Pour arriver à des résultats certains, il faut combiner les deux méthodes : celle au bleu de Prusse, qui permet de mieux préparer l'ensemble du réseau, et celle au nitrate, qui permet, en reconnaissant l'endothélium, de s'assurer de la réalité de l'existence d'un lymphatique au point en question. En effet, l'endothélium fait toujours défaut au niveau des simples interstices qui, du reste, présentent en outre sur la coupe une forme triangulaire ou étoilée et jamais ampullaire.

c. *Capillaires lymphatiques des batraciens.* — Les capillaires lymphatiques ont chez les batraciens une forme particulière; ils sont constitués par des tubes de calibre régulier, munis de petites pointes latérales.

On les observe aisément dans la queue des têtards. Une queue de têtard étant fixée par du liquide de Flemming faible de la formule suivante :

Acide osmique à 1 p. 100.	10 c.	cubes
— chromique à 1 p. 100.	10	—
— acétique à 1 p. 100	10	—
Eau distillée.	70	—

puis lavée soigneusement à l'eau, on enlève l'épiderme sur une de ses faces, on colore à l'hématéine (la coloration est assez longue à se produire) et à l'éosine, puis on monte dans le

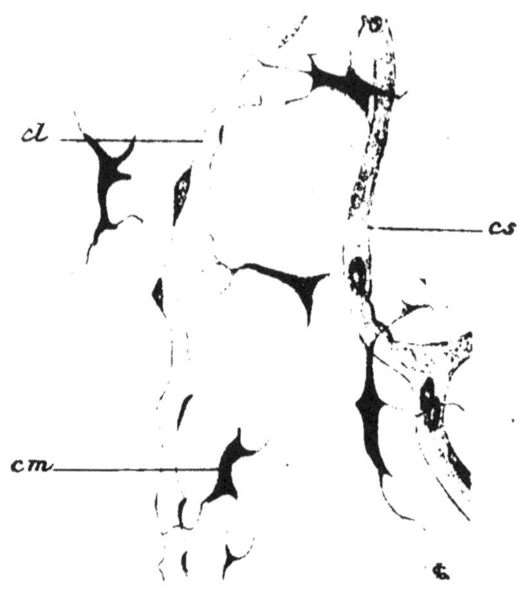

Fig. 106.

Capillaire lymphatique de la queue du têtard (liquide de Flemming, hématéine, éosine).

cs, capillaire sanguin. — cl, capillaire lymphatique. — cm, cellule du tissu muqueux. Stiassnie, ocul. 2, object. 6.

baume. On voit les lymphatiques sous la forme avec laquelle ils ont été représentés dans la figure 106.

2° Préparation des lymphatiques valvulés. — Il est bon d'avoir des préparations histologiques montrant les lymphatiques valvulés, mais ces préparations sont assez difficiles à faire parce que ces vaisseaux sont souvent plongés au sein de la graisse dont il n'est pas aisé de les distinguer.

Un bon procédé consiste à employer le mésentère de jeunes animaux maigres ou de fœtus déjà assez développés, et chez

lesquels la graisse est encore peu abondante. On prend un
fœtus de cobaye d'assez grande taille mais chez lequel les poils
n'ont pas encore apparu. On ouvre avec précaution la
cavité abdominale et on tend le mésentère avec des épingles
piquées dans l'intestin, puis on porte le tout dans le liquide de
Müller osmiqué. Au bout de deux ou trois jours on détache le
mésentère de la colonne vertébrale et on le découpe au ras de
l'insertion de l'intestin. On garde de cette façon la plus grande

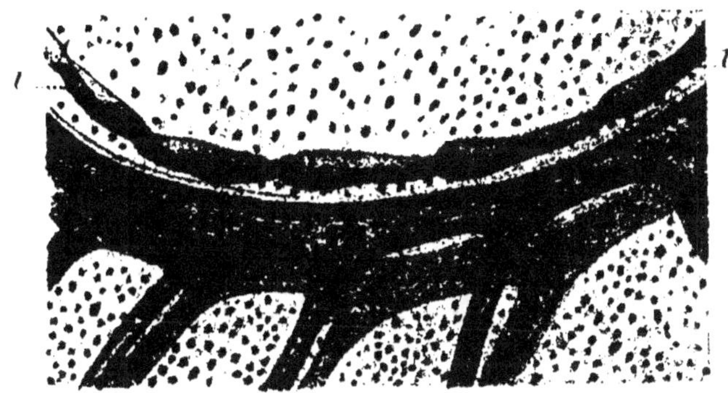

Fig. 107.

Lymphatique valvulé du mésentère de fœtus du cobaye (préparation indiquée page 371).

l, lymphatique. Stiassnie, ocul. 1, object. 3.

partie du cercle anastomotique formé par les branches des
artères mésentériques. On lave à l'eau, on colore à l'hématéine et à l'éosine et on monte dans la résine dammar. En
dedans du cercle vasculaire on voit des lymphatiques valvulés
très nets, dont la disposition des valvules au confluent de
plusieurs troncs est parfois très remarquable.

On réussirait de même la préparation avec n'importe quel
fœtus dont les vaisseaux mésaraïques ne seraient pas accom-
pagnés de trop de graisse.

3º Coupes. — Pour faire des coupes du canal thoracique RAN-
VIER conseille de découvrir ce canal chez le chien, de le dissé-

quer soigneusement en liant ses deux extrémités pour que la
lymphe qu'il renferme, le maintenant distendu, facilite l'opération, puis de l'enlever et enfin de l'insuffler en mettant une
canule dans son extrémité postérieure, et en ouvrant l'extrémité antérieure. Lorsque l'air l'a gonflé, on ferme avec une
ligature son extrémité antérieure, puis l'extrémité postérieure,
et on le suspend pour le faire dessécher. On y pratique des
coupes comme pour les veines, on les colore au picro-carminate et on les monte dans la glycérine formiquée.

4° Ganglions lymphatiques. — Pour le mode de préparation des ganglions lymphatiques voir ce qui a été dit pour

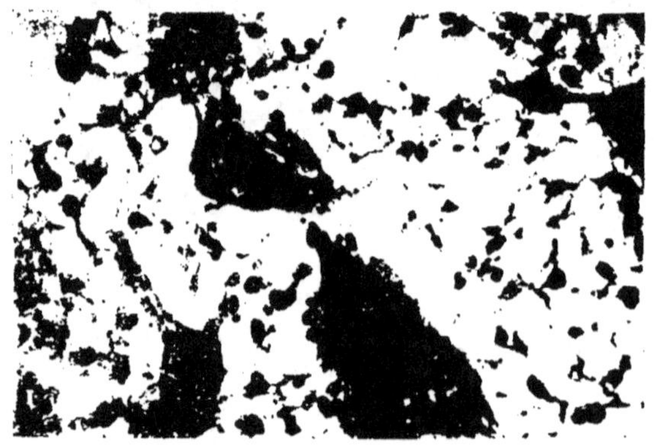

Fig. 108.
Ganglion lymphatique traité par l'injection interstitielle de liquide
de Renaut, tissu réticulé. (Photographie.)

le tissu réticulé page 244. On fixera en outre quelques ganglions à la liqueur de Flemming et, après les avoir débités en
coupes très minces (inclusion à la paraffine), on les colorera
par la safranine et le vert lumière pour chercher les figures
de division au sein des follicules.

5° Rate. — La rate est très voisine par certains points de
sa structure des ganglions lymphatiques. Elle comprend,

comme ces derniers, des follicules arrondis appendus aux
branches artérielles (*corpuscules de Malpighi*) et des *cordons
pulpaires* formés par du tissu réticulé renfermant de nombreuses cellules lymphatiques, qui s'étendent entre les cloisons connectives de la rate d'une part et les corpuscules de
Malpighi. Entre ces cordons pulpaires circulent de larges
capillaires veineux.

Le meilleur moyen pour bien mettre en évidence cette structure et pour dégager nettement les cordons pulpaires consiste
à pousser dans le tissu splénique une injection du liquide de
Renaut qui, circulant dans les capillaires veineux, les débarrasse de leur contenu et isole les cordons pulpaires en même
temps qu'il fixe leurs éléments. On traite ensuite par l'alcool
à 90°, on fait les coupes après la gomme et l'alcool ou bien
après inclusion à la paraffine, on colore à l'hématéine et à
l'éosine et on monte dans la résine dammar.

On peut essayer d'imprégner les nerfs de la rate par la
méthode de Golgi. On laisse les morceaux pendant trois jours
dans le liquide osmio-bichromique, et autant dans le nitrate
d'argent.

6° Thymus. — On fixe par la liqueur de Müller ou bien par
le liquide de Flemming, puis on fait des coupes minces que l'on
colore par un liquide approprié au fixateur employé. Les corpuscules de Hassal se reconnaissent à leur aspect arrondi et à
ce qu'ils sont constitués par des cellules disposées concentri-
quement les unes autour des autres.

CHAPITRE XI

ORGANES DE LA DIGESTION ET DE LA RESPIRATION

Après les longs détails donnés à propos des tissus, il suffira
d'indiquer dans ce chapitre et dans les suivants quelques
points particuliers pour l'étude des principaux organes, aux-

quels du reste s'appliquent les méthodes générales exposées dans la deuxième partie.

On a réuni dans un même chapitre les organes de la digestion et ceux de la respiration qui présentent d'ailleurs chez l'embryon des connexions très intimes.

ARTICLE PREMIER

ORGANES DE LA DIGESTION

Le principal intérêt histologique de ces organes réside dans l'étude de leurs glandes, car les autres parties qui entrent dans leur constitution. muscles et nerfs, par exemple, n'offrent pas de détails histologiques particuliers et leur étude ne comporte pas d'autres méthodes que celles déjà signalées à propos des tissus musculaire et nerveux.

Il y a lieu d'indiquer tout d'abord certaines données générales ; on signalera ensuite ce qui est propre à chaque organe en particulier.

§ 1. — REMARQUES GÉNÉRALES

Nous comprendrons sous ce titre ce qui se rapporte à l'état d'activité ou de repos des cellules glandulaires, faits qui dominent l'étude de tout l'appareil digestif; puis les injections intra-vasculaires, enfin la méthode de Golgi.

1° État de repos et d'épuisement des cellules. — Il importe de se rappeler que les cellules glandulaires ne présentent pas la même structure suivant qu'elles sont au repos ou qu'elles viennent de fonctionner activement. On regarde comme au repos les cellules d'une glande qui n'a pas agi depuis un certain temps; d'une glande salivaire, par exemple, dans l'intervalle de deux digestions, et mieux après un jeûne un peu long. Dans ce cas les cellules sont volumineuses et gonflées des produits de sécrétion qu'elles fournissent ou de substances préparatoires de ces derniers (proferments). **Au**

contraire, après leur fonctionnement, les cellules ayant expulsé leurs produits de sécrétion, sont plus petites, revenues sur elles-mêmes et plus granuleuses.

Il y a lieu de bien tenir compte de l'état des cellules et de sacrifier les animaux à des moments déterminés avant ou après leurs repas afin d'avoir des cellules au repos ou des cellules épuisées. Le chien se prête très bien à ces expériences. On fait jeûner un chien pendant deux jours au moins (en lui donnant de l'eau pour boire), toutes ses glandes digestives sont au repos. On lui donne alors un repas copieux. Si l'on veut étudier l'estomac on tuera l'animal quatre heures après le repas, si c'est le pancréas, on attendra au moins cinq ou six heures. Pour les glandes salivaires, le mieux est, sans se préoccuper des repas, d'exciter leurs nerfs à l'aide d'un courant électrique de façon à leur faire produire une grande quantité de salive. Après une excitation d'une certaine durée, ces glandes peuvent être considérées comme épuisées et leurs cellules donneront des figures caractéristiques de cet état.

On peut aussi agir sur les glandes par l'intermédiaire de certaines substances, telles que la pilocarpine, qui produisent leur fonctionnement et, après une injection sous-cutanée de pilocarpine en quantité convenable (ce qui dépend de l'animal et de son poids), on obtiendra des cellules glandulaires dans le même état qu'après un repas abondant. Chez un lapin on injectera un centimètre cube d'une solution de chlorhydrate de pilocarpine à 5 p. 100. En sens inverse, une injection d'atropine arrêterait le fonctionnement des glandes ; mais cette dernière action est inutile, il suffit de prendre des animaux en repos digestif.

2° Injections intra-vasculaires. — Il est indispensable d'injecter les vaisseaux sanguins des organes que l'on veut étudier. Pour cela on emploiera les injections totales chez les animaux de petite taille tels que le rat, le cobaye ou le lapin.

Pour des animaux plus grands il est mieux d'injecter spécialement l'organe qu'on a en vue par son artère propre ou par le tronc artériel important le plus voisin, tout en le laissant en place.

Pour le foie on l'injecte soit par la veine porte, soit par la veine cave inférieure.

Pour étudier les pièces injectées, après qu'elles ont été durcies soit par l'alcool, soit par la liqueur de **Müller**, on y pratique des coupes pas très minces afin de pouvoir suivre dans leur épaisseur les inflexions des vaisseaux. On les déshydrate et on les monte dans une résine. Les vaisseaux seuls, remplis par l'injection colorée, sont bien apparents. Les autres éléments de l'organe, incolores ou à peine teintés en jaune après la liqueur de **Müller**, sont peu visibles. La distribution des vaisseaux est très facile à suivre lorsque l'injection est bien réussie. On peut compléter les notions que donnent ces préparations en colorant quelques coupes très minces par l'hématéine et l'éosine, on saisit alors aisément les rapports des vaisseaux avec le tissu propre de l'organe.

Ces dernières coupes ne renfermant que des tronçons de vaisseaux très courts à cause de leur faible épaisseur, ne peuvent pas servir à étudier la répartition des vaisseaux et le mode caractéristique de leur distribution.

3° Méthode de Golgi. — La méthode de Golgi appliquée aux glandes digestives donne des résultats très variables et très incomplets, mais néanmoins fort précieux. On traite de petits morceaux de glandes salivaires, de foie, etc.; tantôt les **nerfs** sont colorés et on peut les suivre dans leurs terminaisons ; tantôt ce sont les fins canaux excréteurs intercellulaires tels que les canaux biliaires intra-lobulaires qui sont imprégnés et marqués en noir.

Comme il est très difficile d'injecter ces canaux par un liquide (bleu de Prusse, etc.) poussé par le canal excréteur principal, on a grand avantage à essayer de les déceler par la méthode de Golgi. Les résultats ne sont pas toujours satisfaisants du premier coup, mais on arrive toujours à réussir quelques préparations. A cause de l'irrégularité des résultats, l'interprétation de ces dernières demande beaucoup de prudence

et exige des connaissances histologiques préalables très
sérieuses.

§ 2. — GLANDES SALIVAIRES

On les étudiera à l'aide de coupes minces faites après fixation et coloration. Parmi les différentes méthodes on choisira d'abord les suivantes :

1° Fixation par les vapeurs osmiques. — On coupe une tranche mince (un demi-centimètre d'épaisseur environ) dans une glande salivaire fraîche, et on la suspend dans les vapeurs osmiques. Au bout de sept à huit heures on la lave à l'eau, puis on achève le durcissement dans l'alcool à 90°. Sans autre durcissement on fait des coupes aussi minces que possible à l'aide du microtome. On les reçoit dans l'alcool, puis on les hydrate et on les colore à l'hématéine et à l'éosine, on les déshydrate par l'alcool, on les éclaircit à l'essence de girofle et on les monte au baume. Les vapeurs d'acide osmique pénètrent mal le tissu de la glande et la fixation est très inégale au centre et à la périphérie du morceau.

On peut, après l'hématéine, colorer à l'éosine en solution aqueuse et monter dans de la glycérine légèrement éosinée. Quelques fins détails de structure (réticulum des cellules mucipares, stries des cellules des conduits excréteurs) se voient mieux n'étant pas dans un milieu aussi réfringent que le baume.

2° Autres modes de fixation. — Le sublimé donne aussi de bons résultats, il pénètre mieux que les vapeurs osmiques. On aura soin d'enlever l'excès du sublimé par des lavages dans l'alcool iodé.

Le liquide de Müller employé après les vapeurs osmiques permet aussi d'avoir des pièces bien fixées.

3° Préparation des cellules en paniers de Boll. — Pour mettre en évidence les cellules ramifiées qui existent sur la paroi des alvéoles glandulaires, RENAUT conseille de traiter par

le pinceau des coupes minces de glandes faites après fixation par
l'acide osmique. Après balayage au pinceau, on dissocie un peu
la préparation avec des aiguilles. On colore à l'hématéine et à
l'éosine et on monte dans le baume. On trouve toujours quelques points dans lesquels toutes les cellules glandulaires ayant
été enlevées par le pinceau, la paroi des acini montre les cellules ramifiées étalées à sa face interne. D'après RENAUT, cette
préparation est surtout facile à exécuter sur une glande qui
n'appartient pas au système digestif : sur la glande lacrymale.

§ 3. — ESTOMAC ET INTESTIN

Pour préparer l'estomac il faut sans attendre, l'enlever sur
un animal que l'on vient de sacrifier, parce que, après la mort
des cellules, il se produit une auto-digestion par les sucs diges-
tifs.

1º Etude topographique des tuniques en place. — On
prélève un fragment de la paroi stomacale dans un point déterminé ; on le lave légèrement avec la solution physiologique de
sel ; on le tend modérément avec des épingles sur un cadre de
liège en le disposant de façon à pouvoir ensuite orienter les
coupes convenablement, soit suivant le grand axe de l'organe,
soit transversalement. Pour cela on se sert d'un cadre rectangulaire dont la longueur répond à l'axe longitudinal de
l'estomac. Il faut tendre modérément, car par une tension
forte on écrase les culs-de-sac glandulaires. On plonge le
tout dans du liquide de Müller fréquemment renouvelé pendant les deux premiers jours, moins souvent dans la suite.
Il faut immerger entièrement le cadre de liège qui tend à
surnager.

Au bout d'une quinzaine de jours, le fragment est lavé à
l'eau, puis passé dans la gomme et dans l'alcool, enfin coupé
au microtome. Les coupes, après dégommage, sont colorées à
l'hématéine, à l'éosine et montées au baume.

Ces coupes donnent une bonne idée des rapports des parties.
Elle ne sont pas suffisamment minces dans toute leur étendue

pour permettre un examen à de très forts grossissements, mais elles sont parfaites pour l'étude topographique. D'autre part il n'est pas indiqué de chercher à avoir des coupes plus minces par une inclusion dans la paraffine, car l'estomac, fixé comme on vient de le dire, supporte mal ce mode d'inclusion qui disloque un peu les couches et surtout la sous-muqueuse.

On procéderait exactement de même avec un fragment d'intestin. Lorsqu'on a affaire à un intestin peu volumineux, comme celui du lapin, on peut, après en avoir retranché une certaine longueur dont on balaye le contenu par la solution d'eau salée, poser une ligature à une de ses extrémités, le remplir de liquide de Müller sous pression, à l'aide d'une seringue, mettre une seconde ligature à l'extrémité encore ouverte et porter le tout dans de la liqueur de Müller où s'achève la fixation. Celle-ci est généralement très bonne et permet de faire des coupes très instructives.

2° Fixation de la muqueuse gastrique ou intestinale seule. — Pour avoir une bonne fixation des glandes, il est préférable d'isoler la muqueuse des autres tuniques, ce qu'on peut arriver à faire à l'aide de pinces et de ciseaux. Faisant un pli comprenant la muqueuse seule, on le coupe, puis glissant les ciseaux dans la sous-muqueuse on détache la tunique interne en la découpant en lanières étroites, de un centimètre de largeur environ. On étend ces lanières sur des cadres de liège où on les maintient à l'aide d'épingles et on fixe par le liquide de Flemming ou bien par le sublimé. Dans ce dernier cas il faut éviter de se servir d'épingles métalliques qui provoqueraient un précipité, et employer des piquants de hérisson ou des bouts d'allumettes taillés en pointes aiguës.

Après fixation les pièces seront incluses dans la paraffine avec beaucoup de soin et en réduisant au minimum la durée du bain de paraffine fondue (un quart d'heure suffit en général). Après fixation par le sublimé on colorera à l'hématéine et à l'éosine. Après le liquide de Flemming on colorera soit au violet de gentiane et à l'orange, soit à l'aide de la méthode de Benda ou au bleu polychrome.

§ 4. — PANCRÉAS

Le pancréas doit être enlevé immédiatement après la mort parce qu'il subit très vite des phénomènes d'auto-digestion. On en fixera de petits fragments soit par le liquide de Flemming, soit par le sublimé, soit par la liqueur de Kleinenberg. Prendre les précautions indiquées plus haut pour avoir un pancréas au repos ou épuisé.

Il est avantageux, pour les démonstrations aux élèves, de choisir le pancréas de la salamandre dont les éléments très volumineux se prêtent aisément à l'examen de détails très délicats à l'aide des seuls objectifs à sec. Le pancréas fixé par la liqueur de Kleinenberg, puis déshydraté, est inclus dans la paraffine ; un séjour très court (un quart d'heure) dans le bain de paraffine fondue est suffisant. Les coupes sont ensuite colorées par l'hématéine et l'éosine puis montées au baume : les grains de zymogène sont colorés en rouge, le noyau et le nebenkern en violet. Le nucléole présente une enveloppe colorée en violet et une masse centrale rouge.

§ 5. — FOIE

On soumettra le foie aussi frais que possible aux différentes méthodes générales déjà indiquées, telles que l'injection intra-vasculaire par la gélatine colorée et la méthode de Golgi pour la recherche des nerfs et des canalicules biliaires. Il importe de faire des coupes orientées dans deux sens : les unes parallèles, les autres perpendiculaires à la surface de l'organe. De cette façon les coupes sont pour la plupart perpendiculaires ou parallèles à la veine centrale dans chaque lobule et sont plus faciles à interpréter. Ces remarques faites, voici quelques indications particulières.

1º Recherche du glycogène dans les cellules hépa-

tiques. — Pour montrer sous quelle forme le glycogène existe dans les cellules hépatiques, RANVIER emploie le procédé suivant : Un chien est nourri pendant plusieurs jours avec des pommes de terre bouillies, puis on le tue, on prend des fragments de son foie encore chaud, on les durcit rapidement par la congélation (voy. p. 143) et l'on y fait des coupes aussi minces que possible. Ces coupes sont portées dans du sérum faiblement iodé, recouvertes d'une lamelle et examinées de suite. On voit les cellules uniformément teintes en brun acajou, ce qui indique que la substance glycogène est uniformément répandue dans toute leur étendue. Si l'on poursuit l'observation on voit des gouttelettes de glycogène apparaître à la surface des cellules à la manière des boules sarcodiques et diffuser dans le liquide ambiant, preuve que le glycogène est à l'état liquide ou demi-liquide dans la cellule hépatique et l'abandonne après la mort.

2° Injection des voies biliaires. — On peut injecter les voies biliaires par le canal cholédoque.

On emploie comme masse à injection une solution saturée de bleu de Prusse dans de l'eau distillée.

L'animal doit être tué au moment même où l'on veut faire l'injection, car celle-ci, toujours difficile à réussir, est impossible sur un cadavre refroidi. On place une canule dans le canal cholédoque et on pousse l'injection avec beaucoup de lenteur et sous une très faible pression. Aussi recommande-t-on d'employer pour pousser le liquide les appareils, à pression continue. Un modèle très simple de ces appareils indiqué par RANVIER et figuré ici, consiste en deux boules munies chacune de deux tubulures : une inférieure, l'autre supérieure et que l'on peut placer à différentes hauteurs sur un support gradué. Ces deux ballons sont reliés entre eux par un tube de caoutchouc ajusté sur leur tubulure inférieure. La tubulure supérieure de l'un d'eux porte un tube de caoutchouc qui vient s'ouvrir à la partie supérieure du flacon renfermant la masse à injection. Celle-ci sort par un tube de verre plongeant jusqu'au fond du flacon et relié lui-même à la canule par un tube en caoutchouc sur lequel est fixée une pince de **Mohr**. Lorsqu'on veut se servir de l'appareil, on enlève d'abord le tube qui réunit le deuxième ballon au flacon contenant la masse. On met ensuite les deux ballons à peu près à la même hauteur et on y verse du mercure qui se met au même niveau dans les deux ballons. On note sur le support gradué le niveau du mercure. On ajuste alors le **tube** de caoutchouc sur la **tubulure supérieure** du second ballon ; on **ferme la pince** placée sur le **trajet de la masse à injection**, et on élève le **premier ballon** de telle façon que **le niveau du mercure qui y est contenu** soit situé à une hauteur donnée **au-dessus du niveau primitif**. Cette hauteur donne la pression exercée par le mercure sur l'air contenu dans

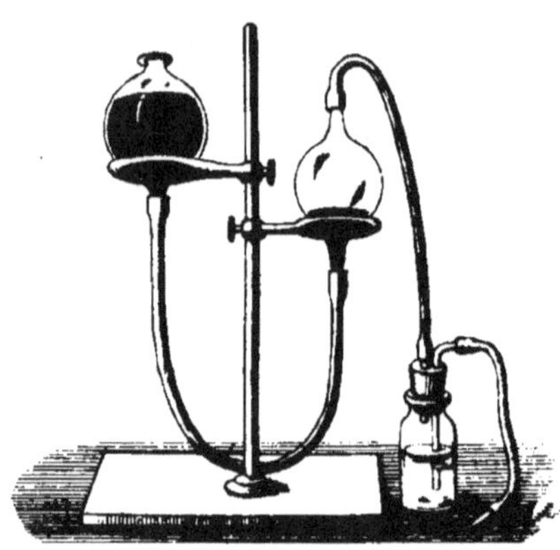

Fig. 109.
Appareil à injection de Ranvier.

l'appareil. Cette pression se transmet régulièrement à la masse à injection qui sort par la canule dès qu'on ouvre la pince. On ne doit guère dépasser une pression de 30 à 40 millimètres de mercure sous peine de ruptures possibles. L'injection n'est jamais entièrement réussie dans toute l'étendue du foie, mais on trouve çà et là des lobules ou des portions **de** lobules dans lesquel elle est suffisante.

3º Fixation du foie. — On peut fixer le foie par tous les fixateurs indiqués au chapitre *Fixation*. L'alcool, le **sublimé**, la liqueur de **Müller** donnent de bons résultats. Après le sublimé il faut enlever soigneusement par l'alcool iodé **l'excès** du fixateur qui, sans cela, forme des précipités fins et **granuleux** qui gâtent la préparation.

On durcit les pièces par la gomme et l'alcool et l'on fait **des**

coupes aussi minces que possible que l'on colore à l'hématéine
et à l'éosine et que l'on monte au baume. Pour les inclusions
à la paraffine il faut prendre de grandes précautions, car un
séjour trop long dans le bain de paraffine fondue nuit beaucoup
à la bonne conservation des pièces. Il sera bon de n'employer
pour ces inclusions que des matériaux très bien fixés par la
liqueur de Flemming ou par le sublimé.

Chez l'homme, le lapin, le rat, etc., les limites des lobules
sont peu marquées, et il est parfois difficile de retrouver sur les
coupes la structure et la forme classiques de ces lobules. On
cherchera comme types ceux d'entre eux dans lesquels les
cellules hépatiques sont régulièrement disposées en rayons
autour de la veine centrale béante, et, en se guidant sur eux,
on arrivera à distinguer les vaisseaux portes qui sont à la périphérie. Les canaux biliaires extra-lobulaires se reconnaissent
à leur épithélium cubique ou cylindrique.

Chez le porc, les lobules sont entourés individuellement
d'une lame de tissu connectif qui les isole les uns des autres.
On pourra se procurer du foie de cet animal, le fixer par
l'alcool ou par la liqueur de Müller et en faire des coupes pour
se familiariser avec la forme des lobules.

ARTICLE II

ORGANES DE LA RESPIRATION

Les voies aériennes : fosses nasales, trachée, bronches, n'exigent pas de préparation spéciale. La trachée et les grosses
bronches peuvent être fixées en totalité chez un animal de
petite taille par l'alcool ou par le liquide de Müller, puis débitées en coupes transversales et longitudinales. Il est bon de
les tendre afin d'éviter des plis de la muqueuse. Pour étudier
la muqueuse (non olfactive) des fosses nasales, on peut détacher un cornet du nez, le cornet moyen par exemple, le fixer
par le liquide de Flemming et achever, si besoin en est, la
décalcification de la lame osseuse par l'acide chromique (voy.
p. 254). On inclut ensuite dans la paraffine et on colore les

coupes par les couleurs d'aniline. Il y a lieu d'entrer dans quelques détails à propos du poumon et à propos de la thyroïde, placée dans ce chapitre uniquement à cause de sa situation topographique.

§ 1. — POUMON

Le poumon doit être étudié soit après injection vasculaire, soit après fixation, soit après imprégnation à l'argent. Les injections vasculaires sont surtout instructives dans les poumons d'une structure simple, tels que celui de la grenouille.

1° Fixation du poumon. — Il importe de fixer le poumon alors qu'il est distendu par l'air et non pas lorsqu'il est revenu sur lui-même après l'ouverture du thorax. En effet, les alvéoles, développés par le gaz, sont plus faciles à voir. Avant d'ouvrir le thorax, il faut donc découvrir la trachée et la lier, afin d'empêcher la sortie de l'air lorsque, à l'ouverture du thorax, le tissu pulmonaire s'affaissera. On pourrait aussi, après avoir enlevé le poumon, l'insuffler modérément par la trachée que l'on lierait ensuite. Ces précautions prises, le poumon tout entier, s'il s'agit d'un petit animal, ou bien un lobe lié à sa base, sont plongés dans le fixateur, liquide de Müller ou sublimé, et maintenus immergés dans ce liquide. Lorsque la fixation est achevée on inclut dans la paraffine des fragments bien orientés et on fait des coupes parallèles à la surface de ce poumon ou perpendiculaires à cette surface. On colore à l'hématéine et à l'éosine. Les coupes permettent d'étudier la structure des bronches intra-pulmonaires des divers ordres et la disposition des alvéoles. Si l'on a lié les veines pulmonaires avant de fixer le poumon par la liqueur de Müller, on a de très belles injections naturelles des capillaires qui restent remplis de globules rouges.

2° Imprégnation de l'épithélium pulmonaire. — On insuffle le poumon d'une grenouille qui vient d'être tuée. On le lie de façon à le maintenir gonflé et on l'enlève. On lave à l'eau distillée sa surface externe et on l'arrose d'une solution à 1 p. 300 de nitrate d'argent pendant quelques minutes. On lave de nouveau à l'eau, puis on arrose d'alcool à 90° jusqu'à ce que le poumon soit devenu rigide et n'ait plus tendance à s'affaisser si on vient à l'ouvrir. On en découpe alors de petits fragments que l'on dispose sur une lame de verre, leur face interne tournée en haut. On les éclaircit par l'essence de girofle et on les monte dans le baume. Le nitrate d'argent qui a diffusé à travers la mince épaisseur de la paroi pulmonaire a imprégné les cellules épithéliales. Si l'imprégnation n'est pas visible immédiatement, elle ne tarde généralement pas à se produire, à la suite de l'action de la lumière.

On peut imprégner aussi l'épithélium pulmonaire d'un mammifère On tue un animal jeune, on injecte dans ses grosses bronches une solution à 1 p. 500 de nitrate d'argent, on lie la bronche et on porte le tout dans la même solution. Au bout d'une heure on retire le poumon, on le lave dans l'eau distillée, puis on le durcit dans l'alcool et on fait des coupes sans autre durcissement. Elles sont un peu épaisses, aussi ne faut-il pas les colorer, parce que la préparation serait trop compliquée à cause du grand nombre de noyaux (noyaux de l'épithélium des capillaires, des bronches). Mais on peut inclure dans la paraffine et faire des coupes minces qui supportent la coloriation.

3° **Préparation des fibres élastiques.** — On fait des coupes minces de poumon, puis on fixe par l'alcool et on les traite sur la lame par une solution étendue de potasse caustique. La potasse dissout tous les éléments sauf les fibres élastiques qui persistent. On peut ensuite laver à l'eau, puis à l'alcool, colorer les fibres élastiques par l'éosine et les monter en préparation permanente dans le baume.

§ 2. — THYROÏDE

On peut fixer des fragments de thyroïde par les fixateurs ordinaires et en faire des coupes que l'on colorera soit par les couleurs d'aniline, soit par le carmin ou l'hématéine, suivant le fixateur employé.

1° Injection interstitielle par le liquide picro osmio-argentique. — Si l'on pique une glande thyroïde avec une seringue de Pravaz chargée du liquide de Renaut et que l'on pousse l'injection, cette dernière se répand dans les lymphatiques très développés de l'organe et fixe en même temps les vésicules thyroïdiennes en contact avec eux sur une certaine étendue de leur paroi (RIVIÈRE, thèse de Lyon, 1894).

On peut alors faire deux sortes de préparations : 1° après lavages répétés dans l'alcool à 90° et durcissement par ce dernier réactif, on fait, sans autre traitement, des coupes relativement épaisses que l'on éclaircit dans l'essence de girofle et que l'on monte au baume. Ces coupes montrent le trajet des lymphatiques et leur disposition embrassante autour des vésicules isolées ou des groupes de quelques vésicules. Les lymphatiques larges et béants se reconnaissent très aisément à leur forme et à l'imprégnation de leur endothélium. Les cellules épithéliales de certaines vésicules ont également subi l'imprégnation et leurs contours, régulièrement polygonaux, dessinent un réseau à mailles étroites.

2° On peut se servir également du matériel ainsi fixé pour y pratiquer des coupes très minces. Après durcissement par la gomme, par exemple, les coupes une fois dégommées sont colorées à l'hématéine et à l'éosine. Les noyaux des cellules sont colorés en violet, le corps cellulaire en rouge ou en rose, la matière colloïde qui remplit les vésicules est colorée en rose.

2° Coloration des coupes de la thyroïde par le mélange triacide d'Ehrlich-Biondi. — On a proposé de colorer la thyroïde par un mélange imaginé par EHRLICH et modifié par BIONDI, puis HEIDENHAIN. Ce mélange composé de

Solution aqueuse saturée d'orange. .   100 c. cubes
—   —   de fuchsine
                                  acide. .   20   —
—   —   de vert de
                                  méthyle.   50   —

est très difficile à préparer convenablement, aussi il vaut mieux le demander à Grübler qui le fournit prêt à être employé. Les pièces doivent être fixées de préférence au sublimé, après lequel les colorations réussissent mieux. Les coupes très minces sont portées dans un bain colorant formé de une partie du mélange pour 60 ou 100 parties d'eau distillée. On les y laisse vingt-quatre heures, puis on les lave très rapidement dans l'alcool et on les déshydrate aussi vite que possible dans l'alcool absolu. C'est pour avoir une déshydratation rapide que l'on doit choisir des coupes très minces et il faut déshydrater rapidement parce que l'alcool dissout une partie de la matière colorante. Après l'alcool absolu on traite par le xylol et on monte dans la résine. Les préparations sont loin d'être toujours réussies ; quand elles le sont, on peut distinguer dans les vésicules deux sortes de cellules : les unes claires, les autres rouges (LANGENDORFF).

CHAPITRE XII

ORGANES GÉNITO-URINAIRES

Inutile de répéter que l'on doit appliquer à ces organes les méthodes générales : telles que l'injection intra-vasculaire, l'imprégnation chromo-argentique de Golgi-Cajal, ou la méthode au bleu de méthylène d'Ehrlich pour la recherche des terminaisons nerveuses.

§ 1. — REIN

Les procédés de fixation à employer pour le rein varient suivant que l'on veut étudier simplement l'anatomie microscopique de cet organe ou bien, au contraire, rechercher des détails de structure des cellules rénales : faire la cytologie de l'organe.

1° Fixation par la liqueur de Müller. — Ce mode de fixation convient très bien pour les recherches d'anatomie microscopique. On prend un rein frais, on le partage en deux moitiés par une section longitudinale passant par le bord convexe et par le hile, puis on fait sur chaque moitié des incisions profondes, de façon à la diviser en une série de segments pyramidaux dont la base est à la surface du rein et le sommet au hile. Il est inutile de séparer entièrement ces segments les uns des autres, et il vaut mieux les laisser tenir par une petite étendue de leur substance, vers leur sommet, parce que l'on peut ainsi savoir plus tard, lorsqu'on fera les coupes, dans quelle région du rein elles ont été prises. On plonge le tout dans la liqueur de Müller que l'on renouvelle plusieurs fois pendant les premiers jours, et moins fréquemment par la suite. Au bout d'une quinzaine de jours la fixation est achevée. On lave à l'eau, on durcit les fragments par la gomme et l'alcool et on fait les coupes à l'aide du microtome à plan incliné, en tenant compte de ce qui est dit plus loin sur l'orientation de ces dernières. On colore à l'hématéine et à l'éosine et on monte au baume. Les coupes, si elles ont été convenablement orientées, sont très instructives.

2° Fixation en vue de recherches cytologiques. — On découpe dans un rein frais de petits segments que l'on fixe par la liqueur de Flemming ou par le sublimé. Après fixation on inclut dans la paraffine et l'on fait des coupes très minces que l'on colore par les méthodes de Flemming ou de Benda, si l'on a employé la liqueur de Flemming.

3° Orientation des coupes. — Les coupes du rein doivent être dirigées dans deux directions principales. Les unes doivent passer par la convexité et le hile en suivant autant que possible l'axe d'une pyramide du rein ou mieux les différents rayons que l'on peut mener du sommet de cette pyramide à sa base, en considérant la pyramide comme un secteur d'une sphère au centre de laquelle se trouverait la papille rénale. En effet, les tubes droits, les artères inter-lobulaires et les rayons médullaires suivent tous cette direction rayonnante et il y a tout avantage à avoir des coupes orientées dans ce sens parce qu'elles contiennent ces tubes sur une grande longueur et permettent de bien juger de leurs connexions.

Les autres coupes seront faites perpendiculairement à cette direction ou, si l'on veut, tangentiellement à la base de chaque pyramide. On devra les pratiquer à trois hauteurs différentes : 1° en pleine substance corticale, pour montrer le lobule rénal, c'est-à-dire un faisceau de rayons médullaires, entourés de tubes contournés, et les glomérules qui, à une certaine distance du point central formé par les rayons médullaires, indiquent la limite arbitraire du lobule ; 2° au niveau de la base de la pyramide de Malpighi, pour voir la coupe des anses de Henle descendant entre les tubes droits ; 3° enfin au voisinage de la papille, où l'on trouvera les gros tubes collecteurs entourés d'une certaine quantité de tissu con-jonctif.

4° Imprégnation à l'argent des vaisseaux et des cap-sules de Bowmann. — On injectera par l'aorte, les reins étant laissés en place, du liquide de Renaut. Après quelques minutes les reins sont enlevés et portés dans l'alcool à 90° que l'on renouvelle plusieurs fois par jour. On fait des incisions profondes dans le rein pour favoriser la pénétration de l'alcool. Au bout de deux ou trois jours les pièces sont suffisamment dures et l'on peut y faire sans autre durcissement des coupes assez minces que l'on déshydrate entièrement par l'alcool absolu, puis que l'on traite par l'essence de girofle et que l'on monte dans la résine dammar. Toutes les coupes ne renferment pas des détails intéressants, mais on trouve toujours des glomérules dont les vaisseaux afférent et efférent sont imprégnés d'argent. Dans d'autres points, le nitrate d'argent, ayant diffusé à travers les vaisseaux du glomérule, a imprégné l'endothélium qui tapisse la face interne de la capsule de Bowmann.

Sur ces préparations il est très facile de voir l'union du glomérule avec le tube contourné.

§ 2. — CAPSULE SURRÉNALE

La capsule surrénale est un organe très délicat qui s'altère rapidement après la mort ; il importe donc de la fixer immédiatement après avoir tué l'animal qui doit la fournir.

La capsule surrénale du cobaye, petite et d'une structure assez simple, convient très bien. On la fixe par la liqueur de Flemming pendant vingt-quatre heures, on la lave soigneusement, puis on l'inclut à la paraffine. Les coupes doivent être les unes longitudinales, de façon à passer par l'axe de la grande veine centrale, les autres transversales, c'est-à-dire perpendiculaires aux premières. On les colore par le violet de gentiane et l'orange G. Les cellules sont colorées en orange plus ou moins intense, les noyaux en violet. On trouve aisément, sur les coupes, des cellules nerveuses que l'on reconnaît à leur forme, à leur noyau vésiculeux muni d'un gros nucléole, et à leur enveloppe endothéliale. Le protoplasma de ces cellules est coloré plus fortement par l'orange que celui des éléments voisins et cette coloration fournit un bon moyen pour les retrouver ; elles siègent surtout au voisinage de la veine centrale.

La capsule surrénale du chien offre une zone glomérulaire très intéressante à étudier. Comme elle est plus volumineuse que celle du cobaye, il faudra la couper en petits segments avant de la fixer. Pour colorer on emploiera, en outre de la méthode de Flemming, celle de Benda.

Le liquide de Flemming coagule fréquemment le plasma du sang contenu dans les capillaires allant de la périphérie à la veine centrale. Comme ce coagulum est parfois entièrement privé de globules rouges ou ne renferme que des globules déformés, on pourrait le confondre avec un exsudat glandulaire en prenant la lumière du vaisseau pour une lumière glandulaire. La présence, sur les bords de cette lumière des noyaux de l'endothélium vasculaire lèvera tous les doutes à ce sujet.

§ 3. — OVAIRE

Pour l'étude des coupes, on choisira autant que possible des ovaires d'animaux de petite taille : rat, cobaye, lapin, que l'on peut fixer en totalité. Les ovaires plus volumineux devront être débités en fragments avant la fixation.

1° Ovaire de chat nouveau-né. — Cet ovaire constitue un excellent objet d'étude pour montrer les ovules empilés en cordons (tubes de Pflüger) et quelques ovules primordiaux encore contenus dans l'épithélium cylindrique de la surface de l'ovaire. On fixe l'organe par le liquide de Flemming (vingt-quatre heures), on l'inclut à la paraffine, puis on fait des coupes transversales par rapport à son axe longitudinal. Ces coupes sont colorées à la safranine et au vert lumière, au violet de gentiane et à l'orange, ou simplement au bleu polychrome.

2° Ovaire adulte. — On fixe un ovaire de lapin jeune adulte par la liqueur de Flemming. Il est important d'employer ce fixateur parce que l'ovaire se laisse mal pénétrer par la paraffine, que l'inclusion est longue, et qu'il faut dans ce cas que les tissus aient reçu du fixateur une grande résistance à l'action de la paraffine fondue (voy. p. 130.) Les coupes sont colorées avec les couleurs d'aniline; la méthode de Benda donne des résultats très beaux. On trouve à la périphérie les ovisacs jeunes à différents états de développement, avant l'apparition du liquide folliculaire. Plus profondément on voit quelques follicules déjà pourvus de ce liquide coagulé en une masse granuleuse par le fixateur. L'ovule est entouré de la zone radiée, laquelle est fortement colorée par les réactifs. Parfois des corps jaunes assez volumineux occupent une grande étendue de l'ovaire.

3° Recherche d'ovules à l'état frais. — On se procure un ovaire frais d'animal adulte. Le plus souvent on voit à sa surface des follicules presque mûrs faisant une saillie plus ou moins marquée. Plaçant un follicule au-dessus d'un verre de montre renfermant de la solution physiologique de sel (0,75 p. 100), on l'ouvre avec une aiguille ou avec la pointe d'un fin scalpel. Un jet de liquide sort, entraînant le plus souvent avec lui l'ovule, qui est reçu dans le verre de montre.

On répète l'opération sur les follicules qui s'y prêtent par leur développement, et il est rare que l'on n'obtienne pas ainsi quelques ovules. En s'aidant de la loupe on les cueille dans le verre de montre avec une pipette, puis on les porte sur une lame de verre dans une goutte de la solution salée. On met sur la lame quelques fragments de papier ou de moelle de sureau pour éviter que la lamelle écrase les ovules, on place la lamelle qui est soutenue par les cales, et on observe.

On peut, après avoir recueilli ainsi un ovule, le fixer, le colorer et le monter dans le baume.

4° Ovules des batraciens. — Les ovules des batraciens, lorsqu'ils ne sont pas encore chargés du vitellus et du pigment qu'ils offrent à l'époque de leur maturité, fournissent de très beaux exemples de la structure typique de l'ovule. On trouve ces ovules jeunes dans la paroi de l'ovaire et voici comment on les prépare. On fixe un fragment de la paroi de l'ovaire de la grenouille à l'aide du liquide de Kleinenberg. Après les lavages à l'alcool, on l'étend au fond d'un verre de montre plein d'alcool et, s'aidant d'une loupe et de pinces fines, on détache les gros ovules chargés de vitellus de façon à en débarrasser autant que possible la préparation. On cherche de temps à autre à l'aide d'un faible grossissement si l'on a obtenu un résultat suffisant; enfin, lorsque le fragment ne contient plus que des ovules suffisamment jeunes et transparents, on le lave de nouveau à l'alcool, on le colore au carmin boracique et on le monte au baume. Les préparations ne sont pas toujours suffisamment débarrassées des débris d'ovules bien développés, mais il est rare qu'en certains points elles ne donnent pas de résultats satisfaisants.

§ 4. — TESTICULE

Les coupes du testicule offrent surtout de l'intérêt en ce qu'elles montrent les phénomènes de la spermatogenèse. Or, comme ce sont des phénomènes très délicats, il importe de n'employer que du matériel parfaitement fixé à l'aide des réactifs cytologiques. L'alcool, la liqueur de Müller doivent être rejetés et l'on se servira de la liqueur de Flemming ou des réactifs indiqués au chapitre IX, page 351.

1° Fixation des tubes séminifères. — Nous choisirons de préférence comme matériel d'étude le testicule du rat, et en particulier celui du rat albinos qu'il est facile d'élever dans les laboratoires. La spermatogenèse de cet animal a été beaucoup étudiée, il en existe de nombreuses figures qui pourront être d'une grande utilité pour se reconnaître dans les préparations toujours très complexes. On plongera de petits fragments du testicule dans le liquide de Flemming, au bout de vingt-quatre heures on les lavera à l'eau, on les déshydratera et on les inclura à la paraffine. Les coupes, très minces, seront colorées par la méthode de Flemming, par celle de Benda ou au bleu polychrome. La spermatogenèse s'effectue par poussées limitées le long des tubes séminifères de sorte que l'on aura dans une même coupe divers stades et quelquefois même tous les stades du phénomène.

2° Spermatozoïdes. — On peut étudier les spermatozoïdes vivants soit dans le liquide spermatique lui-même, soit dans ce liquide dilué à l'aide de la solution physiologique de sel. On recueille le sperme dans le canal de l'épididyme, dans les vésicules séminales, ou même sur une section des tubes séminifères; mais dans ce cas on a souvent des spermatozoïdes non encore entièrement développés et mélangés d'un grand nombre d'autres éléments.

Les spermatozoïdes se conservent à l'état vivant en dehors des voies génitales pendant plus de vingt-quatre heures pourvu qu'ils soient mis à l'abri de l'évaporation sous une chambre humide.

On observe très bien leurs mouvements à la température du laboratoire.

On peut faire des préparations permanentes de spermatozoïdes de la manière suivante : On étale sur une lame de verre une couche très mince de sperme, puis on l'inonde brusquement d'alcool absolu. L'albumine du sperme est coagulée et colle les spermatozoïdes sur le porte-objet.

On colore la lame au carmin boracique, puis on déshydrate ; on éclaircit à l'essence de girofle et on monte dans la résine dammar. La préparation n'est pas très élégante, car le fond est légèrement et inégalement coloré à cause de l'accumulation sur certains points de plus grandes quantités d'albumine, mais on voit çà et là des spermatozoïdes plus vivement colorés en rouge par le réactif.

§ 5. — GLANDE MAMMAIRE

On choisira des glandes d'animal en lactation. De très petits fragments absolument frais seront mis dans de la liqueur de Flemming pendant vingt-quatre heures, puis lavés, déshydratés, inclus dans la paraffine et débités en coupes minces. Les coupes seront colorées à la safranine seule, ou avec les mélanges des couleurs d'aniline déjà indiquées.

On pourra préparer de la même manière des glandes d'animal en gestation et aussi d'animal non gravide. Dans ce cas les culs-de-sac glandulaires, très réduits, montrent une structure très simple.

CHAPITRE XIII

ORGANES DES SENS

Il ne sera question ici que de la partie sensorielle proprement dite de ces organes ; les organes annexes, tels que la trompe d'Eustache pour l'oreille moyenne, la glande lacrymale, etc., ne demandent pas d'examen spécial et on pourra les traiter par les méthodes générales indiquées plus haut.

§ I. — PEAU

On se procurera de la peau humaine fraîche dans les services de chirurgie, lors de l'ablation de tumeurs ou d'amputations. Bien entendu, on aura grand soin de ne choisir que des morceaux de peau absolument saine.

1° Fixation. — On fixera immédiatement les fragments recueillis par l'un des procédés suivants :

a. *Fixation par l'alcool absolu.* — On disséquera soigneusement la peau de la pulpe des doigts et on en étendra de petits lambeaux sur des cadres de liège pour éviter qu'ils s'enroulent. On les immergera pendant vingt-quatre heures dans de l'alcool absolu. On les durcira ensuite par la gomme et l'alcool et on fera des coupes au microtome. Après avoir enlevé la gomme par l'eau, on colorera les coupes au picro-carminate d'ammoniaque et on les montera dans la glycérine. Ces coupes offrent une série de teintes très diverses. Le derme est coloré en rose, avec les noyaux des cellules connectives en rouge et les fibres élastiques en jaune. Les cellules du corps muqueux de Malpighi sont orangées avec un noyau rosé ou clair. La couche granuleuse est très marquée par la présence des grains d'éléidine colorés en rouge vif. Les couches cornées sont jaunes.

Dans les papilles on distingue les corpuscules tactiles de Meissner coupés longitudinalement et, au-dessous du derme, les corpuscules de Pacini souvent groupés par deux ou trois et coupés dans divers sens.

On fera la même préparation avec des fragments de peau contenant des poils : par exemple la peau des lèvres. Dans l'ablation des cancroïdes des lèvres, on est toujours forcé d'enlever un peu de peau saine qui pourra servir aux recherches histologiques. On fixera un fragment de cette peau par l'alcool et on

fera des coupes parallèles aux follicules pileux contenus dans le
derme. On aura ainsi quelques coupes longitudinales de poils
plus ou moins complètes. On fera également des coupes perpendiculaires aux follicules pileux. Après coloration au picro-carminate, la tige du poil se teint en jaune, la moelle reste incolore
sauf les noyaux qui sont rouges ou roses, la racine du poil
est colorée en rouge ou en rose, la gaine interne et sa racine
(manteau rouge de Unna) est colorée en rouge très foncé.

b. *Fixation par le liquide de Müller.* — On fixera par le
liquide de Müller des fragments de peau qui seront ensuite
durcis à la gomme, coupés, colorés par l'hématéine et l'éosine
et enfin montés dans la résine dammar.

c. *Fixation par le liquide picro-osmio-argentique.* — Les
injections du liquide de Renaut dans le derme cutané fixent
bien la peau. Sur les coupes faites après durcissement, colorées à l'hématéine et à l'éosine puis montées au baume, on
peut voir des faisceaux nerveux très fins avec leur gaine de
Henle imprégnée d'argent et les muscles des glandes sudo-
ripares également indiqués par l'argent.

d. *Fixation par le liquide de Flemming.* — On pourrait fixer
par ce liquide des fragments de peau de l'adulte et les inclure
à la paraffine, mais il faut se rappeler que le derme se laisse
difficilement pénétrer par la paraffine et que l'inclusion dans
cette substance entraîne toujours quelque déformation du tissu.

2° Développement de la peau et de ses annexes. — La
fixation par le liquide de Flemming donne d'excellents résultats
pour l'étude du développement de la peau et de ses annexes
(poils, glandes sébacées, etc.). On fixe par ce liquide des fragments des paupières d'un fœtus de cinq mois, par exemple,
on inclut à la paraffine et on fait des coupes que l'on colore
à l'aide des couleurs d'aniline. On obtient ainsi des préparations très démonstratives pour la genèse des cils et des poils,
pour la formation des glandes sébacées et l'apparition de la
graisse dans leur intérieur.

3° Terminaisons nerveuses. — On peut mettre en évidence ces terminaisons en traitant des fragments de peau par le mélange de chlorure d'or et d'acide formique (chlorure d'or à 1 p. 100, 4 parties; acide formique, 1 partie, RANVIER). On fait bouillir ce mélange dans un tube à essai, on le laisse refroidir et l'on y plonge pendant vingt minutes environ des fragments aussi frais que possible de peau de la pulpe du doigt d'un enfant nouveau-né ou très jeune. On les met ensuite dans de l'eau acétifiée et, la réduction une fois opérée, on les passe dans l'alcool à 90° qui les durcit. On fait les coupes après avoir enrobé les fragments dans la cire et l'huile et on les monte dans la glycérine formiquée.

En dehors de cette méthode qui peut montrer soit les terminaisons nerveuses intra-épidermiques, soit les corpuscules de Meissner, on appliquera les autres méthodes indiquées à propos des terminaisons nerveuses (méthode d'Ehrlich, méthode de Golgi). On traitera aussi par le chlorure d'or et par les méthodes indiquées ci-dessus certaines parties où existent de riches terminaisons nerveuses sensitives telles que le bout du museau de la taupe ou le groin du cochon.

Des corpuscules nerveux très simples (corpuscules de Grandry) existent dans la muqueuse palatine, dans la langue et dans le bec du canard. On fixera ces parties par l'acide osmique et l'on y fera des coupes minces après durcissement par la gomme et l'alcool. Comme les fragments ont généralement une très petite étendue, il est facile d'y faire des coupes très minces sans recourir à l'inclusion dans la paraffine. On examine les coupes sans coloration autre que celle donnée par l'acide osmique ou bien on colore à l'hématéine et on monte dans la résine dammar.

§ 2. — ORGANES DU GOUT

Les bourgeons du goût se trouvent dans les parois du sillon qui entoure les papilles caliciformes de la langue ou encore dans l'organe folié du lapin. Cet organe consiste en une série de plis de la muqueuse linguale, formant de chaque côté de la racine de la langue une petite saillie ovale allongée.

Pour préparer ces organes, on détachera la muqueuse linguale des muscles sous-jacents, soit au niveau d'une papille caliciforme, soit au niveau de l'organe folié. On étend le fragment de muqueuse sur un cadre de liège et on le fixe par la liqueur de Flemming ou simplement par l'alcool comme il a été dit plus haut à propos de la peau. Suivant le fixateur choisi on fera des coupes après inclusion dans la gomme ou dans la paraffine et on colorera d'après les indications générales. Les coupes doivent être perpendiculaires au sillon des papilles caliciformes ou aux plis de l'organe folié.

On traitera aussi des fragments de la muqueuse linguale par le chlorure d'or ou par la méthode de Fusari indiquée page 340.

§ 3. — Muqueuse olfactive

La muqueuse olfactive est limitée à la partie supérieure des fosses nasales elle se reconnait aisément à sa couleur brun clair. On l'étudiera à l'aide des coupes et de la dissociation.

1° Coupes. — On ouvre à l'aide d'un trait de scie vertical les fosses nasales d'un animal récemment tué ; on cherche un point de la muqueuse qui n'ait pas été atteint par la scie et on l'enlève avec la lame osseuse sous-jacente. On le porte dans du liquide de Flemming, puis, après fixation, on enlève la lame osseuse en prenant garde de ne pas léser la muqueuse. On inclut celle-ci dans la paraffine et l'on en fait des coupes minces qu'on colore par les couleurs d'aniline.

2° Dissociation. — Pour se rendre un compte exact de la forme des éléments de cette muqueuse il faut recourir au procédé suivant recommandé par Ranvier. Un fragment de la muqueuse olfactive enlevé tout à fait frais est porté dans l'alcool au tiers. Au bout d'une heure on le passe dans la solution à 1 p. 100 d'acide osmique où on le laisse cinq minutes. Au bout de ce temps on le porte dans l'eau distillée, puis on dissocie l'épithélium dans du picro-carminate en s'aidant des aiguilles. On monte ensuite la préparation dans la glycérine.

§ 4. — Oreille interne

L'étude de l'oreille interne demande des préparations faites avec beaucoup de soin parce que l'épithélium sensoriel étant enveloppé par des lames osseuses est difficilement atteint par les réactifs fixateurs. Cependant il importe que ceux-ci arrivent sur lui le plus tôt possible et non pas seulement après avoir traversé son enveloppe osseuse. Pour obtenir ce résultat, on choisit un animal chez lequel on puisse aisément distinguer le limaçon et le dégager de ce qui l'entoure. Le cobaye offre à cet égard une disposition très favorable. Dès que l'on a ouvert la caisse on voit le limaçon qui fait saillie. On le dégage avec un fort scalpel et on le porte dans du liquide de Flemming. Dès qu'il est plongé dans ce liquide on fait sur un de ses côtés une ouverture avec un scalpel, ainsi que le recommande RANVIER. Le fixateur pénètre aisément et fixe bien la membrane de Corti. Au bout de quarante-huit heures la fixation est achevée et, en même temps, la décalcification est opérée, surtout si l'on a eu affaire à un animal jeune. Si la décalcification est insuffisante, on l'achève en plongeant le limaçon dans de l'acide chromique à 2 p. 1000 que l'on renouvelle plusieurs fois pendant une semaine environ. Au bout de ce temps on lave longuement à l'eau courante, puis on déshydrate et l'on inclut à la paraffine. Les coupes doivent être parallèles à l'axe du limaçon et même celles-là seules qui passent par cet axe sont utiles. On colore ces coupes par les couleurs d'aniline et on les monte au baume.

On préparera de même les canaux semi-circulaires.

§ 5. — Œil

On étudiera rarement l'œil à l'aide de coupes totales portant sur son ensemble; ces coupes ne donnent en effet, au point de vue histologique, que des résultats très insuffisants.

Néanmoins nous indiquerons d'abord le moyen de les faire, puis nous donnerons quelques détails sur la préparation des diverses parties de l'œil.

1° Coupes totales de l'œil. — On prend un œil frais; on le débarrasse entièrement de la graisse qui l'entoure et on coupe ses muscles très près de leur insertion, puis on le plonge dans du liquide de Müller où on le laisse environ trois semaines. Le liquide doit être renouvelé plusieurs fois au début de la fixation. — Au bout de ce temps l'œil est lavé soigneusement à l'eau, déshydraté par le passage dans des alcools de plus en plus forts, puis inclus dans le collodion. Lorsque l'inclusion est achevée on fait des coupes passant par l'axe longitudinal de l'œil. On les colore par le carmin aluné ou par le carmin boracique et on les monte dans le baume.

Les coupes seules qui passent à peu près par l'axe longitudinal de l'organe sont intéressantes, et encore au point de vue de l'anatomie macroscopique seule, car les éléments histologiques de la rétine sont mal conservés. D'autre part, les coupes sont forcément un peu épaisses.

Il ne faut pas tenter de faire des coupes après inclusion à la paraffine, car sous l'influence de ce traitement le cristallin devient d'une dureté extrême qui s'oppose à leur confection.

2° Cornée. — On obtient de très belles coupes de la cornée en la fixant par le liquide de Flemming et en la durcissant ensuite par l'alcool, puis en en faisant des coupes à main levée ou au microtome de Ranvier, sans autre durcissement. RANVIER, qui a appliqué cette méthode dans ses recherches récentes sur les plaies de la cornée, en a obtenu d'excellents résultats. L'inclusion à la paraffine, surtout si elle n'est pas faite avec beaucoup de soin, produit souvent une dislocation des lames cornéennes qui s'écartent les unes des autres. Les coupes doivent être dirigées radialement, de la périphérie vers le centre de la cornée.

Pour l'étude du tissu propre de la cornée, voyez les méthodes indiquées page 246, et pour celle des terminaisons nerveuses voyez page 339.

3° Iris. — Pour fixer convenablement l'iris, on coupe l'œil suivant son équateur, on fait reposer le segment antérieur sur la cornée, et on enlève le cristallin en ayant bien soin de ne pas emporter en même temps l'épithélium pigmenté qui tapisse la face postérieure de l'iris. On plonge alors le segment antérieur de l'œil tout entier dans le fixateur choisi ; puis lorsque la fixation est achevée, on détache l'iris en le coupant suivant son grand cercle et on le divise en 4 secteurs par deux coups de ciseaux perpendiculaires l'un à l'autre, et passant tous deux par le centre de la pupille. Ces secteurs sont alors inclus dans la paraffine où ils ne doivent séjourner que très peu de temps (dix minutes au maximum) puis coupés suivant trois directions, c'est-à-dire : 1° suivant les rayons de l'iris ; 2° perpendiculairement à ces rayons, et enfin, 3° tangentiellement à la face antérieure de l'iris. Ces dernières coupes ne sont pas absolument indispensables.

Les fixateurs les meilleurs sont le liquide de Flemming et le formol picrique (GRYNFELTT). Pour voir le muscle dilatateur de la pupille, après avoir préparé et fixé comme il vient d'être dit un iris de lapin albinos, on le colore au bleu polychrome et on monte les secteurs entiers dans le baume, leur face postérieure étant tournée en haut.

4° Dépigmentation de l'iris. — Il existe plusieurs procédés de dépigmentation, mais si l'on cherche à les réaliser en suivant les règles données par les auteurs, il n'est pas toujours facile de réussir. J'indiquerai ici le procédé de dépigmentation de PAUL MAYER qui a été beaucoup étudié dans mon laboratoire, à propos de l'iris, par GRYNFELTT. Ce dernier toutefois, pour obtenir de bons résultats a été obligé de forcer la dose d'acide chlorhydrique indiquée par l'auteur. Voici comment il faut procéder.

On étend au fond d'une cuvette à rainures un lit de chlorate de potasse pulvérisé avec précaution, d'un millimètre d'épaisseur environ, on remplit la cuvette d'alcool à 90°, puis l'on porte directement sur le chlorate, à l'aide d'une pipette, **2** centimètres cubes d'acide chlorhydrique, pour 80 centimètres cubes d'alcool que renferme la cuvette. On s'efforce de répandre l'acide très également à la surface du lit de chlorate de potasse et en mêlant le liquide avec l'extrémité de la pipette on arrive à répartir l'acide d'une manière assez uniforme.

Il se fait un dégagement de chlore qui teint l'alcool en vert jaunâtre. On place alors dans les rainures les lames sur lesquelles sont collées les préparations à dépigmenter et qui sont maintenues verticalement dans le mélange. On laisse le tout en repos pendant douze heures environ, la durée de la nuit par exemple. Le lendemain on voit que le dégagement de chlore a sensiblement diminué. On porte alors la cuvette **sur une** étuve à 45° environ, ou mieux au soleil et le dégagement de chlore recommence. Au bout de trente-six heures ou de quarante-huit heures en tout, la dépigmentation est achevée.

On retire alors les lames de la cuvette — l'alcool **qui reste** dans cette dernière doit être rejeté — et l'on soumet **les préparations** à un lavage qui diffère un peu suivant que l'on veut colorer les coupes à l'aide de couleurs en solution alcoolique ou aqueuse. Si l'on veut colorer par une solution alcoolique, on lave longuement à l'alcool, si l'on veut employer un colorant aqueux, il faut hydrater les coupes en les passant **dans des** alcools de titre décroissant et éviter de mettre brusquement de l'eau sur la lame, car les coupes sont rendues délicates **et** se déchirent ou se décollent aisément. Une fois **mises dans** l'eau, on les y lave longuement une demi-heure.

On peut colorer avec n'importe quel colorant, pourvu que le lavage ait été bien fait.

Tous les réactifs fixateurs ne se prêtent pas également **bien** à une dépigmentation ultérieure des coupes. Les plus favorables sous ce rapport sont : le formol, soit seul, soit additionné d'acide picrique, puis le sublimé. La liqueur de Flemming se prête moins bien à cette opération, et la liqueur de **Müller** lui est particulièrement défavorable.

La dépigmentation ainsi pratiquée ne nuit en rien à la

structure des pièces bien fixées, et particulièrement de celles traitées par le formol picrique.

5° Cristallin. — On a vu plus haut que les coupes du cristallin adulte ne pouvaient être faites après les inclusions dans la paraffine ; mais chez des fœtus de petite taille on peut avoir des préparations de cet organe qui, faites après fixation par le liquide de Müller, coloration en masse par le carmin aluné et inclusion dans la paraffine, montrent très bien les fibres de la partie postérieure et les cellules de la partie antérieure. Pour préparer les fibres du cristallin, on fixe cet organe par un séjour de quelques semaines dans la liqueur de Müller. Au bout de ce temps le cristallin est soigneusement lavé à l'eau, puis divisé en secteurs à l'aide d'un scalpel. Chaque secteur se décompose aisément en couches superposées que l'on peut elles-mêmes réduire en leurs éléments constituants, les fibres cristalliniennes, en les dissociant à l'aide d'aiguilles. Les fibres du cristallin se montrent généralement groupées par petites bandes de deux, trois ou davantage. Elles sont fréquemment brisées et il est difficile de les avoir sur toute leur longueur. On peut employer les dissociateurs ordinaires énergiques tels que l'acide azotique à 30 p. 100 (Böhm et Oppel).

6° Choroïde. — On étudiera la choroïde en place dans les coupes du segment postérieur de l'œil dont il sera parlé plus bas et, en outre, dans des délaminations telles que celles indiquées à propos des cellules pigmentaires.

7° Rétine. — La rétine est fort délicate et exige pour ne pas être détériorée des réactifs fixateurs très énergiques. Voici les principales méthodes que l'on peut employer :

a. *Méthode de Ranvier*. — Un œil de triton, bien débarrassé des parties qui l'entourent, est fixé par les vapeurs osmiques. Ces vapeurs atteignent aisément la rétine à travers la sclérotique qui est peu épaisse. Au bout de dix minutes la fixation est suffisante ; on porte alors l'œil dans de l'alcool au tiers où on l'ouvre suivant son équateur. Le pôle postérieur après être resté quelques heures dans l'alcool au tiers est lavé à l'eau, mis pendant le même temps dans du picro-carminate où il se colore, puis reporté dans la solution d'acide osmique à 1 p. 100 afin d'achever la fixation. On le lave alors à l'eau, puis on le durcit dans l'alcool; lorsqu'il est suffisamment dur, on l'enrobe dans la cire et l'huile, puis on fait des coupes perpendiculaires à la surface de la rétine et passant par le nerf optique. Ces coupes, reçues dans l'alcool, sont ensuite lavées à l'eau et montées dans la glycérine.

b. *Fixation par le liquide de Flemming.* — On ouvre un œil frais suivant son équateur et on enlève le corps vitré en ayant grand soin de ne pas entraîner en même temps la rétine. Ceci fait, on porte le pôle postérieur de l'œil dans le liquide de Flemming. Au bout de vingt-quatre heures on le lave avec précaution pour ne pas détacher la rétine, puis on le découpe en quatre secteurs égaux dont le sommet est au centre de la papille du nerf optique et que l'on inclut dans la paraffine pour en faire des coupes radiales. Ces coupes sont colorées par les diverses méthodes indiquées à propos des couleurs d'aniline et montées dans le baume.

c. *Méthode de Cajal* — Dans ses recherches sur la structure de la rétine par imprégnation chromo-argentique, Cajal a indiqué la méthode suivante : Le pôle postérieur de l'œil frais étant débarrassé du corps vitré, la rétine est enlevée, séparée de la choroïde et découpée en secteurs comme il a déjà été dit. Prenant alors chacun de ces secteurs par sa pointe, on l'enroule sur lui-même de façon à former un petit cylindre. Ceci fait, chaque cylindre est plongé pendant quelques secondes dans un bain de collodion qui lui forme une enveloppe et maintient la membrane enroulée. Ceci a pour but d'éviter l'inconvénient dû à la présence des précipités qui se forment souvent pendant la réaction de l'argent et qui pourraient envahir toute l'épaisseur de la rétine si celle-ci était exposée étalée à plat à l'action des réactifs; tandis que, lorsque la rétine est enroulée sur elle-même, ces précipités se limitent à la périphérie du cylindre ou même à la mince couche de collodion qui l'entoure.

Une fois le collodion légèrement épaissi par dessiccation, on plonge les cylindres de rétine dans le liquide de Cajal où ils séjournent un ou deux jours; on les porte alors pour vingt-quatre heures dans le nitrate d'argent et on les plonge à nouveau dans le mélange osmio-bichromique, puis dans le nitrate d'argent, faisant ainsi la double imprégnation dont il a été parlé. Lorsqu'on juge la réaction produite, on passe les fragments de rétine dans l'alcool à 90°, on les enrobe dans la cire et l'huile et on fait les coupes que l'on traite suivant la méthode indiquée pour ces sortes de préparations (voy. p. 121).

d. *Méthode d'Ehrlich.* — Les colorations de la rétine par le bleu de méthylène vital donnent de bons résultats (voy. pour leur emploi, p. 341).

CHAPITRE XIV

MÉTHODES EMBRYOLOGIQUES

Les méthodes embryologiques ne diffèrent pas des méthodes histologiques générales que nous avons étudiées précédemment. Il faut se rappeler, toutefois, que les tissus des embryons sont très délicats et ne doivent pas être fixés à l'aide de n'importe quel réactif. Ainsi, ils résistent très mal à l'alcool dont l'action déshydratante énergique produit sur eux un ratatinement irrémédiable. Les fixateurs de choix pour les embryons sont : l'acide osmique et mieux le liquide de Flemming; le sublimé et surtout la liqueur de Kleinenberg qui donne particulièrement pour les premiers stades du développement des résultats superbes. On pourra aussi employer les fixateurs indiqués à propos de l'étude de la cellule, tels que la liqueur de Lindsay, le formol picrique.

Nous indiquerons dans ce chapitre : 1° la manière de récolter des embryons et de les fixer; 2° les préparations que l'on doit en faire; 3° le moyen de reconstituer l'embryon en se servant des coupes en série faites dans ce dernier.

§ 1. — RÉCOLTE ET FIXATION DES EMBRYONS

Les embryons qui sont le plus fréquemment utilisés pour les exercices pratiques d'embryologie sont ceux des batraciens, des oiseaux et des mammifères.

1º Embryons des batraciens. — Ces embryons serviront surtout à montrer la segmentation de l'œuf. Les larves plus âgées sont employées pour l'étude de certains points d'histogenèse et pour celle de la karyokinèse. Les œufs de batraciens se trouvent, à partir des mois de mars ou d'avril, dans toutes les mares. Ceux des grenouilles sont réunis en de grosses masses gélatineuses arrondies; ceux des crapauds en cordons allongés ; ceux des rainettes et des tritons sont fixés isolément aux plantes aquatiques. On choisira de préférence ces derniers qui sont beaucoup moins pigmentés que les œufs de grenouille et surtout que ceux de crapaud.

Il faut bien savoir que les réactifs fixateurs traversent malaisément les enveloppes de l'œuf, et que ce dernier serait très déformé si l'on se contentait de le plonger, muni de ses enveloppes, dans le réactif. Voici comment il faut procéder : On porte un œuf entier dans la liqueur de Kleinenberg et on l'ouvre rapidement en s'aidant de pinces et de ciseaux fins. L'œuf sort de son enveloppe et passe dans le fixateur avec lequel il entre ainsi en contact immédiat. Lorsque l'ouverture faite dans la coque de l'œuf est petite, ce dernier se rompt souvent en la traversant et l'on perd ainsi un certain nombre d'embryons : aussi faut-il s'efforcer d'ouvrir largement l'enveloppe et s'aider d'aiguilles pour dégager le contenu de l'œuf.

Après un séjour de deux ou trois heures dans le liquide de Kleinenberg, les œufs sont fixés; on les lave dans l'alcool à 70°, puis on les conserve dans l'alcool à 90° jusqu'au moment où l'on peut les débiter en coupes.

Les embryons avancés se dégagent bien plus aisément des enveloppes de l'œuf que les plus jeunes.

2° Embryons d'oiseaux. — Parmi les oiseaux, le poulet a pris une importance considérable dans les études embryologiques, à cause de la facilité que l'on a de se procurer ses embryons à bas prix et à presque toutes les époques de l'année.

a. *Choix des œufs.* — Il faut se procurer des œufs *cochés*, c'est-à-dire provenant d'une basse-cour où il y ait un coq, ces œufs seuls étant fécondés et aptes au développement. On peut prendre des œufs un ou plusieurs jours après la ponte; cela est sans importance, pourvu que ces œufs n'aient pas subi un commencement d'incubation et n'aient pas été abandonnés ensuite. Les œufs pondus depuis plus de quinze jours doivent être rejetés.

b. *Incubation.* — Les œufs choisis sont soumis à l'incubation suivant l'un quelconque des modes indiqués ci-dessous.

La meilleure couveuse est la poule : c'est elle qui permet le mieux de mener à bien l'incubation jusqu'à l'éclosion des poussins. Il est facile de se procurer une poule couveuse, — quelques-uns de ces animaux apportent dans l'accomplissement de cet instinct une ténacité vraiment incroyable — on la met dans une pièce obscure, loin du bruit, on lui donne abondamment à manger et à boire et elle consent à couver bien au delà des vingt et un jours qui suffisent à amener l'éclosion des œufs, si l'on renouvelle ces derniers. On peut faire couver par une poule 12 ou 15 œufs que l'on dispose dans une sorte de nid fait à l'aide de paille remplissant le fond d'une corbeille. A l'aide d'un crayon mou et très noir on inscrit sur ces œufs la date du jour où ils sont mis à couver ou tout autre signe permettant de les reconnaître. Deux fois par jour on enlève la poule de dessus les œufs pour la faire manger et, pendant ce temps, on peut prendre certains œufs ayant subi l'incubation pendant un temps donné, et les remplacer par d'autres œufs, convenablement marqués. On peut ainsi faire couver en peu de jours un assez grand nombre d'œufs que l'on retirera après un temps d'incubation variable.

On peut encore mener une incubation à son terme en se servant de couveuses artificielles que l'on maintient à la température voulue en versant matin et soir, dans un réservoir *ad hoc*, une certaine quantité d'eau chaude. Dans ces couveuses les œufs sont placés dans un ou plusieurs tiroirs que l'on ouvre deux fois par jour pour exposer les œufs à l'air et pour les retourner, car il est indispensable, surtout à partir du troisième jour, de retourner les œufs afin que le blastoderme qui vient à la surface ne soit pas en contact constamment avec le même point de la coquille parce qu'il pourrait alors contracter des adhérences avec elle. La poule retourne elle-même ses œufs à l'aide de ses pattes chaque fois qu'elle revient sur le nid après l'avoir abandonné. Les détails pour l'entretien de ces couveuses sont donnés par les fournisseurs qui les livrent, nous n'y insisterons pas davantage.

Lorsqu'on ne veut pas pousser l'incubation jusqu'à son terme et que l'on désire avoir simplement des embryons des huit premiers jours, il n'est pas besoin de recourir à une couveuse, et l'on peut très bien se servir d'une étuve telle que celle dont il est question dans le chapitre II page 38. Cette étuve doit être placée à l'abri des trépidations du sol ou du bâtiment dans lequel elle se trouve, et loin de toute vapeur acide. On la règle à la température de 38 à 39°. On place les œufs sur l'étage moyen, garni d'un lit de coton. Deux fois par jour on ouvre la porte de l'étuve pendant dix minutes au moins pour aérer les œufs; on retourne ces derniers et on referme l'étuve. L'abaissement de température qu'ont subi les œufs ne leur est en rien préjudiciable, mais il faut bien veiller à ce que la chaleur ne dépasse pas 39°. Il est bon de mettre avec les œufs une éponge légèrement humide pour éviter la dessiccation de l'air. Avec ce mode d'incubation il est difficile de conduire les œufs au delà du douzième jour, bien que l'on puisse y réussir, et l'on a souvent des monstres; mais comme l'embryologie du poulet est surtout intéressante pendant les premières phases de développement qui présentent seules des caractères de généralité, l'on peut s'en contenter.

c. *Manière de recueillir et de fixer l'embryon de poulet.* — On

prend un œuf arrivé à un temps d'incubation déterminé, supposons qu'il s'agisse d'un œuf de vingt-quatre heures; on frappe
doucement sur son gros bout, avec des ciseaux ou des pinces, de
façon à briser sa coquille. On le porte alors dans une cuvette
remplie de la solution physiologique de sel portée à la température de 38º environ. L'œuf étant maintenu couché dans l'eau
salée à l'aide de la main gauche, on brise à petits coups la
coquille en se servant de pinces tenues dans la main droite et
l'on fait une large ouverture sur la face supérieure de l'œuf. On
voit le jaune qui à cette période est encore ferme, présentant
sur sa face supérieure une pellicule blanchâtre qui est le blastoderme. Avec des ciseaux fins très pointus on coupe rapidement
la membrane vitelline et la surface même du jaune tout autour
du blastoderme; on laisse reposer l'œuf sur le fond de la cuvette,
on enlève la membrane vitelline avec des pinces fines, puis
s'aidant de spatules courbes et de pinces, on détache le blastoderme de la surface du jaune; on le fait flotter un instant dans
la solution physiologique de sel, on le reçoit sur une grande spatule coudée à angle droit (fig. 3) et on le porte dans une boîte de
Pétri contenant de la liqueur de Kleinenberg. Là on s'applique
à ce que le blastoderme s'étale bien sur le fond de la boîte sans
faire de plis. Pour cela il est quelquefois utile d'enlever avec
une pipette la majeure partie du liquide fixateur, de façon à
n'en laisser qu'une très faible couche au-dessus du blastoderme.
Ce dernier, n'ayant plus alors de tendance à flotter, s'étale
parfaitement et l'on peut y aider encore en dirigeant sur lui à
l'aide d'une pipette un petit jet de liquide de Kleinenberg. Au
bout de quelques minutes l'étalement est parfait et l'on peut
ajouter la quantité de fixateur nécessaire, en ayant soin toutefois de ne pas produire dans le liquide des mouvements capables de déplacer la lame blastodermique ou de la replier
sur elle-même. La fixation est achevée en deux ou trois heures.
On remplace alors le fixateur par de l'alcool à 70º en observant
toutes les précautions indiquées pour ne pas déranger l'étalement du blastoderme. L'alcool à 70º donne à ce dernier assez
de rigidité pour que l'on n'ait bientôt plus à craindre de plissement et, en effet, les blastodermes ainsi fixés se conservent

parfaitement intacts, comme le montre celui qui est représenté dans la figure 110.

Dans les œufs couvés moins de vingt-quatre heures, la membrane vitelline entraîne souvent avec elle, le blastoderme

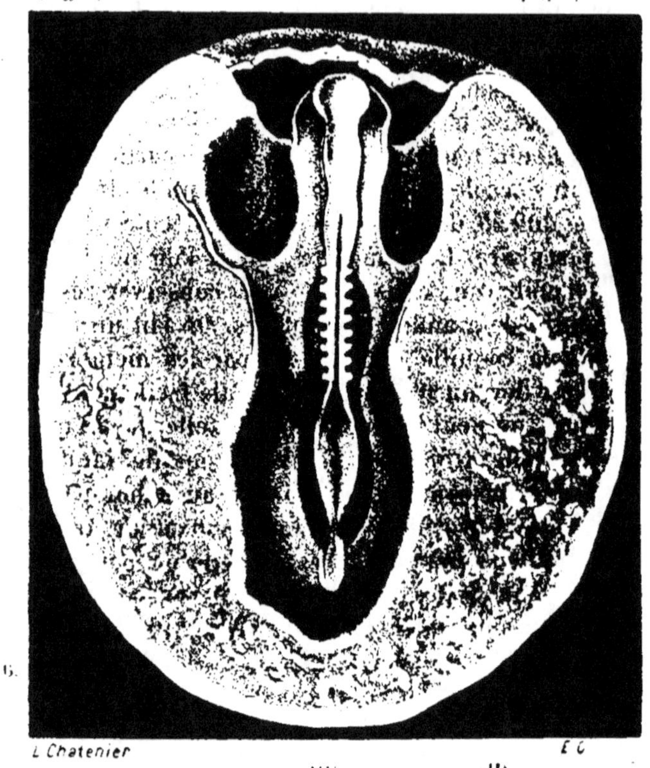

Fig. 110.

Embryon de poulet de 26 heures fixé par la liqueur de **Kleinenberg** et examiné à la lumière directe, sur fond noir.

qu'il est facile d'en détacher à l'aide de la petite spatule de platine. Parfois le blastoderme entraîne aussi une certaine quantité de vitellus attaché à sa face inférieure. On ne doit pas chercher à enlever immédiatement ce vitellus; mais on fixe le blastoderme comme il a été dit, en le faisant reposer sur le fond de la boîte de Pétri par sa face inférieure. Après que

l'on a enlevé la liqueur de Kleinenberg et qu'on l'a remplacée
par l'alcool à 70°, le vitellus se durcit généralement assez, tout
en restant adhérent au fond du vase, pour qu'on puisse détacher le blastoderme en glissant entre le vitellus et lui la spatule
de platine.

Les embryons couvés depuis un jusqu'à trois jours sont
très faciles à recueillir par les procédés que nous avons
indiqués ci-dessus ; mais, à partir du quatrième jour, il se présente une difficulté tenant à ce qu'une grande partie des annexes
de l'embryon s'accole étroitement à la coquille de telle sorte
qu'il est très difficile de briser celle-ci sans déchirer l'allantoïde
ou l'aire vasculaire. Cela importe peu si l'on ne désire conserver que l'embryon ; mais si l'on veut conserver ces parties,
il faut prendre de grandes précautions. On fait un trou dans
un point de la coquille non tapissé par les membranes. Le
jaune, qui est devenu très fluide, s'écoule facilement et, pendant ce temps, on peut incliner l'œuf de telle, façon que l'aire
vasculaire se colle étroitement contre la coquille, tandis que la
majeure partie du contenu est évacuée au dehors. On verse
alors par cette ouverture un liquide fixateur tel que la
liqueur de Müller osmiquée dans laquelle on porte en outre
l'œuf entier. Il faut éviter dans ces cas de se servir de fixateurs
fortement acides (liqueur de Kleinenberg ou de Flemming)
qui provoqueraient, en même temps que la dissolution de la
partie calcaire de la coquille, un fort dégagement de gaz nuisible à la bonne conservation des parties. Au bout de quelques
heures la fixation a donné aux membranes assez de solidité
pour qu'on puisse les détacher sans trop de dégâts et on
achève alors leur fixation par un nouveau séjour dans le
liquide fixateur choisi. Pour les embryons des trois premiers
jours on peut employer la liqueur de Flemming au lieu de
l'acide picro-sulfurique ; on les recueille de la même manière.

Enfin, j'ai imprégné à l'argent avec la solution à 1 p. 300, des
blastodermes de poulet détachés du jaune comme il vient d'être
dit et, bien que je n'ai pas préalablement lavé à l'eau distillée
de peur d'altérer les éléments, j'ai eu des imprégnations très
belles et très pures ne montrant aucune tache sur toute leur

étendue. L'imprégnation à l'argent produit une fixation suffisante et les blastodermes ainsi traités, une fois colorés et montés au baume, donnent des préparations très instructives.

3° Embryons de mammifères. — Les embryons de mammifères sont plus difficiles à se procurer que les embryons d'oiseaux. On trouve, il est vrai, fréquemment des femelles pleines, soit parmi les animaux que l'on sacrifie en vue d'autres recherches dans les laboratoires, soit **parmi des animaux chassés dans ce but (chauve-souris) ; mais pour avoir** des embryons d'un âge bien déterminé il vaut mieux recourir à la lapine. On met une lapine dans la cage d'un **mâle d'où** on la retire au bout de vingt-quatre heures et on la **tue à une** date fixe ; par exemple deux, huit, dix, etc., jours après qu'elle a été livrée au mâle.

a. *Préparation des embryons de trois jours.* — A ce moment les œufs sont en pleine segmentation et sont encore contenus dans les trompes où ils sont libres. Pour les recueillir on emploie le procédé suivant dû à KÖLLIKER. On enlève la corne utérine et la trompe d'un même côté, puis on pousse doucement par cette dernière une injection de liquide fixateur tel que la liqueur de Müller ou l'acide osmique à 1 p. 100. Cette injection fait cheminer les œufs dans les voies génitales dont ils ressortent avec elle. On recueille dans une boîte de verre le liquide injecté et les œufs qu'il a entraînés. Ces œufs, après fixation, sont lavés, colorés et montés dans la glycérine, la lamelle étant soutenue par de petites cales en papier.

b. *Préparation d'embryons de huit jours.* — Les embryons de cet âge sont arrivés dans les cornes utérines où ils commencent à se fixer. Ils donnent lieu par leur présence à de petites saillies globuleuses qui forment, le long de la corne, comme les grains d'un chapelet. On découpe la corne en autant de segments qu'il y a de renflements et on fixe chacun d'eux à l'aide d'épingles sur le fond de liège d'une cuvette, la face mésométriale du segment reposant directement sur le liège. On verse alors du liquide de Kleinenberg dans la cuvette et l'on ouvre le segment utérin en l'attaquant par le bord opposé au mésométrium. Il faut aller avec beaucoup de précaution pour éviter d'ouvrir l'œuf. Lorsque les tuniques utérines fendues le laissent bien voir, on les écarte et à l'aide d'une spatule on peut détacher l'œuf qui n'est encore que très faiblement fixé à la muqueuse utérine, au niveau de l'insertion du méso ; l'embryon est situé au centre du cercle suivant lequel le blastoderme se soude à la paroi, et c'est justement pour cela que l'on recommande d'ouvrir l'utérus en un point opposé à ce dernier. **L'œuf entier, fixé, est conservé dans l'alcool. On peut aussi l'ouvrir suivant son équateur et ne garder que la moitié contenant l'embryon, que l'on étale comme il a été dit pour les blastodermes de poulet.**

Chez les animaux de très petite taille, comme la souris, on peut fixer l'utérus entier avec les embryons qu'il renferme et ne dégager ceux-ci qu'après la fixation, alors que les parties fixées résistent mieux aux actions mécaniques. On peut aussi laisser l'embryon en place et couper à la fois la corne utérine et l'œuf.

On peut assez souvent se procurer à l'abattoir des embryons de vache, de brebis, de porc. Mais en général ces embryons ont dépassé les premiers stades du développement, et le mode de fixation que l'on emploiera dépendra évidemment de leur taille. Il est, par exemple, inutile et mauvais de fixer par le liquide de Kleinenberg des embryons dont le système osseux commence à se développer (voy. p. 92) ; on préférera alors le sublimé ou le liquide de Flemming.

§ 2. — Préparation des embryons

Les embryons recueillis comme il vient d'être dit sont ensuite soumis à diverses préparations, suivant leur grosseur. Les embryons de lapin de huit à dix jours, les blastodermes de poulet jusqu'au troisième jour de l'incubation, sont montés en entier ou débités en coupes ininterrompues d'une extrémité à l'autre. On coupe encore en série allant de la tête à la queue des embryons plus volumineux tels que des poulets du cinquième ou sixième jour, des embryons de mammifères de

8 à 12 millimètres de longueur ; mais au delà de cette taille on traite les embryons comme les animaux adultes, c'est-à-dire que l'on fixe et que l'on prépare certains organes ou certaines régions pris à part.

1° Montage des embryons entiers. — Ce mode de préparation est très précieux, car il donne le moyen d'avoir des col-

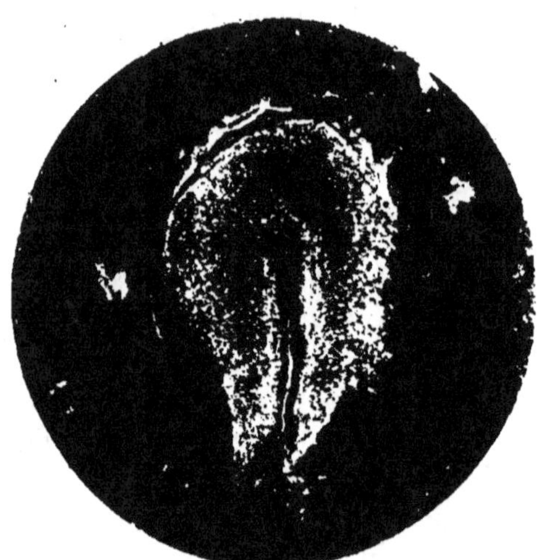

Fig. 111.

Blastoderme de poulet de 23 heures (ligne primitive, photographie).

lections d'embryons de divers âges montrant les détails de leur structure d'une manière parfaite. On peut voir en **effet** par la figure 110, qui représente un blastoderme de poulet au début du second jour d'incubation, que les principaux traits de l'organisation de l'embryon sont très aisément visibles, bien que cette préparation ne soit pas colorée ni montée **dans** le baume, ce qui l'améliorerait encore.

Pour faire ces sortes de préparations, on fixera les **embryons** par le liquide de Kleinenberg et on les colorera par le **carmin** boracique, puis on les montera dans la résine dammar (voy. pour les détails, p. 186). Lorsque l'embryon atteint une certaine épaisseur, il est bon de placer sous les quatre coins de la lamelle de petites cales en bristol qui empêchent celle-ci de presser trop fortement sur lui. Ces préparations se conservent fort bien; j'en possède toute une série datant de dix ans et qui sont aussi nettes que le premier jour. Ce mode de préparation s'applique à tous les embryons dont la taille n'est pas trop volumineuse. Un embryon de poulet de trois jours monté de cette manière montre très nettement ses arcs branchiaux, la fente choroïdienne de la vésicule optique, les étranglements du tube cardiaque, la vésicule allantoïde, etc., etc. Les embryons de cette taille sont les plus gros qui puissent être préparés ainsi.

Les préparations dont nous venons de parler sont non seulement utiles pour montrer la structure pour ainsi dire macroscopique des embryons, mais elles se laissent étudier à l'aide d'assez forts grossissements et peuvent donner avec ces derniers des résultats très satisfaisants. De plus, elles sont indispensables dans certains cas pour interpréter les coupes. Avant de débiter

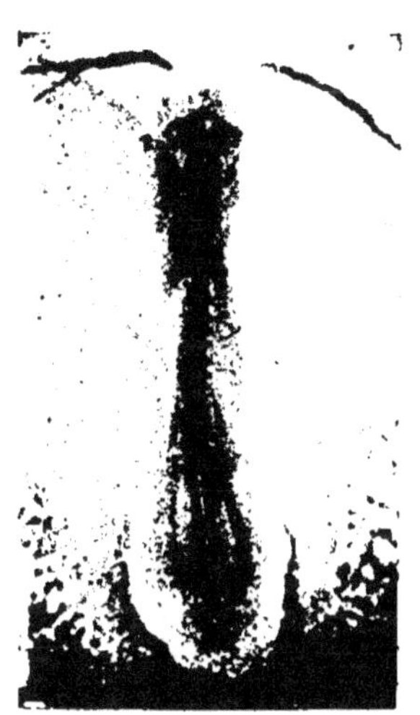

Fig. 112.

Embryon de poulet de 40 heures (photographie).

en coupes un embryon, on l'a examiné à l'aide d'un faible grossissement et l'on s'est assuré qu'il reproduisait exactement l'état de développement d'un embryon monté en entier. Lorsqu'on en étudiera les coupes, il sera parfois très utile de pouvoir se reporter à la préparation totale afin de voir quels organes une coupe passant dans une direction déterminée a pu rencontrer sur son passage.

2° Coupes en séries. — La confection de coupes en séries a seule permis d'amener l'embryologie à l'état de développement que cette science a pris dans ces dernières années.

On peut les pratiquer de diverses manières.

a. *Fixation par le liquide de Kleinenberg, coloration en masse, inclusion et coupes.* — Des embryons de petite taille sont fixés par la liqueur de Kleinenberg, puis colorés en masse au carmin boracique (voy. p. 186) et inclus dans la paraffine. Ils doivent séjourner très peu de temps dans le bain de paraf-

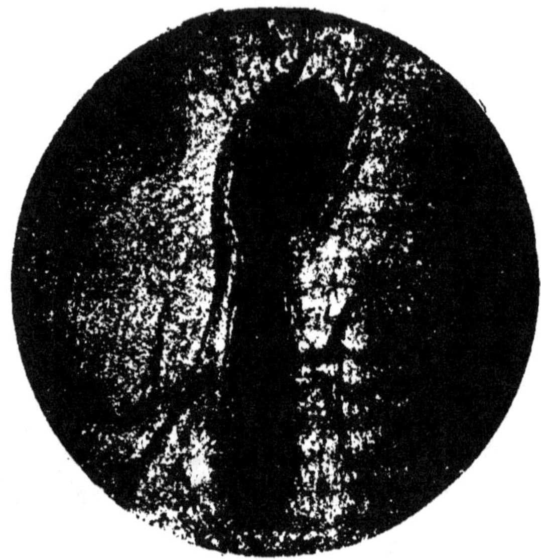

Fig. 113.
Blastoderme de poulet de 50 heures (photographie).

fine fondue : soit dix minutes environ dans la paraffine molle et trois minutes dans la paraffine dure, pour un embryon de poulet de vingt-quatre heures. On les place dans le moule de paraffine de façon à les orienter aussi bien que possible par rapport à l'une des faces du bloc. C'est là une condition indispensable, car les coupes, si peu obliques qu'elles soient à la direction désirée, sont très défectueuses et difficiles à interpréter. Le plus souvent, pour les embryons très jeunes (embryon de poulet de un à deux jours, de lapin de huit à dix jours), on fera des coupes transversales, qui sont les plus ins-

tructives. Les coupes longitudinales sont plus facilement
obliques à cause de leur grande longueur et, parmi elles, celles-
là seules qui passent par l'axe de l'embryon sont vraiment
intéressantes.

Les coupes sont faites à l'aide du microtome à bascule de
Dumaige et, comme à cause de leur faible étendue et de l'homogénéité de la pièce elles ont peu de tendance à se plisser, il
n'est pas besoin de les recevoir sur l'eau et d'employer le

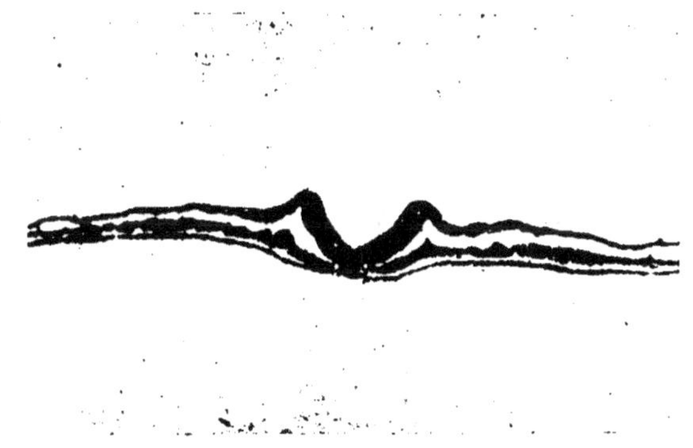

Fig. 114.

Embryon de poulet de 25 heures coupe transversale de la région
dorsale, photographiée.

collage à l'albumine. On peut se servir de la méthode suivante proposée par Schällibaum : on fait un mélange d'une
partie de collodion (non riciné avec trois ou quatre parties
d'essence de girofle, suivant la consistance du collodion. Avec
une baguette de verre on étend ce mélange sur les lames en
une couche aussi mince que possible. On place les segments
du ruban de coupe sur cet enduit et on les y applique
exactement en pressant légèrement avec un pinceau. La lame
recouverte des coupes est alors portée sur l'étuve à 50 ou 55°;
la paraffine fond et l'essence s'évapore ou se ramasse en
gouttelettes qu'il est facile de faire couler en inclinant la lame.
Les coupes sont parfaitement collées. Il suffit alors d'enlever la

paraffine par le xylol et l'on peut immédiatement monter dans
la résine dammar.

On voit que par ce procédé la longue série de manipulations
qui succèdent au collage des coupes, dans les pièces non
colorées en masse, est supprimée. C'est là une raison pour
faire adopter cette méthode toutes les fois qu'il sera possible,
c'est-à-dire lorsqu'il s'agira d'embryons assez petits dont les

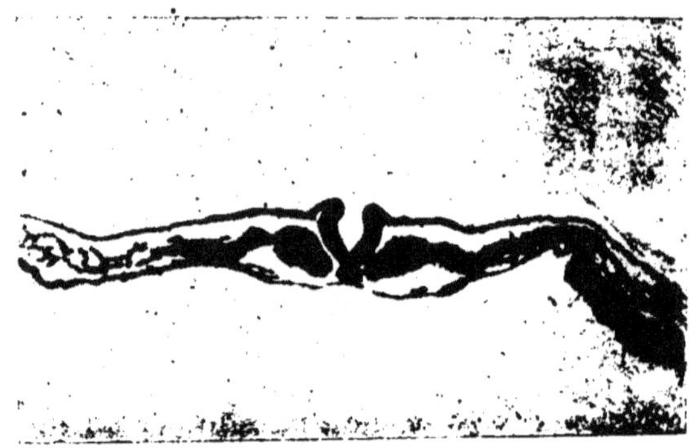

Fig. 115.

Embryon de poulet de 37 heures (coupe transversale de la région
dorsale, photographie).

coupes ne se plissent pas trop, et qui ont pu être colorés en
masse.

b. *Fixation par le liquide de Flemming, inclusion, coloration.* — Si l'on a fixé les embryons par le liquide de Flemming,
il est difficile de les colorer en masse ; dans ce cas, on suivra
la marche ordinaire que nous avons indiquée à propos des
inclusions à la paraffine, c'est-à-dire que les coupes seront
collées à l'albumine, débarrassées de la paraffine, puis colorées
à la safranine ou avec les autres couleurs d'aniline.

c. *Direction des coupes.* — On doit faire les coupes des
embryons suivant trois directions bien déterminées qui sont :
le plan vertical et médian de l'embryon, un plan perpendiculaire à son axe longitudinal, et un plan parallèle à sa face
antérieure ou ventrale.

On a ainsi : 1° les *coupes sagittales*, qui passent par le plan vertical et médian de l'embryon ou parallèlement à ce

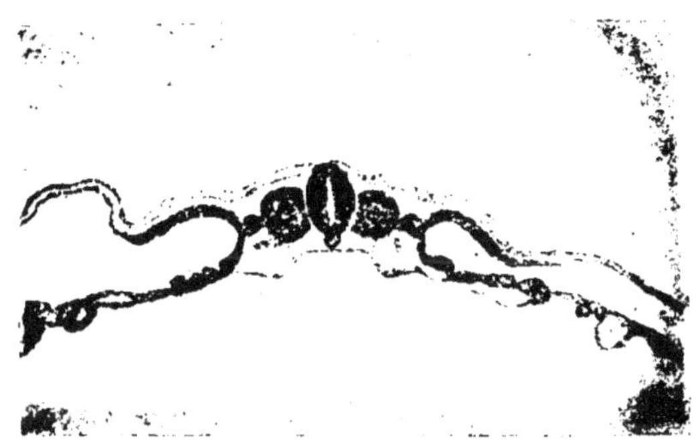

Fig. 116.

Embryon de poulet de 48 heures (coupe transversale de la région dorso-lombaire, photographie).

plan ; 2° les *coupes transversales*, passant par un plan perpendiculaire à l'axe longitudinal de l'embryon ; 3° les *coupes fron-*

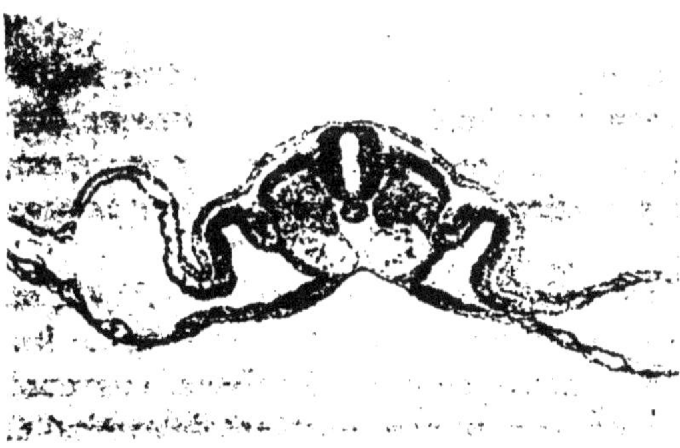

Fig. 117.

Embryon de poulet de 48 heures (coupe transversale de la région dorsale, photographie).

tales, faites parallèlement à la face antérieure ou ventrale de l'embryon. Ces dernières sont les moins usitées; les coupes sagittales et les coupes transversales sont au contraire d'un usage constant.

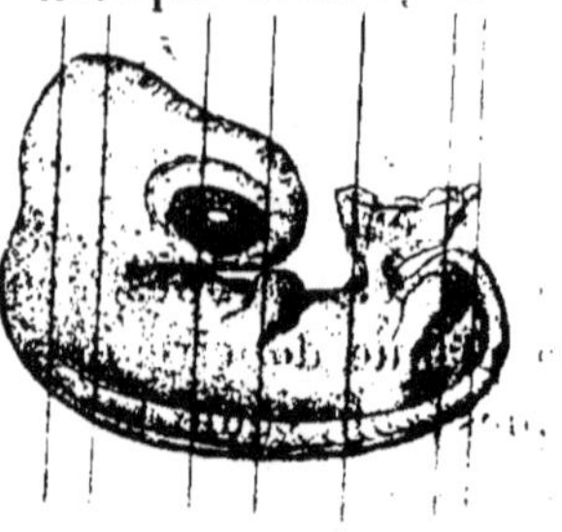

Fig. 118.

Embryon de poulet de 4 jours.

Les traits rouges indiquent la direction des coupes.

Lorsque l'embryon est un peu développé, il présente des courbures qui rendent très difficile l'exécution de coupes rigoureusement transversales. On peut y remédier en le sectionnant en trois fragments : céphalique, dorsal et caudal, que l'on orientera chacun de façon à avoir des coupes transversales ; ou bien on dispose l'embryon entier de telle façon que la région dorsale et lombaire qui renferme les viscères les plus importants soit coupée transversalement, tandis que **la tête** et **la queue** seront coupées suivant **la direction** frontale. La figure ci-contre indique **suffisamment la direction** des coupes dans ce cas.

§ 3. — RECONSTRUCTION DES EMBRYONS

Il est parfois difficile de se représenter les formes d'un organe un peu compliqué avec le seul secours des coupes en séries faites dans cet organe. C'est le cas par exemple pour le cœur embryonnaire, pour le cerveau et pour beaucoup d'autres parties.

Pour remédier à cette insuffisance des coupes, on a songé à reconstruire l'embryon tout entier ou l'organe isolément, en se servant de plaques de cire d'épaisseur convenable sur lesquelles on dessine à un grossissement déterminé chacune des coupes et que l'on découpe ensuite en suivant les contours du dessin. En superposant ces plaques, on reforme un embryon grossi d'une quantité connue et sur lequel on peut voir les organes modelés d'après les coupes elles-mêmes. Il va sans dire que, pour donner des résultats exacts, les coupes en séries doivent être d'une épaisseur identique.

Pour donner une idée suffisante de cette méthode nous emprunterons à Born les détails suivants :

1° Fabrication des plaques de cire. — Les plaques de cire doivent avoir une épaisseur déterminée, correspondant au grossissement adopté. Supposons par exemple que l'on emploie un grossissement de 60 fois et que les coupes aient 1 50° de millimètre, l'épaisseur de la plaque de cire devra être de 1^{mm},20. Pour faire ces plaques, on coule la cire sur de l'eau bouillante placée dans des vases métalliques rectangulaires de dimensions appropriées à celles des plaques. La cire s'étale régulièrement sur l'eau et après refroidissement, la plaque de cire, d'épaisseur uniforme, se détache des parois des vases d'où il est facile de l'enlever. Les dimensions des plaques en largeur et en longueur peuvent être variables, on les détermine suivant les dimensions des dessins qui seront reportés sur elles. Quant à leur épaisseur, qui doit être fixe, on l'obtient aisément en déterminant par un simple calcul le poids de cire qui doit être employé à la confection de chaque plaque. On sait en effet que la densité de la cire est comprise entre 0,97 et 0,96 et qu'il est bon de la ramener à 0,95 en ajoutant un peu d'essence de térébenthine. Cette densité fournit, avec le volume connu de la plaque, les éléments du calcul.

2° Dessin des coupes. — Avant de faire les coupes, on commence d'abord à dessiner à la chambre claire le profil de l'embryon à un grossissement connu, afin d'en avoir toujours sous les yeux l'image exacte, puis on dessine une à une les coupes au même grossissement, et, se servant d'un papier à décalquer, on reporte chacune d'elles sur une plaque de cire. Le dessin une fois achevé, on pose la plaque de cire sur une lame de bois tendre et, se servant d'un instrument fin, on enlève la cire en dehors du contour extérieur et dans les cavités internes de l'embryon de telle manière que les organes sont en quelque sorte modelés. Si un organe se trouvait insuffisamment soutenu dans une plaque par ses liens naturels (tel que le mésentère par exemple), on peut laisser entre la paroi et lui des travées de cire qui aideront à le maintenir en place.

3º Reconstruction proprement dite. — Une fois les différentes plaques découpées individuellement comme il a été dit, on a tous les éléments de la reconstruction. Il ne faut pas oublier que celle-ci ne sera vraiment exacte qu'autant que les coupes seront elles-mêmes plus régulières et d'une épaisseur plus uniforme.

On superpose alors les plaques dans leur ordre de **série** et, pour les faire adhérer l'une à l'autre, on badigeonne leur **surface** avec un peu d'essence de térébenthine. S'il existe des **ressauts** entre les contours de deux plaques superposées, on **peut les** faire disparaître en passant sur eux une spatule **légèrement** chauffée et on modèle ainsi l'embryon en faisant disparaître les irrégularités de la surface interne ou externe **tenant à la** superposition des tranches successives.

Si l'on veut pouvoir extraire de l'ensemble une ou **plusieurs** coupes consécutives, il suffit de coller à leur **surface supé-** rieure et inférieure une feuille de papier, et on peut les enlever ou les remettre en place à volonté.

D'autre part, on peut laisser dans la paroi du corps des vides ménagés de façon à laisser voir les parties internes.

La méthode de reconstruction, longue et difficile à **mener à** bien, a donné à BORN des résultats très précieux pour l'étude du développement du cœur. Elle fournit un des moyens de démonstration pour l'enseignement.

INDEX ALPHABÉTIQUE

Air (éclairage d') 18
Acide acétique 58
Acide acétique comme réducteur. 123
Acide chlorhydrique. 56
Acide chlorhydrique comme dé-calcifiant. 254
Acide chromique 56
Acide chromique comme fixateur. 87
Acide chromique comme durcis-sant . . . 129
Acide chromique comme dissocia-teur. 126
Acide chromique comme décalci-fiant. 254
Acide formique. 58
Acide formique comme réducteur après le chlorure d'or . . . 123
Acide nitrique 56
Acide nitrique comme dissocia-teur 126
Acide nitrique comme décalci-fiant. 254
Acide phénique 58
Acide picrique. 58
Acide picrique comme fixateur . 87
Acide picrique comme colorant. 172
Acide picrique comme décalci-fiant. 255
Acide osmique 57
Acide osmique comme fixateur. 93
Acide sulfurique 56
Adipeux (tissu) 228
Aiguille à dissocier. . . . 42
Albumine pour le collage des coupes . . . 70
Alcool. 54
Alcool absolu. 54

Alcool à 90°. 54
Alcool au tiers. 125
Alcool comme fixateur . . . 89
Alun 60
Aluné (carmin) 61
Ammoniaque. 59
Angle d'ouverture. 12
Aniline (huile d'). 59
Anneaux tenseurs 110
Aponévrotique (tissu). . . . 245
Argent (nitrate d'). 59
Artères 365
Artérioles 363
Aspect des bulles d'air et des gouttes de graisse 82

Baume du Canada. 68
Baume (montage dans le) . . . 192
Benda (coloration de) . . . 178
Benzine 66
Bergamote (essence de) . . . 67
Bertin (méthode de). 342
Bichlorure de mercure. . . . 60
Bichlorure comme fixateur. . . 105
Bichromate d'ammoniaque . . 60
Bichromate de potasse . . . 60
Bichromate de potasse comme durcissant 347
Bichromate de potasse comme fixateur liquide de Müller) . 102
Bleu de méthylène pour colora-tions vitales 341
Bleu de méthylène polychrome. 65
Boracique (carmin) 62
Boule d'œdème. 219
Boules sarcodiques 82

CAJAL (Ramon y, méthode de) .	117
Cajal (liquide de)	117
Camphre	67
Capillaires (vaisseaux de l'épiploon)	360
Capillaires (imprégnation des) .	362
Capillaires (lymphatiques) . . .	367
Capsule surrénale	390
Carmin	61
Carmin aluné	61
Carmin boracique	62
Carmin (picro-carminate d'am.) .	62
Cartilage hyalin	248
Cartilage réticulé	252
Cèdre (essence de)	67
Celloïdine	143
Cellule en général	351
Cellule à cils vibratiles	301
Cellule calliciforme	302
Cellule conjonctive	222
Cellule (division de la)	355
Cellules nerveuses	318
Cellule osseuse	259
Cellule plasmatique	240
Centrosome	353-359
Cerveau 327-347-349
Cervelet 327-347-349
Chambre claire	27
Chambre humide	49
Chloroforme	70
Chlorure d'or	60
Chlorure d'or (imprégnation au)	122
Chlorure de sodium	60
Choroïde	403
Chromique acide	56
Chromique acide comme durcissant	129
Chromique acide comme dissociant	126
Chromique acide comme décalcifiant	254
Chromoblastes	238
Chromophiles (granulations) .	323
Cire (lutage)	200
Clasmatocytes	238
Cœur	316
Collage des coupes par l'albumine	154
Collage des coupes par la méthode de Schällibaum	417
Collodion	70

Colonne du microscope	2
Colorations, généralités	163
Coloration au bleu polychrome	281
Coloration au bleu d'Ehrlich . .	341
Coloration au carmin aluné et à l'éosine	171
Coloration au carmin aluné et à l'acide picrique	172
Coloration à l'hématéine et à l'éosine	166
Coloration au picro-carmin . .	173
Coloration à la safranine . . .	176
Coloration en masse	185
Coloration par le mélange triacide d'Ehrlich	386
Coloration par la safranine et le vert lumière	178
Coloration par la safranine, le violet de gent. et l'orange .	179
Coloration sous lamelle	190
Congélation	143
Conjonctif (tissu)	217
Cornée 246-339-400
Coupes à main levée et au microtome de Ranvier	144
Coupes aux microtomes à paraffine	152
Coupes au microtome à plan incliné	159
Couveuses	407
Cristallin	403
Cuvette à rainures	50
Dammar (résine)	68
Décalcification	253
Dégommage des coupes	150
Dépigmentation	401
Déplissement des coupes à la paraffine	156
Déshydratation	193
Dessin à la chambre claire . .	27
Développement des vaisseaux sanguins	366
Diaphragmes optiques	7
Diaphragmes (rôles des) . . .	20
Digestion (organes de la) . . .	374
Dissociation, généralités	124
Dissociation mécanique	127
Division cellulaire	355
Durcissement généralités . . .	127
Durcissement par les réactifs .	127

Durcissement par la gomme et l'alcool ... 132

Eau anilinée ... 69
Eau de mer artif. ... 71
Eau distillée ... 71
Éclairage d'Abbe ... 18
Éclairage sources d' ... 22
Éclairage sur fond noir ... 21
Éclairage oblique ... 19
Éclaircissement des objets ... 193
Émulsion color. vitales ... 341
Fusion mélange triacide ... 286
Élastique cartilage ... 252
Élastiques fibres ... 227
Embryologiques méthodes ... 405
Embryons de batraciens ... 406
Embryons de mammifères ... 412
Embryons d'oiseaux ... 407
Embryons montage des — ent ... 414
Embryons préparation des ... 413
Embryons reconstruction des ... 420
Endothéliums ... 287
Endothéliums imprégn. à l'argent ... 288
Enrobage dans la cire et l'huile ... 148
Enrobage dans le collodion ... 149
Éosine ... 66
Épiploon ... 293-360
Épithéliums cylindriques ... 298
Épithéliums pavimenteux ... 294
Épithélium vibratile ... 300
Essence de bergamote ... 67
Essence de cèdre ... 67
Essence de girofle ... 67
Essence d'origan ... 67
Essence de térébenthine ... 67
Estomac ... 378
Éranson anneaux tenseurs d ... 110
Éther sulf. ... 70
Étiquetage des prépar. ... 201
Étuve ... 37
Examen immédiat ... 73
Examen dans un sérum ou dans le plasma ... 75
Examen du sang circulant ... 276
Extraction de la paraffine des coupes ... 157

Fer à luter à la paraffine ... 75
Fibres conjonctives ... 226

Fibres élastiques ... 227
Fibres musculaires lisses ... 306
Fibres musculaires striées ... 311
Fibres nerveuses ... 330
Fibres de Purkinje ... 316
Fibres de Remak ... 335
Fibres de Sharpey ... 258
Fibrine ... 274
Fibro-cartilage ... 252
Fixation, généralités ... 86
Fixation par l'alcool ... 89
Fixation par le bichlorure de mercure ... 105
Fixation par le formol ... 96
Fixation par le liquide de Flemming ... 98
Fixation par le liquide de Kleinenberg ... 91
Fixation par le liquide de Müller ... 102
Fixation par l'acide osmique ... 93
Fixation par injection ... 108
Fixation après tension ... 109
Fixation règles gén. pour la ... 111
Flacons compte-gouttes ... 46
Flacons à résines ... 48
Flemming coloration de ... 179
Flemming liquide de ... 198
Foie ... 380
Formol ... 69
Formol picrique ... 352

Gaine de Henle des nerfs ... 336
Ganglions lymphatiques ... 372
Ganglions spinaux ... 322
Gélatine ... 70
Gentiane violet de ... 65
Girofle essence de ... 67
Girofle (essence de) comme éclaircissant ... 194
Glandes salivaires ... 377
Glycérine ... 56
Glycérine montage dans la ... 198
Glycérine gélatinée ... 70
Glycérine formiquée ... 56-227
Glycogène recherche du ... 380
Golgi méthode de, généralités ... 117
Golgi méthode de, appliquée aux centres nerveux ... 326
Golgi méthode de, appliquée aux terminaisons nerveuses ... 340

Golgi (méthode de), appliquée
aux canaux intercellulaires. . 376
Golgi-Cajal (méthode de), appliqué à la rétine 404
Gomme arabique 70
Gomme arabique (durcissement
par la). 132

Heidenhain (hématoxyline ferrique d'). 352
Hématéine. 63
Hématéine (coloration par l') . 166
Hématies (réact. col. des) . . 275
Hématoblastes 273
Hématoxyline 63
Hématoxyline ferrique . . . 352
Hématoxyline de Kleinenberg. 358
Hématoxyline de Weigert. . . 350
Huile d'aniline. 59

Imprégnations, généralités . . 112
Imprégnation au chlorure d'or. 122
Imprégnation au nitrate d'argent. 112
Inclusions dans la paraffine . . 133
Inclusions dans la celloïdine
(collodion). 142
Injections interstitielles (fixation
par les) 108
Injections intravasculaires. . . 204
Instruments de dissection . . . 40
Instruments pour injections . . 39
Intestin 378
Iris 401

Jus de citron (dans l'imprégnation au chlorure d'or). . . . 122

Kleinenberg (hématoxyline de) 358
Kleinenberg (liquide de) . . . 91
Kolossow (méthode de) . . . 304

Lames. 45
Lames (nettoyage des) 46
Lames d'os (préparation de) . . 255
Lamelles. 45
Leucocytes. 281-284
Liquide de Cajal (osmium bichromate de potasse) 117
Liquide de Flemming (osmio-acéto-chromique). 98
Liquide de Kleinenberg (picro-sulfurique 91

Liquide de Lindsay (osmio-bichromique). 354
Liquide de Müller (bichromate
de potasse, sulfate de soude). 102
Liquide de Renaut (osmio-argento-picrique). 116
Lutage des préparations . . . 199
Lymphatiques (ganglions) . . . 372
Lymphatiques (vaisseaux) . . . 367
Lymphe. 280

Mammaire (glande). 394
Masse à injection au bleu de
Prusse. 205
Masse au carmin. 206
Matériaux d'étude 51
Mélange triacide 386
Membraneux (tissu). 231
Mésentère 239-288
Mesure du grossissement. . . 25
Méthode de Bethe 342
Méthode d'Ehrlich (Color.-vitales) 341
Méthode de Golgi 117
Méthode de Kolossow pour les
ponts intercellulaires 304
Méthode de Weigert pour coloration du système nerveux. . 348
Méthylène (bleu de). 341
Micromètre objectif. 25
Micromètre oculaire. 26
Microscope. 1
Microtome de Ranvier 30
Microtome à bascule. 34
Microtome de Minot 35
Microtome à plan incliné . . . 31
Miroirs 9
Mise au point 23
Moelle épinière. . . 320-324-326-347
Moelle osseuse. 261
Molybdate d'ammoniaque . . . 342
Montage des préparations dans
la glycérine 198
Montage des préparations dans
les résines. 192
Muqueuse gastrique ou intestinale. 379
Muqueuse olfactive 398
Muqueux (tissu) 231
Muscles lisses 306
Muscles striés 311

Musculaire (tissu) 305
Myéline (fibres à 230-234

Nerfs. 330
Nerveuses (cellules). 318
Nerveuses (terminaisons) . . . 337
Nettoyage des lames 46
Névroglie 345
Nitrate d'argent 59
Nitrate d'argent (imprégnations au 112
Nitrate d'argent dans la méthode de Golgi. 117
Numération des globules sanguins 278

Objectifs, généralités 9
Objectifs à sec. 10
Objectifs à immersion. 10
Objectifs (qualités des) 11
Objectifs (soins à donner aux). . 14
Oculaires, généralités. 15
Oculaire indicateur de Bourguet. 17
Œil. 399
Œufs (embryons des batraciens. 406
Œufs (embryons) des mammifères 412
Œufs (embryons) des oiseaux . 407
Olfaction (organe de l') . . . 398
Orange G 66
Oreille interne 389
Organes de la digestion. . . . 374
Organes de la respiration. . 383
Organes du goût 397
Origan (essence d') 67
Os (décalcification de l' . . . 253
Os (parties dures de l') . . . 256
Os (parties molles de l' . . . 250
Osseux (tissu). 253
Ossification. 264
Ovaire des mammifères . . . 391
Ovules des batraciens. . . . 392
Ovules des mammifères . . . 391

Pancréas. 380
Paraffine. 69
Paraffine (inclusion dans la . . 133
Paraffine (extraction de la) des coupes. 157
Paraffine (coupes après inclusion à la 142

Peau 395
Périoste 264
Phénique (acide) 58
Photographie microscopique. . 209
Photophore. 54
Picrique (acide) 58
Picro-carminate d'ammoniaque. 62
Picro-carminate (coloration par le). 173
Picro-osmio-argentique (liquide) 116
Picro-sulfurique (liquide) . . . 91
Pied du microscope. 2
Pièges à globules blancs. . . 284
Pigmentaires (cellules) . . . 237
Pipettes. 48
Plaques motrices 337
Plaquettes de Bizzozero . . . 275
Platine du microscope. . . . 5
Platine mobile 6
Platine chauffante 43
Polychrome (bleu) 65
Porte-objets (lames) 45
Porte-objet chambre humide. . 46
Porte-objet de Cori. 43
Potasse 59
Potasse comme dissociant. . 126
Poumon. 384
Purkinje (fibres de). 316

Ranvier (microt. de). 30
Rasoirs 30
Rate 372
Réactions colorées des hématies 275
Reconstruction des embryons . 420
Règles générales pour les colorations. 183
Règles générales pour les fixations. 111
Rein. 387
Résine dammar 68
Résines (montage dans les) . 192
Rétine. 403

Safranine 64
Safranine (coloration par la) . . 176
Salivaires (glandes) 377
Sang 266
Sarcolemme 311
Sel marin 60
Sérum. 80
Sérum iodé 125

Spatules.   42
Spermatogénèse   393
Spermatozoïdes   393
Spinaux (cellules des ganglions)   322
Sublimé (bichlorure de mercure)   60
Sublimé comme fixateur. . . .   105
Sulfurique (acide).   56
Système vasculaire   359
Système vasc. sanguin   360
Système lymphatique   367

Térébenthine essence de . . .   67
Terminaisons nerveuses   337
Testicule.   393
Thymol   67
Thymus   375
Thyroïde (corps   385
Tissu adipeux   228
Tissu aponévrotique   245
Tissu cartilagineux   248
Tissu conjonctif lâche.   219
Tissu épithélial.   285
Tissu membraneux   234
Tissu muqueux   234
Tissu musculaire   305
Tissu nerveux.   317
Tissu osseux.   257

Tissu réticulé.   241
Tissu tendineux.   243
Toluène   67
Tube du microscope   4

Vaisseaux lymphatiques. . . .   367
Vaisseaux sanguins   360
Vaisseaux (développement des
    vaisseaux sanguins).   366
Veines (coupes de)   365
Veinules.   363
Vert lumière.   65
Vert lumière (coloration par le).   178
Violet de gentiane   65
Violet de gentiane (coloration
    par le).   179
Violet de méthyle (coloration
    par le).   294
Vis micrométrique   4
Voies biliaires (injection des). .   381

Weigert (méthode de)   161
Weigert-Pal (méthode de) . .   349

Xylol.   66

BIBLIOTHÈQUE NATIONALE
R F
IMPRIMÉS.

TABLE DES MATIÈRES

PRÉFACE I

PREMIÈRE PARTIE
INSTRUMENTS. RÉACTIFS

CHAPITRE I. — **MICROSCOPE** I

  § 1. Monture. 2
  § 2. Objectifs 9
  § 3. Oculaires 15
  § 4. Éclairage 17
  § 5. Mise au point. 23
  § 6. Mesure du grossissement 25
  § 7. Dessin à la chambre claire 27

CHAPITRE II. — **INSTRUMENTS. MATÉRIAUX D'ÉTUDE.** . . 29

  § 1. Microtomes 30
  § 2. Instruments divers 37
  § 3. Matériaux d'étude. 51

CHAPITRE III. — **RÉACTIFS. MATIÈRES COLORANTES.**
SUBSTANCES DIVERSES 53

  § 1. Alcools, acides, bases, sels 54
  § 2. Matières colorantes. 60
  § 3. Substances diverses. 66

DEUXIÈME PARTIE
MÉTHODES GÉNÉRALES

CHAPITRE I. — **EXAMEN IMMÉDIAT** 75

CHAPITRE II. — **FIXATION** 86

  § 1. Alcool. 89

§ 2. Liquide picrosulfurique   91
§ 3. Acide osmique   93
§ 4. Formol.   96
§ 5. Liquide de Flemming   98
§ 6. Liquide de Müller. 102
§ 7. Bichlorure de mercure 105
§ 8. Modes d'emploi particuliers des fixateurs 108
§ 9. Règles générales pour la fixation 111
§ 10. Imprégnations 112
§ 11. Dissociations 124

CHAPITRE III. — **COUPES HISTOLOGIQUES.** 128

Article I. — **Durcissement, inclusions** 129
§ 1. Durcissement simple 129
§ 2. Inclusions à la paraffine 132
§ 3. Inclusion au collodion 142
§ 4. Congélation. 143

Article II. — **Coupes** 144
§ 1. Coupes à main levée ou au microtome de Ranvier. . 144
§ 2. Coupes aux microtomes à paraffine 152
§ 3. Coupes au microtome à plan incliné 159

CHAPITRE IV. — **COLORATIONS** 163
§ 1. Coloration à l'hématéine et à l'éosine. 166
§ 2. Coloration au carmin aluné et à l'éosine. 171
§ 3. Coloration au picrocarminate d'ammoniaque. 173
§ 4. Coloration à la safranine 176
§ 5. Coloration à la safranine et au vert lumière. 178
§ 6. Coloration à la safranine, au violet de gentiane et à
     l'orange 179
§ 7. Coloration au bleu polychrome de Unna. 181
§ 8. Remarques et règles générales pour la coloration des
     coupes 183
§ 9. Colorations en masse. 185

CHAPITRE V. — **MONTAGE DES PRÉPARATIONS** 190
§ 1. Montage dans les résines ou dans le baume du Canada. 192
§ 2. Montage dans la glycérine. 198
§ 3. Étiquetage des préparations. 201
§ 4. Récapitulation des manipulations 202

CHAPITRE VI. — **INJECTIONS** 204
1° Masse ou bleu de Prusse 205

2° Masse ou carmin. 206
3° Manière de faire l'injection 207

CHAPITRE VII. — PHOTOGRAPHIE DES PRÉPARATIONS MICROSCOPIQUES. 209

1° Appareils photographiques 211
2° Mode d'éclairage 214
3° Manière d'opérer 215

TROISIÈME PARTIE

TECHNIQUE APPLIQUÉE

CHAPITRE I. — TISSU CONJONCTIF. 217

§ 1. Tissu conjonctif lâche 219
§ 2. Tissu adipeux. 228
§ 3. Tissu muqueux 231
§ 4. Tissu membraneux 234
§ 5. Variétés de cellules se rencontrant dans le tissu conjonctif. 237
§ 6. Tissu réticulé. 241
§ 7. Tissu tendineux 243
§ 8. Tissu aponévrotique. 245

CHAPITRE II. — TISSU CARTILAGINEUX 248

CHAPITRE III. — TISSU OSSEUX. 253

CHAPITRE IV. — SANG. 266

§ 1. Examen du sang vivant. 266
§ 2. Examen du sang après fixation 269
§ 3. Examen du sang circulant dans les vaisseaux. . . 276
§ 4. Numération des globules du sang. 278

CHAPITRE V. — LYMPHE 280

CHAPITRE VI. — TISSU ÉPITHÉLIAL. 285

§ 1. Endotheliums. 287
§ 2. Epitheliums pavimenteux 294
§ 3. Epitheliums cylindriques 298

CHAPITRE VII. — **TISSU MUSCULAIRE**. 305

§ 1. Tissu musculaire lisse. 306
§ 2. Tissu musculaire strié. 311
§ 3. Fibres musculaires cardiaques. 316

CHAPITRE VIII. — **TISSU NERVEUX** 317

§ 1. Cellules nerveuses 318
§ 2. Nerfs. 330
§ 3. Terminaisons nerveuses 337
§ 4. Névroglie. 345
§ 5. Coupes d'ensemble du système nerveux 347

CHAPITRE IX. — **CELLULE ET DIVISION CELLULAIRE**. . . 351

§ 1. Cellule en général. 351
§ 2. Division cellulaire 355

CHAPITRE X. — **SYSTÉME VASCULAIRE**. 359

§ 1. Système vasculaire sanguin. 360
§ 2. Système lymphatique. 367

CHAPITRE XI. — **ORGANES DE LA DIGESTION ET DE LA RESPIRATION**. 373

ARTICLE I. — **Organes de la digestion**. 374
§ 1. Remarques générales. 374
§ 2. Glandes salivaires. 377
§ 3. Estomac et intestin. 378
§ 4. Pancréas 380
§ 5. Foie 380

ARTICLE II. — **Organes de la respiration**. 383
§ 1. Poumon 384
§ 2. Thyroïde 385

CHAPITRE XII. — **ORGANES GÉNITO-URINAIRES**. . . . 387

§ 1. Rein 387
§ 2. Capsule surrénale. 390
§ 3. Ovaire 391
§ 4. Testicule 393
§ 5. Glande mammaire 394

CHAPITRE XIII. — **ORGANES DES SENS** 394

§ 1. Peau 395
§ 2. Organes du goût 397

§ 3. Muqueuse olfactive. 398
§ 4. Oreille interne 399
§ 5. Œil. 399

CHAPITRE XIV. — **MÉTHODES EMBRYOLOGIQUES** 405
§ 1. Récolte et fixation des embryons 406
§ 2. Préparation des embryons. 413
§ 3. Reconstitution des embryons 420

INDEX ALPHABÉTIQUE 423

ÉVREUX, IMPRIMERIE DE CHARLES HÉRISSEY

www.ingramcontent.com/pod-product-compliance
Lightning Source LLC
LaVergne TN
LVHW011222170726
843501LV00002B/329